JN267822

3 食の科学ライブラリー

食品成分のはたらき

山田耕路 編著

朝倉書店

執　筆　者

清 水　　 誠	東京大学大学院農学生命科学研究科 応用生命化学専攻
松 田　　 幹	名古屋大学大学院生命農学研究科 応用分子生命科学専攻
村 上　　 明	京都大学大学院農学研究科 食品生物科学専攻
大 東　　 肇	京都大学大学院農学研究科 食品生物科学専攻
内 田 浩 二	名古屋大学大学院生命農学研究科 応用分子生命科学専攻
森 光 康次郎	お茶の水女子大学生活科学部 生活環境学科
松 本　　 清	九州大学大学院農学研究院 生物機能科学部門
松 井 利 郎	九州大学大学院農学研究院 生物機能科学部門
岡　　 達 三	鹿児島大学農学部 獣医学科
山 田 耕 路	九州大学大学院農学研究院 生物機能科学部門
山 崎 正 夫	オーム乳業株式会社 開発部
寺 尾 純 二	徳島大学大学院 ヘルスバイオサイエンス研究部
吉 栖 正 典	徳島大学医学部 医学科
土 屋 浩一郎	徳島大学医学部 医学科
玉 置 俊 晃	徳島大学医学部 医学科
立 花 宏 文	九州大学大学院農学研究院 生物機能科学部門
中 谷 延 二	大阪市立大学大学院生活科学研究科 食・健康科学講座

（執筆順）

まえがき

　近年，食品成分の体調調節機能に関する研究が活発に行われており，さまざまな疾病の予防に有効であることが明らかにされつつある．それにともない，食品成分の体調調節機構の解明が急速に進展し，分子レベルでの検討が主流となりつつある．そこで，食品成分の体調調節機構に関する最新情報を食品研究者に紹介することを目的として，2003年5月に福岡市で開催された第57回日本栄養・食糧学会大会において，「食品成分の体調調節機構」に関するシンポジウムを計画し，若手研究者を中心とした5名のシンポジストによる講演を行った．本シンポジウムでは，食品成分の体調調節機構の分子レベルでの解明を中心に最新情報の紹介をお願いしたが，食品機能研究をさらに進展させるためにはこれらの研究情報を学生あるいは若手研究者にわかりやすく伝え，研究者層の充実をはかることが重要であると考えられた．そこで，本シンポジウムを企画するにあたり，学生および若手研究者向けの解説書の作成を念頭において，5名のシンポジストの研究内容とは異なる研究領域から5名の座長を選定し，幅広い領域をカバーする解説書の執筆を可能にした．幸い，すべてのシンポジストおよび座長の先生方が本趣旨に賛同され，本書の取り纏めが可能となった．

　上記シンポジウムは，第一線の食品機能研究者を対象として企画・実行されたが，本解説書は，学生，食品関連の若手研究者，他分野の研究者，企業の食品開発担当者，栄養士等の食品機能の利用者といった，幅広い読者層に食品機能研究の最新情報を与えることを目的としている．そこで，執筆を分担していただいた先生方には，図表には高度な内容を織り込むこと，文章は初心者向けにできる限り平易な表現を用いることをお願いした．また，本書を出発点としてさらに詳細な情報を取得することができるように，引用文献を充実することを著者の先生方および出版社にお願いした．

　本書は，食品成分の吸収・輸送および各種食品成分の体調調節機構に関する解説から構成されている．機能面では，免疫調節，制がん，血圧低下，脂質代謝調節，抗酸化，動脈硬化抑制，抗菌などの幅広い領域をカバーしている．素材面では，食品タンパク質およびペプチド，機能性脂肪酸の一部，ビタミン，各種低分

子成分などについて記載することができた．しかし，10名の執筆者では食品中の機能性因子のすべてを記載することができず，食物繊維などの機能性糖質や食事脂肪の体調調節機能などについては割愛せざるを得なかった．

　本書の執筆にあたっては，平易な記載を心がけていただいたが，内容は高度かつ先端的な領域を扱っているため，難解な専門用語および略号の使用を避けることができなかった．そこで，初心者の理解の一助として，略語一覧を巻末にまとめて記載することとした．本書が食品機能の理解およびその開発研究の進展に寄与することができれば幸いである．

　2003年12月

山　田　耕　路

目　次

1. 食品成分の腸管吸収機構 ……………………………〔清水　誠〕…1
　1.1　栄養素の吸収ルート …………………………………………………1
　1.2　トランスポーター ……………………………………………………2
　　1.2.1　グルコーストランスポーター ……………………………………2
　　1.2.2　アミノ酸とペプチドのトランスポーター ………………………3
　　1.2.3　ビタミンのトランスポーター ……………………………………4
　　1.2.4　ミネラルのトランスポーター ……………………………………4
　　1.2.5　モノカルボン酸のトランスポーター ……………………………4
　1.3　トランスサイトーシス ………………………………………………5
　1.4　細胞間輸送経路 ………………………………………………………5
　1.5　結合タンパク質等を介した細胞内輸送経路 ………………………6
　1.6　生理機能性食品成分の吸収機構 ……………………………………7
　　1.6.1　機能性オリゴペプチド ……………………………………………7
　　1.6.2　機能性オリゴ糖 ……………………………………………………7
　　1.6.3　フェノールカルボン酸類 …………………………………………8
　　1.6.4　カロテノイド類 ……………………………………………………8
　　1.6.5　多糖類 ………………………………………………………………8
　1.7　腸管吸収の制御因子 …………………………………………………8
　　1.7.1　トランスポーターの制御因子 ……………………………………9
　　1.7.2　トランスサイトーシスの制御因子 ………………………………9
　　1.7.3　細胞間透過性の制御因子 …………………………………………9
　　1.7.4　細胞内拡散輸送の制御因子 ………………………………………9
　1.8　腸管吸収抑制と機能性食品 …………………………………………10

2. 食品タンパク質の体内への取り込みと免疫系への作用 ……〔松田　幹〕…13
　2.1　「タンパク質の体内への取り込み」に関する研究の歴史 …………13
　2.2　食品タンパク質の一部は未分解のまま消化管下部まで到達する ………14

2.2.1　ラットを用いた実験………………………………………………14
　　2.2.2　マウスを用いた実験………………………………………………16
　2.3　食品タンパク質の一部は腸上皮から取り込まれ末梢にまで到達する　…18
　　2.3.1　消化管内から門脈への移行…………………………………………18
　　2.3.2　末梢での検出とクリアランス………………………………………19
　2.4　体内への取り込みと免疫応答：食物アレルギー……………………21
　　2.4.1　マウス，ラットでの研究……………………………………………22
　　2.4.2　ヒトでの臨床研究：どれくらいの摂取で誘発されるか…………24
　　2.4.3　食後の激しい運動はタンパク質の取り込みを増加させるか？……25
　2.5　体内への取り込みと免疫応答：経口免疫寛容………………………26
　　2.5.1　消化管経由での抗原刺激と免疫寛容………………………………26
　　2.5.2　マウスでの実験：感作と寛容のスイッチの切換…………………27

3. 発がんの分子メカニズムと食品因子 〔村上　明・大東　肇〕…30
　3.1　クローナルエクスパンジョン……………………………………………30
　3.2　大腸がんの発生メカニズム………………………………………………32
　3.3　炎症の重要性………………………………………………………………34
　　3.3.1　外性因子………………………………………………………………34
　　3.3.2　内性因子………………………………………………………………35
　3.4　レドックス制御……………………………………………………………37
　3.5　MAPKカスケード…………………………………………………………37
　3.6　COX-2とNFκB……………………………………………………………38
　3.7　ゼルンボンの発がん抑制機構……………………………………………41

4. 食品による解毒酵素の誘導とがん予防 〔内田浩二・森光康次郎〕…46
　4.1　解毒のしくみ………………………………………………………………46
　　4.1.1　異物の代謝機構………………………………………………………46
　　4.1.2　解毒酵素………………………………………………………………47
　4.2　第2相解毒酵素誘導の分子機構…………………………………………49
　　4.2.1　アンチオキシダント応答配列………………………………………49
　　4.2.2　ARE活性化に関与する転写因子……………………………………50
　　4.2.3　ARE活性化の分子機構………………………………………………51

####### 4.2.4　Nrf2による多様な細胞防御機能の制御 …………………………52
4.3　第2相解毒酵素誘導物質の構造と活性 ………………………………52
####### 4.3.1　第2相解毒酵素誘導物質の構造 ……………………………52
####### 4.3.2　モノファンクショナル型およびバイファンクショナル型誘導 …53
4.4　アブラナ科野菜特有の第2相解毒酵素誘導物質 ……………………54
####### 4.4.1　ω-メチルスルフィニルイソチオシアネート ………………54
####### 4.4.2　イソチオシアネート摂取によるがん予防 …………………56

5. 食品ペプチドの血圧低下機構 ……………………〔松本　清・松井利郎〕…59
5.1　レニン-アンジオテンシン系と血圧 …………………………………59
####### 5.1.1　血圧とは？ ……………………………………………………59
####### 5.1.2　レニン-アンジオテンシン系とは？ …………………………60
5.2　アンジオテンシンⅡ阻害成分 …………………………………………62
####### 5.2.1　ペプチド ………………………………………………………63
####### 5.2.2　非ペプチド性ACE阻害物質 …………………………………67
####### 5.2.3　その他の血圧低下食品成分 …………………………………67
5.3　ペプチドの血圧低下機構 ………………………………………………68
####### 5.3.1　ペプチド吸収 …………………………………………………68
####### 5.3.2　血圧低下機構 …………………………………………………69
####### 5.3.3　ヒトでの血圧低下作用 ………………………………………70

6. ビタミンの遺伝子発現調節機構 ………………………………〔岡　達三〕…73
6.1　ビタミンによる遺伝子発現調節 ………………………………………73
####### 6.1.1　脂溶性ビタミンによる遺伝子発現調節 ……………………73
####### 6.1.2　水溶性ビタミンによる遺伝子発現調節 ……………………74
6.2　ビタミンB_6の一般的性質 ………………………………………………75
####### 6.2.1　ビタミンB_6の化学構造 ………………………………………75
####### 6.2.2　ビタミンB_6の生理作用 ………………………………………77
6.3　ビタミンB_6によるステロイド作用の制御 …………………………79
6.4　ビタミンB_6による肝酵素遺伝子発現制御機構 ……………………80
6.5　ビタミンB_6によるアルブミン遺伝子発現の制御 …………………81
6.6　アミノ酸によるアルブミン遺伝子発現調節とビタミンB_6の関与 …83

6.7　ビタミンB_6と血液凝固 ……………………………………………84
   6.8　ビタミンB_6と神経細胞におけるc-fos遺伝子発現 ………………85
   6.9　ビタミンB_6によるがん細胞増殖抑制 ……………………………86

7. 共役リノール酸のはたらき ……………〔山田耕路・山崎正夫〕…91
   7.1　共役リノール酸の歴史 ……………………………………………91
   7.2　共役リノール酸の供給 ……………………………………………93
   7.3　抗がん活性 …………………………………………………………93
   7.4　免疫調節機能 ………………………………………………………96
   7.5　脂質代謝調節および体脂肪減少効果 ……………………………99

8. フラボノイドの生理機能評価 …………………………………………105
   8.1　フラボノイドの吸収代謝と抗酸化作用の制御 ………〔寺尾純二〕…105
      8.1.1　血流中のケルセチン代謝物とその抗酸化活性 ……………106
      8.1.2　ケルセチン代謝物による細胞の酸化ストレス抑制 ………108
      8.1.3　ケルセチンのプロオキシダント作用と抱合体化の意義 …110
   8.2　フラボノイドの動脈硬化抑制作用
      　……………………〔吉栖正典・土屋浩一郎・玉置俊晃〕…112
      8.2.1　酸化ストレスと心血管病 ……………………………………112
      8.2.2　血管壁での活性酸素種産生系 ………………………………113
      8.2.3　酸化ストレスとMAPキナーゼ ……………………………115
      8.2.4　動脈硬化予防因子としてのフラボノイド …………………116
      8.2.5　その他の抗酸化剤の動脈硬化抑制作用 ……………………118
      8.2.6　今後の研究の方向性 …………………………………………118

9. 茶の免疫調節機構 ………………………………〔立花宏文〕…121
   9.1　抗体の多様性獲得とカフェイン …………………………………121
      9.1.1　抗体の多様性獲得機構 ………………………………………121
      9.1.2　カフェインによる抗体の多様性形成促進作用 ……………123
   9.2　抗アレルギー作用 …………………………………………………125
      9.2.1　アレルギーとは ………………………………………………125
      9.2.2　IgEの産生を抑制する茶葉成分 ……………………………126

　　　　　　　　　　　　　目　　　次　　　　　　　　　　　vii

　　9.2.3　茶成分による炎症物質放出抑制作用 …………………………131
　　9.2.4　IgE受容体の発現を抑制する茶葉成分 ………………………134
　9.3　茶成分の機能性と細胞膜表面への結合性との関係 ………………137

10. 香辛料成分の体調調節機構……………………………〔中谷延二〕…141
　10.1　嗜好性にかかわる機能 ………………………………………………141
　　10.1.1　香気成分……………………………………………………………141
　　10.1.2　呈味成分……………………………………………………………144
　　10.1.3　色素成分……………………………………………………………145
　10.2　食品保存に有効な機能（抗菌成分）…………………………………146
　10.3　抗酸化機能 ……………………………………………………………148
　　10.3.1　香草系香辛料（ハーブ）の抗酸化成分…………………………148
　　10.3.2　香辛系香辛料（スパイス）の抗酸化成分………………………150
　10.4　生理・薬理機能（生体調節機能）……………………………………153
　　10.4.1　抗炎症・抗がん活性………………………………………………153
　　10.4.2　血小板凝集阻害作用………………………………………………154
　　10.4.3　プロスタグランジン合成酵素阻害活性…………………………154
　　10.4.4　抗潰瘍（かいよう）活性…………………………………………155
　　10.4.5　体熱産生作用………………………………………………………155

巻末付録：略語索引・解説 …………………………………………………158
　索　　引………………………………………………………………………164

1. 食品成分の腸管吸収機構

 食品が示すさまざまな栄養機能／生理機能は、それらが腸管でどのように消化され（あるいは消化されずに）吸収されるかに大きく依存している。糖質、タンパク質、ペプチド、アミノ酸、脂質、ビタミン、ミネラルなど、主要な栄養素の腸管吸収機構についてはこれまで多数の研究があり、その概要はほぼ理解されている。しかし、近年注目されている生理機能性食品成分の腸管吸収機構については不明な点も多い。本章では、これら栄養素や生理機能性成分の腸管における吸収機構の概要について簡単に説明するとともに、そのような吸収にかかわる分子の特性や制御について最近の知見を紹介したい。

1.1 栄養素の吸収ルート

 ほとんどの栄養素は小腸で吸収されるので、ここでは小腸での吸収機構について述べることにしよう。小腸はその内壁にたくさんの襞を持っているが、その表面には長さ0.5〜1.5mm程度の無数の突起（絨毛）がある。絨毛の表面には1層の細胞層があり、これが腸管上皮細胞層である。腸管上皮細胞にはさまざまな栄養素輸送機能、異物侵入抑制機能などが備わっている。この上皮細胞層の表面積を合計するとテニスコート1〜2面分の大きさになると言われており、その広大な面積を用いて、我々は急速に食品中の栄養素を体内に取り込むことができるわけである[1]。

 腸管上皮細胞層における栄養素の輸送経路は4つに大別される（図1.1）。すなわち、

① 粘膜側の栄養素を特異的に認識して輸送するトランスポーター（輸送タンパク質、輸送担体）を介した細胞内への取り込みと血液側への排出による経路
② 粘膜側の液を小胞内に取り込んで細胞内を小胞輸送した後、血液側に開口・放出するトランスサイトーシスによる経路
③ 細胞間の隙間（小孔）を拡散により物質が移動する細胞間輸送経路（paracellular diffusion）

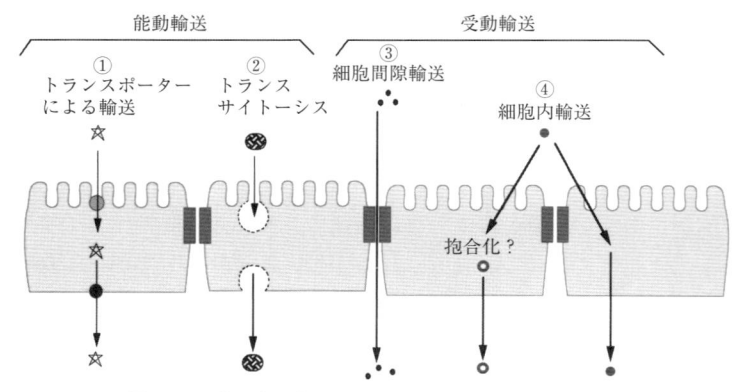

図1.1 腸管上皮細胞層における食品成分の主要な輸送経路

④ 脂溶性物質を細胞膜へ取り込み，適当なキャリアー（結合タンパク質など）を介して細胞内を輸送し，血液側に到達させる細胞内輸送経路（transcellular diffusion）

の4つである．基本的な栄養素（単糖やアミノ酸など）をはじめとする水溶性低分子は①や③のルートで，脂溶性成分はおもに④のルートで，高分子物質は②のルートで吸収されると考えられている．

1.2 トランスポーター

ルート①での輸送をつかさどるトランスポーターは上皮細胞の細胞膜に組み込まれているチャネル様のタンパク質である．腸管上皮は栄養素を取り込むことを重要な役割とする組織であるので，その上皮細胞にはさまざまなトランスポーターが発現している．図1.2に代表的な栄養素トランスポーターの例とそれらが輸送する栄養素をまとめた．

1.2.1 グルコーストランスポーター

食品から摂取されたデンプンをはじめとする多糖類は，唾液などのアミラーゼ，さらには腸管上皮表面にあるグルコシダーゼ等により分解されて単糖になる．また，ショ糖などの少糖類も分解されて単糖になる．こうなって初めて糖は上皮細胞内へ輸送される．この輸送にかかわるのがグルコーストランスポーターで，小腸ではSGLT1（sodium-dependent glucose transporter 1：グルコースやガラクトースの輸送）とGLUT5（glucose transporter 5：フラクトースの輸送）がおもに

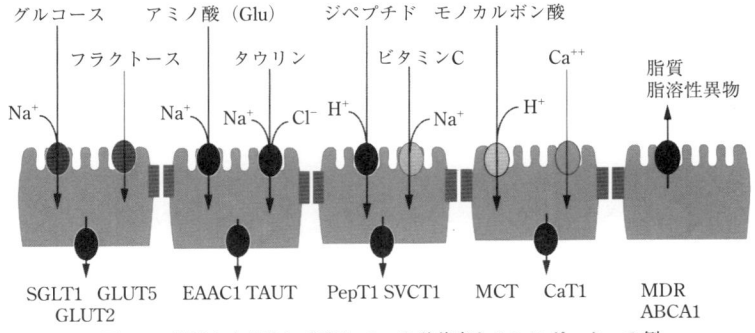

図 1.2 腸管上皮細胞に発現している栄養素トランスポーターの例

さまざまなトランスポーターがこれまでに同定されているが，細胞の粘膜側／基底膜側におけるこれらの局在については不明なものもあり，特に基底膜側（血液側への排出にかかわる）トランスポーターについては未同定のものも多い．

その役割を果たす．SGLT1 は Na^+ 依存性の能動輸送を行うトランスポーターであるが，GLUT5 は Na^+ 非依存性の促進拡散型トランスポーターである[2]．こうして細胞内に入った単糖は，基底膜（血液側の細胞膜）にある GLUT2（glucose transporter 2）や GLUT5 などの促進拡散型のトランスポーターで血液側に放出される．

1.2.2 アミノ酸とペプチドのトランスポーター

摂取されたタンパク質は消化管内でペプシンやトリプシンなどの消化酵素により分解されてオリゴペプチドになり，さらに腸管上皮表面にあるペプチダーゼ類により分解されてアミノ酸になる．アミノ酸の上皮細胞への輸送はそれぞれのアミノ酸に特異的なトランスポーターによって行われる．これまでに中性アミノ酸，塩基性アミノ酸，酸性アミノ酸を輸送するトランスポーターが合計十数種類も同定されており，それらはさらに Na^+ 依存性のもの，Na^+ 非依存性のものに分類されている．アミノ酸輸送系が複雑なのは，1種類のアミノ酸が複数のトランスポーターで運ばれたり，1種類のトランスポーターが複数のアミノ酸を輸送したりすることであるが，近年そのような性質もかなり整理されるようになった[3]．細胞内に輸送されたアミノ酸は，基底膜側にあるアミノ酸トランスポーターで細胞から血液側に輸送されるが，上皮細胞内で代謝されるケースも多く（例えばグルタミン酸は多くがアラニンに変換される），食餌中のアミノ酸がすべてそのまま血液中に移行するわけではない．

一方,以前は「タンパク質はすべてアミノ酸になってから吸収される」というふうに考えられていた.しかし,現在はむしろペプチドの状態で輸送される部分がかなりあると考えられるようになっている.腸管上皮細胞にはPepT1（peptide transporter 1）と名付けられたトランスポーターがあり,これがジペプチド,トリペプチドをプロトン（H^+）依存的に強力に輸送することがわかっている[4].細胞内に輸送されたペプチドは細胞内のペプチダーゼにより分解されてアミノ酸になり,上記のアミノ酸トランスポーターで血液側に輸送されるが,分解されなかったペプチドが別のペプチドトランスポーターでそのまま血液側に移行する可能性もある.βラクタム系の抗生物質等はペプチドトランスポーターの基質となることが知られており,このような薬剤の腸管吸収にはペプチド輸送系が重要な役割を果たしている.

1.2.3　ビタミンのトランスポーター

ビタミンC（アスコルビン酸）はSVCTと呼ばれるNa^+依存的なトランスポーターで吸収される[5].また,ビタミンB群（リボフラビン,葉酸,ビオチンなど）の吸収にもそれぞれ特異的なトランスポーターが存在することが知られている.

1.2.4　ミネラルのトランスポーター

経口摂取されたカルシウムは,ビタミンDによって誘導されるカルシウム結合タンパク質（CaBP）によって腸管上皮細胞内を移動し,血液側に放出されることが知られているが,腸管管腔から上皮細胞に入る過程にはトランスポーターが介在する.ECaC,CaT1というチャネルやトランスポーターがこれまでに同定されており,前者は十二指腸など腸管上部（酸性条件）で,後者は腸管下部（中性-弱塩基性条件）でカルシウムの吸収をつかさどると考えられている.

1.2.5　モノカルボン酸のトランスポーター

酢酸,乳酸などの有機酸類はモノカルボン酸トランスポーター（MCT）によって輸送されることが知られている.このトランスポーターもプロトン（H^+）依存的で,腸管上皮に存在する酸性〜塩基性のpH勾配の存在下で強力に基質を輸送する.最近,フェルラ酸やクマル酸などのフェノールカルボン酸類もMCTを介して能動的に輸送されるらしいことが明らかになった[6,7].

このように生体は,体に必須な栄養素に対しては,これを選択的かつ効率良く

取り込むためのシステムを用意しており，トランスポーターはその代表的なものといえる．

1.3　トランスサイトーシス

タンパク質などの高分子物質が腸管上皮を透過して体内に入ることがある．合目的的な意味合いでこれが起こるのは，生まれたばかりの仔ウシが母乳中のIgG抗体を腸管から急速に吸収するケースなど特殊な場合[8]に限られるが，微量のタンパク質がそのまま吸収されることは我々の体でもしばしば起こっていると考えられる．その時の経路は，図1.1ルート②のトランスサイトーシスである場合が多い．特に，小腸のパイエル板にあるM細胞は，管腔内の高分子成分（タンパク質，多糖類，細菌類など）を取り込む作用を持っている．ただし，M細胞の直下には数多くの免疫細胞が存在し，これらの高分子成分を処理し，一連の免疫応答を引き起こす（抗体産生，アレルギー，免疫寛容など）．したがって，食品栄養素の吸収経路としての意味合いは小さいと考えられる．この問題については第2章を参照していただきたい．

1.4　細胞間輸送経路

上皮細胞の間にはタイトジャンクションに代表されるような接着装置が存在する．タイトジャンクションは，細胞表面にループを突き出している2種類のタンパク質，オクルディンとクローディンと，それらの細胞質側ドメインに結合するZO-1, 2, 3によって構成されている．ZOタンパク質は細胞内のアクチンフィラメントと結合しているが，それ以外にもいくつかの細胞内タンパク質との相互作用が示唆されている（図1.3）[9]．このような複雑な構造を持つタイトジャンクションは細胞外ループ部分でお互いに相互作用し，細胞どうしを接着させているが，クローディンが持つ多様性のために，腸管上皮細胞間の接着部分にはある種の小孔が形成される[10]．そのサイズは数Å（= 0.1nm）程度の分子を通過させるくらいのものと言われており，例えばカルシウムイオンなどはここを通って受動拡散輸送されるが，この小孔のサイズは細胞の状態によって大きく異なる．すなわち，タイトジャンクションは開閉調節が可能なチャネルでもあり，例えばある種のサイトカインによって開いたり，閉じたりする[11]．食品成分もその開閉にかかわることが報告されており，開いた状態では食品中のさまざまな成分がこの経路を介して体内に吸収されると考えられている[12]．水溶性の低分子成分ほど透過しやす

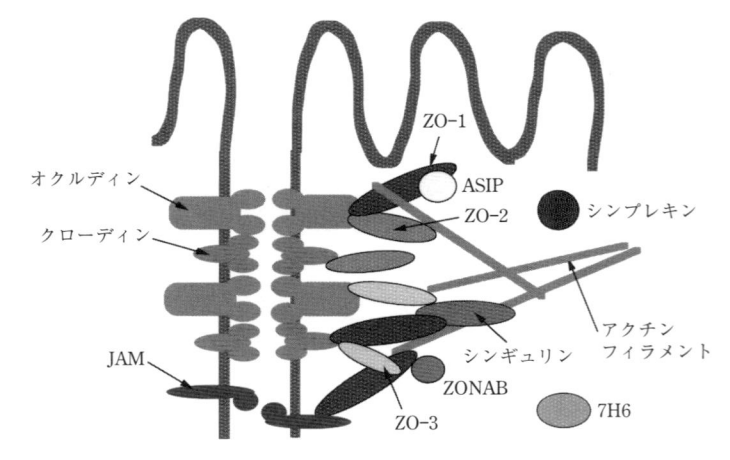

図1.3 タイトジャンクションを構成する各種タンパク質

オクルディン，クローディンの2種は細胞外ループを持ち，この部分でお互いに相互作用していると考えられる．

いのは言うまでもないが，タンパク質などの高分子物質や，場合によっては細菌や細胞までがこの間隙に入り込むケースもあることが見いだされている．

1.5 結合タンパク質等を介した細胞内輸送経路

脂質成分は細胞膜に溶け込みやすいので，腸管吸収されやすいと言われている．事実，脂溶性の薬物は水溶性の薬物よりも吸収効率が良いことはよく知られている．トリグリセリドのような脂質は，管腔内でリパーゼによる分解を受け，モノグリセリドと脂肪酸になる．これらはコレステロールやリン脂質などと混合ミセルを作って上皮細胞に到達し，細胞内へそれぞれ取り込まれる．細胞内へ入った脂肪酸は脂肪酸結合タンパク質（FABP）を介して上皮細胞内を運ばれる．また，ビタミンAのような脂溶性ビタミンにも，特異的な結合タンパク質（レチノール結合タンパク質（RBP）など）があって，その細胞内輸送にかかわることが知られている．脂肪酸やモノグリセリドは，細胞内で新たにトリグリセリドに再合成され，キロミクロンのようなリポタンパク質粒子として血液側に分泌される．なお，最近，コレステロールやリン脂質などが細胞外へ輸送される際にABC（ATP-binging cassette）トランスポーターファミリーと呼ばれるトランスポーターが関与することも明らかになり[13]，脂質の輸送は単なる単純拡散によるとする考え方が変わりつつある．

カルシウムの細胞内輸送にも結合タンパク質がかかわっていることはさきにも述べたが，一言で「細胞内輸送経路」といっても，そこには単純拡散のみならず，トランスポーター，結合タンパク質などの特異的分子がかかわっていることも多く，複雑である．

1.6 生理機能性食品成分の吸収機構

疾病予防や体調調節作用を持つということから注目されるようになった各種の生理機能性物質が，本当に腸管で吸収されるのか，また吸収される場合のメカニズムは何か，といった問題については多くの関心が寄せられている．フラボノイドの吸収については第8章で詳しく述べられているので，ここでは主としてその他の機能性成分について最近の知見を紹介することにしよう．

1.6.1 機能性オリゴペプチド

第5章で述べられているように，食品タンパク質からはさまざまな生理機能を持つオリゴペプチドが生成することが明らかになっている．しかし，栄養学的視点から考えると，タンパク質は腸管内で消化分解され，ジペプチド，トリペプチドあるいはアミノ酸となって吸収されるわけで，オリゴペプチドの形態のものがそのまま特異的に吸収されるルートは知られていない．血圧上昇抑制効果等が知られているある種のジペプチド，トリペプチドの場合には，ペプチドトランスポーター（PePT1）を介して輸送される可能性もあるが，この場合も上皮細胞内でペプチダーゼの作用を受け，アミノ酸にまで分解されてしまう可能性を否定できない．したがって，このような生理活性ペプチドの場合には，細胞間隙から吸収される経路が重要と推定される．細胞間経路は数残基くらいの大きさのペプチドでは主要な吸収経路として働いている可能性が指摘されているが，筆者らは，機能性トリペプチドが分解されずに腸管上皮層を透過する経路にはタイトジャンクションを介した細胞間経路がかかわることを見いだしている[14]．また，もう少し長いペプチドで疎水性の強いものは，トランスサイトーシスで運ばれるケースも想定される[15]．

1.6.2 機能性オリゴ糖

オリゴ糖は一般に吸収されることなく腸内細菌によって分解・代謝され，乳酸や酪酸などの産生を介して腸管機能などを調節すると考えられている．しかし，

水溶性低分子という性質を考えると，一部が細胞間隙等から吸収される可能性も否定はできず，糖の種類によっては腸内細菌とは無関係の生理機能を発揮するケースもないとはいえない．

1.6.3　フェノールカルボン酸類

フラボノイドをはじめとする抗酸化性ポリフェノール類の腸管吸収速度は，腸管で急速に輸送・吸収されるグルコース，アミノ酸，ジペプチドなどの一般的栄養素と比較すると小さいと考えられている．しかし，フェルラ酸，バニリン酸などのフェノールカルボン酸の吸収効率は比較的高いと言われている[16]．前述したように，このようなフェノール酸は，腸管上皮細胞のモノカルボン酸トランスポーター（MCT）によって能動輸送されることが最近明らかになっており[6,7]，これがフェルラ酸などの高い吸収率の原因と考えられる．ただし，これらのフェノールカルボン酸は食品中では他の成分とエステル結合して存在する場合も多く，その場合には必ずしも効率良く吸収されない可能性もある．

1.6.4　カロテノイド類

β-カロチンのような脂溶性機能性成分は，細胞内輸送経路で吸収されると考えられているが，前述したように親水性成分に比べて高い腸管吸収効率を示すと言われている．その吸収速度は細胞膜への取り込み効率に依存すると考えられ，疎水性の高いカロテノイドほど吸収速度が速いという結果も得られている[17]．

1.6.5　多　糖　類

多糖類をはじめとする高分子物質の腸管吸収には不明な点も多い．免疫賦活作用を持つβ-グルカンのような多糖類はどうして効果を発揮するのか，腸管吸収されるとすればその機構はどのようなものか等に関心が持たれている．前述したパイエル板に存在するM細胞ではそのような高分子物質の取り込みが積極的に行われていると考えられる．また，腸管上皮細胞が絨毛先端部ではがれ落ちる時に生じる間隙からの吸収（persorption）のような機構で，多糖類のような高分子が体内に入る可能性も示唆されている．

1.7　腸管吸収の制御因子

上記のような腸管吸収機構はさまざまな要因によって制御されていることが，

近年明らかになってきた．内因性物質（ホルモンやサイトカイン類など）によってある種の栄養素トランスポーターの活性が調節されることに関してはすでにいくつかの研究がある[18]．一方，食品因子の中にも腸管吸収機構にかかわるものが報告されるようになった．

1.7.1　トランスポーターの制御因子

グルコーストランスポーターは，茶カテキン（特にエピカテキンガレート（ECG）やエピガロカテキンガレート（EGCG））によって阻害される[19,20]．また，タウリントランスポーターの活性はゴマのエタノール抽出物によって抑制されるが，その抑制物質はある程度長い脂肪酸鎖を持ったリゾホスファチジルコリンであることが報告されている[21]．さらに，脂溶性物質の排出にかかわる多剤耐性トランスポーター（MDR）の活性はある種のフラボノールによって阻害される[22]など，食品因子は栄養素吸収にかかわるトランスポーターの重要な制御因子となっている．

1.7.2　トランスサイトーシスの制御因子

いくつかの薬剤がトランスサイトーシスの阻害剤として知られているが，食品因子の中にそのようなものはまだ明確には見出されていないようである．そのような有効成分があれば，食物アレルゲンの腸管吸収抑制などの用途に利用できる可能性がある．

1.7.3　細胞間透過性の制御因子

タイトジャンクションの開閉にかかわる食品因子としては，トウガラシ成分，ある種の脂肪酸，高濃度のグルコースやアミノ酸，界面活性成分などが「開く」シグナルを与え，コショウ成分，ある種の脂肪酸，ペプチドなどが「閉じる」シグナルを与えることが報告されている[12]．ただし，これらの食品成分が実際の腸管内で細胞間透過性調節にどの程度かかわるのかについては今後の研究が必要である．

1.7.4　細胞内拡散輸送の制御因子

このルートは，物質の脂溶性を基盤にした細胞内（細胞膜）への取り込みに依存しているので，吸収成分が細胞膜へ分配されるのをいかに制御するかが吸収効

率を左右することになる．カロテノイドなどの脂溶性成分は胆汁酸ミセルなどによって可溶化され，その後，細胞へ取り込まれるが，このミセル形成性を阻害あるいは促進する因子はカロテノイドの吸収を変化させることになる．リン脂質，リゾリン脂質などはそのような制御因子になる[23]．また，コレステロールの吸収調節にも同じようなことが言える．コレステロールのミセル形成性を低下させるようなある種のペプチドはコレステロール吸収抑制機能（血清コレステロール低下作用）を持つことなどが報告されている[24]．

　細胞内に入った後の基底膜側への物質輸送には，細胞内に存在するある種の結合タンパク質がかかわる場合がある．ビタミンA（レチノール）結合タンパク質（RBP），カルシウム結合タンパク質（CaBP）はその例であるが，活性型ビタミンDによってCaBP発現が上昇し，Ca吸収速度を上昇させることはよく知られている．

1.8　腸管吸収抑制と機能性食品

　特定保健用食品の中には，栄養素の腸管吸収調節を主たるメカニズムにしたものが数多く見られる[25]．消化管酵素の阻害による消化抑制は間接的に腸管吸収を低下させるので，それらもこの範疇に入れてよいであろう．ポリフェノール等による糖質の消化吸収抑制を利用した「血糖値が高めの人の食品」，前述のペプチド等によるコレステロール吸収抑制を利用した「コレステロールが高めの人の食品」，食品因子によってカルシウムの腸管吸収を高めることを意図した食品などがその例である（表1.1）．

　腸管は体に入ってきた食品成分を処理する最前線の組織であり，ここでの動きを調節することはある意味では単純で実効性の高い方法である．腸管免疫という腸管のもう1つの大きな役割と合わせて，腸管機能と食品機能のかかわりについての研究はさらにその必要性を増している．　　　　　　　　　〔清水　誠〕

1.8 腸管吸収抑制と機能性食品

表1.1 腸管吸収の調節を作用機構とした特定保健用食品に用いられている機能性食品因子の例

期待される効果	食品因子（成分）	考えられる作用メカニズム	特定保健用食品への利用例
(1) 糖吸収の抑制	難消化性デキストリン	糖質の腸管内移動速度調節，アミラーゼなどの阻害？	飲料，パック白米
	L-アラビノース	アミラーゼ，グルコシダーゼ阻害	テーブルシュガー
	小麦アルブミン	アミラーゼ阻害	スープ
	グアバ茶ポリフェノール	アミラーゼ，グルコシダーゼ阻害，トランスポーター阻害？	飲料
	豆鼓エキス	グルコシダーゼ阻害	飲料
(2) カルシウム吸収の促進	カゼインホスホペプチド	腸管内でのカルシウム溶解性改善	飲料
	フラクトオリゴ糖	腸内細菌を介した腸管内でのカルシウム溶解性改善？	飲料
(3) コレステロール吸収の抑制	難消化性デキストリン	コレステロールの腸管内移動速度調節	豆腐，味噌汁，発酵乳，肉製品
	低分子アルギン酸ナトリウム	コレステロールの腸管内移動速度調節	飲料
	サイリウム由来食物繊維	コレステロールの腸管内移動速度調節，コレステロールの吸着による排出促進？	飲料
	キトサン	コレステロールの吸着による排出促進？	スナック麺，魚肉練り製品
	大豆タンパク質	コレステロールの吸着による吸収抑制	スープ，発酵豆乳，肉製品
	リン脂質結合大豆ペプチド	コレステロールのミセル形成阻害	飲料
	植物ステロール	腸管上皮細胞でのコレステロール輸送阻害	食用油
	植物ステロールエステル	腸管上皮細胞でのコレステロール輸送阻害	マーガリン
(4) 中性脂質の吸収／代謝抑制	ジアシルグリセロール	腸管上皮細胞での脂質吸収／代謝に影響	食用油

文　献

1) 河原克雅，佐々木克典：人体の正常構造と機能-Ⅲ．消化管．日本医事新報社，2000.
2) 宮本賢一，南　久則，武田英二：小腸上皮細胞におけるグルコース輸送担体．生体の科学，**45**：38-41，1994.
3) 薩　秀夫，清水　誠：アミノ酸トランスポーター．臨床栄養，**100**：155-160，2002.
4) Meredith, D., Boyd, C.A.R.：Oligopeptide transport by epithelial cells. *J. Membrane. Biol.*, **145**：1-12, 1995.
5) Wang, H., *et al.*：Human Na$^+$-dependent vitamin C transporter 1 (hSVCT1)：primary structure, functional characteristics and evidence for a non-functional splice variant. *Biochim. Biophys. Acta*, **1461**：1-9, 1999.
6) Konishi, Y., Hagiwara, K., Shimizu, M.：Transepithelial transport of fluorescein in Caco-2 cell

monolayers and its use in *in vitro* evaluation of phenolic acids availability. *Biosci. Biotechnol. Biochem.*, **66** : 2449-2457, 2002.
7) Konishi, Y., Shimizu, M. : Transepithelial transport of ferulic acid by monocarboxylic acid transporter in Caco-2 cell monolayers. *Biosci. Biotechnol. Biochem.*, **67** : 856-862, 2003.
8) 原田悦守：新生仔腸管における高分子物質の取込みと gut closure. 医学のあゆみ, **198** : 959-964, 2001.
9) Mitic, L.L., Van Itallie, C.M., Anderson, J.M. : Molecular physiology and pathophysiology of tight junctions. I. Tight junction structure and functions. *Am. J. Physiol.* **279** : G250-G254, 2000.
10) 月田承一郎, 古瀬幹夫：タイトジャンクションを構成する4回膜貫通型タンパク質オクルディンとクローディンの発見：Paracellular Pathway の新しい生理学へ向けて. 生化学, **72** : 155-162, 2000.
11) Lewis, S.A., Berg, J.R., Kleine, T.J. : Modulation of epithelial permeability by extracellular macromolecules. *Physiol. Rev.*, **75** : 561-589, 1995.
12) 清水　誠 他：腸管上皮のタイト結合を介した物質透過性とその食品因子による調節－ヒト腸管細胞モデル系による解析－. 蛋白質・核酸・酵素, **44** : 874-880, 1999.
13) 植田和光, 天知輝夫：ABCトランスポーター：分子メカニズムと生体防御機構における役割. バイオサイエンスとインダストリー, **58** : 24-27, 2000.
14) Satake, M., *et al.* : Transepithelial transport of a bioactive tripeptide, Val-Pro-Pro, in human intestinal Caco-2 cell monolayers. *Biosci. Biotechnol. Biochem.*, **66** : 378-384, 2002.
15) Shimizu, M., Tsunogai, M., Arai, S. : Transepithelial transport of oligopeptides in the human intestinal cell, Caco-2. *Peptides*, **18** : 681-687, 1997.
16) 越阪部奈緒美, 馬場星吾：ポリフェノールの吸収代謝. *Food Style 21*, **7** : 37-40, 2003.
17) Sugawara, T., *et al.* : Lysophosphatidylcholine enhances carotenoid uptake from mixed micelles by Caco-2 human intestinal cells. *J. Nutr.*, **131** : 2921-2927, 2001.
18) Mochizuki, T., Satsu, H., Shimizu, M. : Tumore necrosis factor α stimulates taurine uptake and transporter gene expression in human intestinal Caco-2 cells. *FEBS Lett.*, **517** : 92-96, 2002.
19) Kobayashi, Y., *et al.* : Green tea polyphenols inhibit the sodium-dependent glucose transporter of intestinal epithelial cells by a competitive mechanism. *J. Agric. Food Chem.*, **48**(11) : 5618-5623, 2000.
20) Hassainm S.J., *et al.* : Polyphenol-induced inhibition of the response of Na(+)/glucose cotransporter expressed in Xenopus oocytes. *J. Agric. Food Chem.*, **50** : 5215-5219, 2002.
21) Ishizuka, I., *et al.* : Characterization of lysophosphatidylcholine in its inhibition of taurine uptake by human intestinal Caco-2 cells. *Biosci. Biotechnol. Biochem.*, **66**(4) : 730-736, 2002.
22) Ikegawa, T., *et al.* : Inhibition of P-glycoprotein by orange juice components, polymethoxyflavones in adriamycin-resistant human myelogenous leukemia (K562/ADM) cells. *Cancer Res.*, **160** : 21-28, 2000.
23) Sugawara, T., *et al.* : Lysophosphatidylcholine enhances carotenoid uptake from mixed micelles by Caco-2 human intestinal cells. *J. Nutr.*, **131** : 2921-2927, 2001.
24) Nagaoka, S., *et al.* : Soy protein peptic hydrolyzate with bound phospholipids decreases micellar solubility and cholesterol absorption in rats and Caco-2 cells. *J. Nutr.*, **129** : 1725-1730, 1999.
25) Arai, S., *et al.* : Recent trends in functional food science and the industry in Japan. *Biosci. Biotechnol. Biochem.*, **66**(10) : 2017-2029, 2002.

2. 食品タンパク質の体内への取り込みと免疫系への作用

2.1 「タンパク質の体内への取り込み」に関する研究の歴史

　タンパク質は，食品の主要成分の1つで食品の物理的，化学的性質を決める因子であると同時に，アミノ酸の供給源として重要な栄養素の1つでもある．すなわち，食物として摂取されたタンパク質は，胃，小腸を通過する間に胃液や膵液中の消化酵素でペプチドやアミノ酸に分解され体内に吸収され，生体を構成するタンパク質を合成するための材料として利用される．この章で取り上げる「食品タンパク質の体内への取り込み」とは，このような栄養学的なペプチドやアミノ酸の吸収ではなく，未分解のままで，すなわち抗原として認識される程度の大きさのまま，また場合によっては生物学的機能や活性を保持した状態での体内への吸収を意味している．

　このような未分解のタンパク質や大きなサイズのペプチド断片が体内に取り込まれる現象は古くから知られており，生理学の教科書にも「タンパク質やペプチドは消化管から吸収されるが，ごくわずかであって栄養学的に意味のある量ではない．しかし免疫反応を引き起こすには十分な量である．」と記述されている．このような考え方の根拠になっている研究は，今から100年も前の20世紀初頭にすでに行われている．ウサギを用いて，卵白を経口投与すると卵白タンパク質に対する特異抗体が血液中に出現することが古典的な免疫沈降法によって明らかにされている．また，卵白アルブミンに対する抗体を用いた免疫沈降法により，卵白を経口投与したウサギの血液中に卵白アルブミンが存在することが確認されている．これらの研究では，当時としては先端的で最も高感度な技術であった免疫沈降法を用いて，アルブミン抗原とその特異抗体を検出しているが，あくまでも抗原を検出しているのであって，タンパク質として無傷のままかあるいは断片化したものかは明らかにはされていない．

　その後，1970年代に入って，放射性標識したタンパク質を用いて，より定量的な解析が行われるようになった．トリチウム（^{3}H）標識したウシ血清アルブミンを，成熟ラットの十二指腸内にゾンデを用いて直接注入して，門脈血および腸管

膜リンパへの取り込みを調べた実験がWarshawらによって行われた．このような放射性標識化合物を用いた実験では，タンパク質そのものではなく，分解されて生成したアミノ酸やさらには代謝産物を放射活性として測定している可能性が懸念される．しかし，この研究ではゲル濾過で分画して高分子量画分の放射活性を測定しており，また放射活性の本体が特異抗体によって検出される抗原であることも確認されており，信頼できるデータと思われる．この報告によれば，十二指腸内に標識タンパク質を投与した後，1時間程度で腸管膜リンパ中の濃度が最大となり，門脈血中ではそれより遅れて上昇し，2～3時間で最大値に達する[1]．

その後，他の研究者らによって種々のタンパク質や酵素などを用いて，消化管管腔内から門脈への移行に関しての研究が行われ，消化管内への投与量にある程度依存して体内への取り込み量は増加するが，タンパク質の大きさ（分子量）には必ずしも相関しないことや，少なくとも投与量の1000分の1程度が体内に取り込まれると推定されること，などが報告されている[2]．これらの詳細は村地の総説にまとめて紹介されている[3]．ここで注意したいのは，これらの実験はすべて，ゾンデや注射針などにより十二指腸や空腸などの小腸内に直接投与（注入）されており，厳密には胃を経由していないという点で食物として摂取した場合とは異なることである．

2.2　食品タンパク質の一部は未分解のまま消化管下部まで到達する

上述したような「消化管から未分解のタンパク質の体内への取り込み」という現象については，その後しばらくはあまり研究が進まなかったが，1980年代になると食物アレルギーが社会的に重要な問題として位置づけられ，にわかに注目されるようになった[4]．どんな栄養学の教科書にも「食物として摂取されたタンパク質は，消化管内で胃液や膵液の酵素による消化を受けてアミノ酸やペプチドに分解される」と書かれているが，タンパク質が実際に胃や小腸の中でどのような過程で分解されていくのかは，意外に知られていなかった．ここでは，筆者らが行った，ラット及びマウスを用いたタンパク質の消化管内での動態の研究を一例として紹介する．

2.2.1　ラットを用いた実験

体重が60～70gの幼ラットの胃内に10mgの卵アルブミンを溶液として投与し，30，60および90分後に胃および小腸の内容物を回収して定量的免疫拡散法

を用いて残存する卵アルブミンを定量した（図2.1）．この方法は古典的な方法ではあるが，抗体との結合部位（エピトープ）を3カ所以上保持した，すなわち生理的に意味のある抗原性を保持したような未分解あるいはそれに近い抗原タンパク質が高感度に検出できるという利点がある．この方法により，胃内投与後，30分では胃内には600μg程度（投与量の約5％）の卵アルブミンが残存し，小腸内にも空腸付近を中心に部位当たり50～200μg程度（合計で300～400μg程度）が残存することが示された．60分後でも胃内にはまだ300～400μg程度のタンパク質が残存しているが，小腸内では回腸部にわずかに検出されるに過ぎない．さらに90分後になると，胃内，小腸内，いずれからも卵アルブミンは検出されなくなった．いずれの場合も小腸内の膵プロテアーゼ活性の指標として測定したトリプシン活性には有意な差は見られない．卵アルブミンが消化を受けて低分子化したことと同時に，蠕動運動により下部の消化管（結腸）へ移動したことの両者を観察しているため定量的な解釈は難しいが，これらの結果は少なくとも胃内投与後（摂食後）30分前後では，胃内はもちろん小腸内にも相当量（μgレベル）の卵アルブミンが未分解の状態で存在することを意味している．

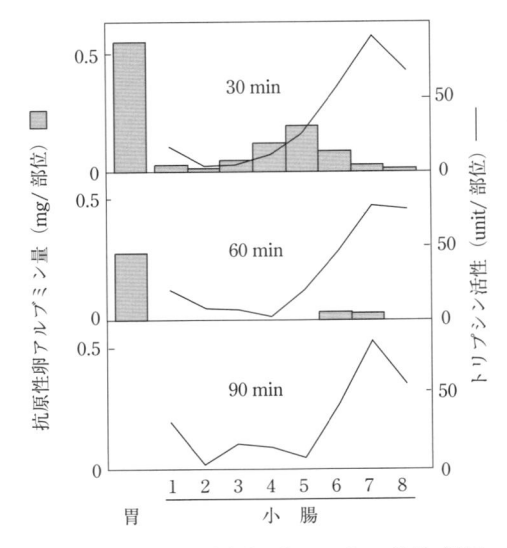

図 2.1 胃内投与後のラット消化管内に残存する卵アルブミン抗原（栗田・松田，未発表）
卵アルブミンを胃内投与し，30～90分後に胃および小腸各部位（十二指腸から回腸に向かって順に1～8）の内容物を回収し，抗-アルブミン抗体を用いた免疫拡散法により抗原を定量した．同時に小腸各部位のトリプシン活性を測定した．

次に，投与量，すなわち一度に摂取する量と消化管内での残存量との関係について調べてみた．胃内投与量を10，20，50，100 mgとして投与後30分での胃内および小腸各部位に残存する卵アルブミンを同様に検出した．投与量が増加するにつれて，胃内および小腸内いずれにおいても残存する卵アルブミン量が増大した．投与量50 mgまでは，残存量もほぼ直線的に増加し，投与量に対する残存割合も胃内で5％前後，小腸内で5〜10％程度で推移したが，100 mgになると残存量が急激に増加し残存割合も胃内で8％，小腸内で15％にまで上昇した．これらの結果は，食物として摂取されたタンパク質は，食後30分では摂取量の5〜10％程度が胃内や小腸内に未分解のタンパク質として残存し，さらに摂取量が増加すると処理能力を上回り，残存率が上昇することから多量の未分解タンパク質が消化管内に長時間残存することを示唆している．

次にタンパク質の種類による消化管内での動態の差異を明らかにするために，ウシ血清アルブミンを用いて同様な胃内投与実験を行うと，10 mgの投与では胃内および小腸内には定量的免疫拡散法で測定できるほどのタンパク質は残存していなかった．実験動物の個体差による変動の可能性も考えられたため，同一個体の胃内に卵アルブミンとウシ血清アルブミンの混合溶液を投与して調べてみても，やはり消化管内からは卵アルブミンのみが検出されウシ血清アルブミンはまったく検出できなかった．したがって，ウシ血清アルブミンは卵アルブミンよりも消化管内で酵素分解される速度が速いか，あるいは消化管下部への移動が速いかのいずれかと推定できる．最終的にはほとんどすべて酵素分解を受けると考えられるが，そこにいたるまでの過程や時間はタンパク質の種類によって異なっているようである．

このような抗体を用いた免疫化学的方法によって検出される消化管内のタンパク質が無傷の分子か，あるいは消化酵素によって部分的に断片化されているか否かに興味が持たれる．消化管内から回収したタンパク質を電気泳動で分離して特異抗体を用いた免疫ブロット法で調べると，卵アルブミンとウシ血清アルブミンのいずれの場合でも，無傷の分子は微量で，2，3の断片に分割されたと推定されるバンドが主要成分として複数検出される．このような消化管内でのタンパク質の酵素分解については，以下の「マウスを用いた実験」でもう少し詳しく述べる．

2.2.2　マウスを用いた実験

体重が15〜20 g程度のマウスに20 mgのタンパク質をゾンデで胃内に投与し，

30分後に胃および小腸から内容物を回収して，そこに含まれるタンパク質を電気泳動法および免疫ブロット法を用いて解析した（図2.2）．卵アルブミンの場合は，特異抗体を用いた免疫ブロット法により，胃および十二指腸に未分解のタンパク質とわずかに分子量が小さなバンドが検出される．さらに，空腸から回腸にかけての部位には，このわずかに小さなバンドに加えて分子量数千から数万にかけての多くのバンドが検出される．これらは抗-卵アルブミン抗体で検出されていることから，卵アルブミンが消化酵素で分解されて生成した部分フラグメントと考えられる．一方，卵リゾチームを胃内投与した場合には，卵アルブミンと同様に胃内および空腸から回腸にかけてタンパク質が検出されたが，無傷のタンパク質に相当するバンドも検出されている．

このようにラットおよびマウスのいずれの実験においても，胃内および小腸下部に未分解および消化途上のタンパク質が検出されている．これらの結果から，食物として摂取されたタンパク質は胃内でいったん保留され，少量ずつ小腸へ送りだされた後に蠕動により速やかに小腸下部に移行して，ここで酵素分解が進んでアミノ酸やペプチドとして吸収されるものと推定される．ここで興味深いことは，卵リゾチームの場合には検出されている小腸の2カ所の部位の免疫ブロットのパターンが異なり，卵アルブミンの場合には強度は異なるもののパターンはきわめて類似している（図2.2のレーン4，5）ことである．免疫ブロットのバンドパターンが異なることは，そこに含まれる分解断片の種類や量比が異なることを

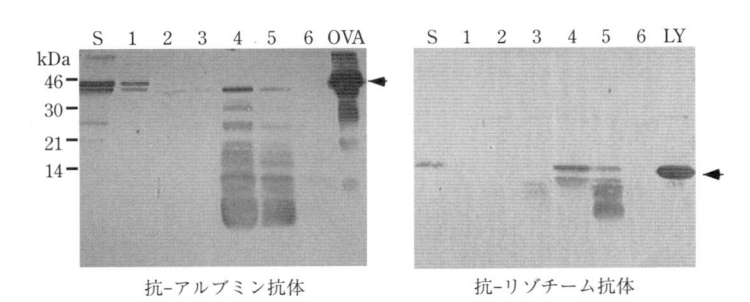

抗-アルブミン抗体　　　　抗-リゾチーム抗体

図2.2　胃内投与後のマウス消化管内に残存する卵アルブミンおよび卵リゾチーム抗原（二宮・松田，未発表）

各タンパク質を胃内投与し，30分後に胃（S）および小腸各部位（十二指腸から回腸に向かって順に1〜6）の内容物を回収し，抗-アルブミン抗体（左）および卵リゾチーム抗体（右）を用いた電気泳動／免疫ブロット法により抗原タンパク質およびその断片を検出した．インタクトな卵アルブミン（OVA）および卵リゾチーム（LY）を比較対照として同時に解析した．

意味しており，個々の分解断片が単独で挙動していることを示唆している．一方，卵アルブミンのようにブロットのパターンが酷似していることは，タンパク質のポリペプチド鎖がところどころで切断されても，例えば分子内のジスルフィド結合や疎水結合などによって，分解断片どうしが解離せず，見かけ上は本来の分子に近い構造を保持している可能性が考えられる．この考えは，ラットを用いた実験で示したように，小腸内の卵アルブミン分解断片が定量免疫拡散法で検出できることによっても支持される．抗体との反応によってゲル内で沈降物を形成するには，抗原が少なくとも3つの抗体結合部位を持つことが必要であり，このような抗原としての性質は分解断片単独では発揮されない可能性が高い．

2.3　食品タンパク質の一部は腸上皮から取り込まれ末梢にまで到達する

　これまでに，十二指腸内にタンパク質を直接注入すると，微量ではあるが，確実に門脈血や腸間膜リンパにタンパク質が移行すること，また食物として摂取したタンパク質（胃内に投与したタンパク質）はタンパク質の種類によって程度は異なるが，未分解かそれに近い状態のタンパク質が小腸下部まで到達し得ることを述べてきた．この2つの事実を考え合わせると，食物として摂取されたタンパク質の一部は未分解のまま小腸下部まで到達して，さらにその一部が体内に取り込まれる，という推論が導かれる．マウスを用いて，この推論を実証した研究例を以下に紹介する．実際に経口的に摂取されたタンパク質は腸上皮を横切って体内へ取り込まれるが，その機構や生理的意義についてはいまだ明らかではない．腸管管腔内のタンパク質が，腸上皮細胞の頂端側（apical side）で飲作用によって取り込まれて側底側（basolateral side）からの開口分泌で粘膜固有層に放出される「経細胞輸送（トランスサイトーシス）」や，腸上皮細胞間の密着結合がゆるんでその間隙を通過して取り込まれる「細胞間輸送」などの輸送機構が，おもに *in vitro* の実験結果に基づいて提唱されている[5]．

2.3.1　消化管内から門脈への移行

　卵アルブミン10 mgを体重20 g程度のマウスの胃内にゾンデを用いて投与し，30～60分後に麻酔下で開腹して門脈から採血した．血清を分離して，そこに含まれる卵アルブミンを高感度酵素免疫測定法を用いて定量すると，個体差は見られるが，すべてのマウスで血液中の濃度に換算して，10～100 ng/mlのレベルで検出された．タンパク質の絶対量としては最大でも数十 ngのレベルであり，こ

れは投与量の10万分の1から100万分の1に相当し，冒頭に述べた初期の研究での投与量に対する取り込み量の割合の推定値である1000分の1程度よりも2〜3桁低い値である．しかし，ここでの値は，この条件下の一定時間内に門脈から採取した200μl程度の血液中に含まれる卵アルブミンであり，タンパク質の摂取後から最終的に消化されて小腸内から消滅するまでの間に取り込まれる総量は，これよりもはるかに多いと推定される．さらに取り込まれたタンパク質はいつまでも安定に血液中に存在するわけではなく，徐々に血管系から排除されていくため，実際には血液中で検出される量以上のタンパク質が体内に取り込まれているはずである．

次に，胃内に共存する他の食物成分のタンパク質の取り込みへの影響を調べるために，一夜絶食したマウスと飼料を自由摂取させたマウスの2群について，卵アルブミン10 mgを胃内に投与して門脈血への移行を調べた．その結果，予想に反して，自由摂取群の方が絶食群よりも血中卵アルブミン濃度が高い傾向がみられた．空腹時に摂取されたタンパク質に対しては消化管内での酵素分解がより速やかに進むため，あるいは，絶食によってタンパク質の取り込みに関係する腸管の機能が低下したためなどの理由が考えられるが，結論づけるには今後の研究を待たなくてはならない．いずれにしても，通常の食物の摂取によってタンパク質が少量ではあるが未分解のままで消化管から体内へ取り込まれることは明らかである．

2.3.2 末梢での検出とクリアランス

門脈中に検出された食物由来のタンパク質は肝臓を経て血流にのって全身に移行すると予想される．肝臓に張り巡らされた血管系には貪食細胞であるクッパー細胞が散在しており，粒子状の異物や抗体との免疫複合体を形成したタンパク質は効率良く貪食され血液中から除去される．一方，可溶性のタンパク質が分子として単独で流れていくような場合にはクッパー細胞には認識されにくく，肝臓を通過して心臓を経て全身に移行する可能性が高いと推定される．そこで，マウスに卵アルブミンを胃内投与して，30〜60分後に，心臓，尾静脈および眼窩静脈から採血して血清中の卵アルブミンを検出した．いずれの血液からも卵アルブミンが検出され，濃度も門脈血よりもやや低い程度で，末梢の血液中でも数十ng/mlのレベルに達していた．

末梢血にまで到達しているとすると，次に，1回の経口投与によってどれくら

いの時間，どれくらいの濃度が維持されるのか，という血液中での動態に興味が持たれる．そこで，卵アルブミン10mgを胃内に投与した後，個体ごとに尾静脈より微量の血液を15分ごとに採取して経時的な変動を調べてみた（図2.3の10mgのライン）．投与後15分で既に最大濃度近くまで上昇して，30分後に最高値に達した後，徐々に低下して120分後には投与前の値に戻った．この減衰のようすは静脈内に卵アルブミンを直接注射した後の血液中での濃度変化に類似しており，そのことから単発的にタンパク質を胃内投与した場合には，消化管内から長時間かけて取り込まれるのではなく，投与後の比較的短時間で体内に取り込まれて門脈へ移行し，その後は1時間程度で血液中から消失するものと推定される．

次に，このような末梢血中での動態が投与量に依存するか否かを明らかにするために，胃内に投与する卵アルブミンを1mgおよび0.1mgに減らして同様の実験を行った（図2.3）．投与量に依存して末梢血中に検出される卵アルブミン濃度の最高値は低下したが，濃度の減衰カーブはいずれの投与量においても類似していた．また，投与量を10分の1に減少しても末梢血中の濃度の最高値は2分の1程度にしか低下しなかったことから，胃内での滞留による制御や，単純な拡散によらない取り込み機構などが推定される．

これまで示してきた例はすべて実験動物を用いた研究成果であるが，ボランティアによるヒトを対象にした実験においても，末梢血中に食物として摂取したタンパク質が数ng/mlのレベルで検出されている[6]．この研究では体重50kg程度の

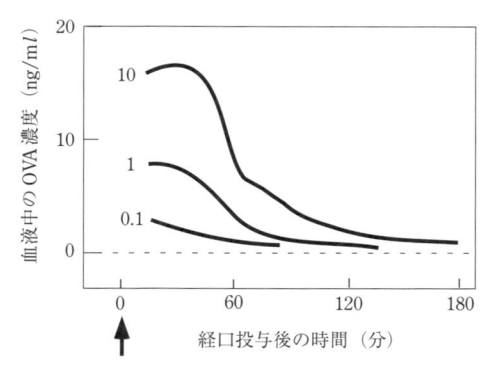

図2.3 胃内投与後のマウス末梢血中での卵アルブミンの検出（松原・松田，未発表）
卵アルブミン（10，1，および0.1mg）を胃内に投与し（矢印），経時的に尾静脈から採血して血液中の卵アルブミンを酵素抗体法（ELISA法）により定量した．

成人に対して2gのタンパク質を経口投与しており，これは体重の25000分の1に相当する．一方，マウスやラットの実験では体重の2000分の1を胃内に投与しており，一桁大きい数十ng/mlのレベルで検出されている．タンパク質の投与量に対する取り込まれる量の割合は，実験動物とヒトでそれほど大きくは違わないと推定される．

2.4　体内への取り込みと免疫応答：食物アレルギー

　上述してきたように，消化管内から未分解のタンパク質が丸ごと体内に取り込まれると，それらは生体にとって異物であり，免疫系によって認識され免疫応答が誘導される．消化管は気道と並んで細菌やウイルスなどの病原体が最も侵入しやすい部位であり，消化管附随リンパ組織（gut associated lymphoide tissue：GALT）とよばれる免疫系組織が発達している．また，腸上皮内や粘膜固有層には多くのリンパ球や抗原提示細胞など免疫系の細胞が分布している．したがって，消化管から体内に取り込まれた食物タンパク質は当然これらの免疫系を刺激してリンパ球の活性化や抗体応答を誘導する．消化管からの抗原刺激に対する免疫応答にはこのような正の向きの応答に加えて「経口免疫寛容」と呼ばれる負の向きの応答が誘導されることがある[7]．ここでは，まず正の向きの応答についていくつかの実験例とともに解説し，免疫寛容については次の項目で詳しく説明する．

　正の向きの免疫応答は，粘膜での感染防御や体内への異物の侵入を防ぐ機能を持つ分泌型IgA抗体の応答と，即時型食物アレルギーの原因となる血清IgE抗体応答に大別される．分泌型IgA抗体の応答では，腸上皮に散在するパイエル板とよばれる免疫器官が中心的な役割を担っており，パイエル板の上皮の一部には，細菌，ウイルスや食物抗原などを積極的に取り込み粘膜固有層側に輸送するM細胞とよばれる特殊な細胞が存在する．このM細胞によって取り込まれたタンパク質抗原に対しては，パイエル板に存在するリンパ球が活性化され，最終的に粘膜固有層での分泌型IgA応答が誘導される．このようなパイエル板経由での抗原の取り込みと分泌型IgA応答に関しては，多くの成書や総説があるので参照されたい[7,8]．一方，血清IgE抗体応答については，食物アレルギー患者の血清中に原因となる食物抗原に対するIgE抗体が存在することはよく知られており，実際に血清中のIgE抗体の存在は皮膚炎や消化器障害などの臨床的な症状とある程度対応すると考えられている．したがって，食物アレルギー患者では食物として摂取したタンパク質が体内に取り込まれて，それに対して血清IgE抗体応答が誘導

されていることは明らかであるが，なぜ一部のヒトだけにこのような不都合な免疫応答が誘導されてしまうのかはまだ解明されていない．また，マウスやラットなどの実験動物を用いて，食物抗原に対する血清IgE抗体応答を誘導させる食物アレルギー実験モデル系の構築が試みられているが，胃内投与や餌として摂取させるような経口ルートでIgE応答を誘導できるのは，以下に述べるように一部の限られたタンパク質でのみである．したがって，「なぜ特定のタンパク質に対して特定のヒトでIgE応答が誘導され食物アレルギーが発症するのか」という基本的な疑問には，まだ十分な解答は得られていない．

2.4.1 マウス，ラットでの研究

食物アレルギーでは，口から摂取され消化管を経由して体内に取り込まれたタンパク質は，免疫系を刺激することによる血清IgE抗体応答の誘導（感作）と，肥満細胞の受容体に結合したIgE抗体に結合して架橋することによる脱顆粒の誘導（誘発），という2つの生理現象を引き起こす．感作の実験では，餌の中に目的のタンパク質を混合しておいて摂取させるか，そのタンパク質を溶液としてゾンデを用いて胃内に強制投与することで，そのタンパク質に特異的なIgE抗体応答を誘導させることになるが，経口ルートの抗原刺激で高いIgE応答を誘導することはそれほど容易ではない．一方，誘発の実験では，水酸化アルミニウムゲルなどの適当なアジュバントとともに少量のタンパク質をくり返し皮下や腹腔に注射して血清IgE抗体応答を誘導してマウスを感作し，その後，そのタンパク質を経口的に投与して消化管や皮膚などでのアレルギー症状の誘発を観察するもので，感作に比べて容易であり種々のタンパク質に応用できる．

まず，マウスを用いた経口的な感作についての研究例を紹介する．異なる系統の近交系マウスに卵白，カゼインなどのタンパク質を20％程度含む精製飼料を用いて飼育し，経時的に採血して血液中に含まれる飼料中のタンパク質に対するIgGおよびIgE抗体の変動を調べると，特定のタンパク質と特定の系統との組み合わせによってIgG抗体のみならずIgE抗体の産生を誘導できる場合があることがわかった[9]．これまでに筆者らの研究室において，9系統の近交系マウスに，卵白タンパク質，牛乳タンパク質，大豆タンパク質，米タンパク質などを飼料として摂取させ，血清抗体応答の誘導の有無を調べた結果，タンパク質としては卵白と牛乳のタンパク質がいくつかの系統のマウスにおいてIgE抗体応答を誘導し，またマウスの系統としてはA/j，DBA/2，B10およびそのH-2コンジェニッ

ク系統が食物中のタンパク質抗原に対してIgE抗体応答を示す傾向があることが明らかとなった．卵白と牛乳に含まれる個々のタンパク質に対する各系統のマウスのIgEおよびIgG抗体応答の概要を表2.1に示す．中でも，卵白リゾチームとB10.A系統のマウスおよび牛乳αs1-カゼインとDBA/2系統のマウス[10]が最もIgE抗体応答を誘導しやすい組み合わせである．表には示されていないが，大豆タンパク質ではグリシニン（11Sグロブリン），コングリシニン（7Sグロブリン）に対してはほとんど抗体応答が誘導されず，2Sグロブリンに対してわずかにIgG抗体応答が誘導される程度であった．これはマウスの飼育に用いられる市販の飼料の主要なタンパク質源は大豆タンパク質であり，後述するように大豆タンパク質に対してすでに経口免疫寛容が成立しているためと推定される．また，米タンパク質に関しては，主要貯蔵タンパク質であるグルテリンとプロラミンに対しては抗体応答は誘導されず，少量成分である可溶性タンパク質（アルブミンとグロブリン）に特異的なIgG抗体応答が観察された．また，IgE抗体応答については一部の個体でグロブリンに対する弱い応答が検出される程度であった．

表2.1 卵白および牛乳タンパク質の経口投与によるマウス血清IgEおよびIgG抗体応答の系統依存性

		A/j	Balb/c	DBA/2	C3H/He	C57BL/6	C57BL/10	B10.A	B10.BR	B10.D2
卵白タンパク質	IgE	++	+	+	−	−	+	+	+	+
	IgG	+++	+	+++	++	++	++	+++	+++	++
アルブミン	IgE	−	−	−	−	−	−	−	−	−
	IgG	−	−	−	−	−	−	−	−	−
オボムコイド	IgE	−	−	−	−	−	+	+	+	−
	IgG	+++	−	−	−	−	+	+++	++	−
オボトランスフェリン	IgE	−	−	−	−	−	+	+	++	+++
	IgG	++	+	++	−	++	++	++	++	+++
リゾチーム	IgE	−	−	−	−	−	−	+++	++	+
	IgG	+	+	+	+	+	+	+++	++	+++
牛乳カゼイン	IgE	−	−	++	−	−	−	+	+	−
	IgG	−	−	++	+	++	++	++	++	+
αs1-カゼイン	IgE	−	−	++	−	−	−	++	++	−
	IgG	−	−	++	++	+	+	++	++	+
β-カゼイン	IgE	−	−	−	−	−	−	−	−	−
	IgG	−	−	−	−	−	++	++	++	+
κ-カゼイン	IgE	−	−	+	−	−	−	+	+	−
	IgG	−	−	+	−	−	+	+	+	−
乳清タンパク質	IgE	−	−	−	−	−	n.d.*	n.d.	n.d.	n.d.
	IgG	+	+	++	+	−	n.d.	n.d.	n.d.	n.d.

＊：not determined

全体的にみると，IgE抗体応答を誘導する傾向が高いタンパク質やマウス系統をある程度限定することはできそうであるが，むしろタンパク質とマウス系統の組み合わせが鍵となっているようである．アレルギー患者の場合と同様に，特定の遺伝的背景を持つマウスのみが限られたタンパク質に対してIgE抗体応答を誘導すると考えられる．このような特定のタンパク質に対する抗体応答の系統依存性は，腹腔内や皮下にアジュバントとともに注射して免疫した場合に比べて経口投与の場合のほうが顕著であり，またヒトの食物アレルギーでの遺伝的素因への依存性とも一致している．

2.4.2　ヒトでの臨床研究：どれくらいの摂取で誘発されるか

　どれくらいの量や頻度で摂取したら免疫系が刺激されIgE抗体応答が誘導されるかを知ることは重要であるが，消化管経由であるため複雑で予測が難しい因子が多く存在し実験的に明らかにすることは容易ではない．一方，どれくらいの摂取量でアレルギー症状が誘発されるかという疑問に対しては，免疫によりIgE抗体応答を誘導して感作したマウスやラットを用いて抗原となるタンパク質を一定量経口的に投与して症状を観察すれば評価が可能である．ヒトの場合でもアレルギー患者の同意と臨床医の協力があれば，経口負荷試験というかたちでの実験が可能である．

　実際に英国の病院で行われたピーナッツアレルギー患者を対象にした研究例を紹介する[11]．ピーナッツアレルギーは，皮膚への接触のような微量の曝露に対しても重篤な症状が誘発されることが知られている．Warnerらは，13人の重度のピーナッツアレルギー患者を対象にして，偽薬（placebo）を比較対照に用いたダブルブラインドでの経口負荷試験を行った．10 μgから50 mgのピーナッツ粉を患者に摂取してもらい，その後の臨床医による病状の客観的評価と患者自身による主観的な症状の調査を行った．その結果，1名の患者は，5 mgの摂取によって全身性のアレルギー症状が誘発され，2 mgおよび50 mgの摂取によって，それぞれ2名ずつの患者で中程度の客観的な症状が観察された．客観的な症状が観察された患者ではすべて自覚症状があり，2名の患者は100 μgの摂取でも自覚症状を訴えた．また，5名の患者では，中程度の自覚症状があり，残りの5名については50 mgまでの摂取によっては，何の症状も誘発されなかった．この研究結果は一例ではあるが，わずか100 μgの摂取でも，一部は体内に取り込まれてアレルギー症状を誘発する場合があることを示している．

2.4.3 食後の激しい運動はタンパク質の取り込みを増加させるか？

　近年になって，食事を済ませた後に，スポーツなどの比較的激しい運動を行うと，全身性のアナフィラキシー様症状が誘発される症例が報告されるようになり，食物アレルギーと運動との関係に興味が持たれるようになった．さらに研究が進み，このような症状を引き起こした患者は，それまでに特定の食物に対するアレルギーの発症歴を持ち，運動を行う前の食事の中にもその食物が含まれていたことや，血清中にその食物成分に対するIgE抗体が含まれていたことなどから，運動によって誘発される食物アレルギーであると考えられるようになった．これは全身性の激しい症状である場合が多く，食物依存性運動誘発アナフィラキシーと呼ばれる．

　運動によって消化管などに何らかの負荷がかり，①食物抗原などの消化や取り込みに変調をきたして体内に取り込まれるタンパク質が急激に増加するため，または，②ヒスタミンなどを放出する感作肥満細胞の感受性が増大して食物抗原に対してより過敏な状態になるため，あるいは③その両者のため，などが考えられる．実験動物を用いた基礎的な研究が始まったばかりであり，まだ不明な点が多いが，最近の研究から食後の激しい運動によりタンパク質の消化管からの取り込み（あるいは侵入）が増加する場合があることが示されている[12]．Yanoらは，卵白リゾチームの腹腔内注射によりマウスにIgE抗体応答を誘導して感作した後，リゾチームを経口投与して強制的に運動を負荷した．その後，肝臓を摘出して組織切片を蛍光抗体で染色すると，肝類洞（るいどう）付近の細胞が強く染色され，リゾチームが門脈を経て肝にまで到達していることを明らかにした．感作していないマウスではタンパク質を胃内投与した後に運動を負荷してもこのような染色像は観察されず，また，感作したマウスにタンパク質を投与しただけでは軽微な染色しかみられない．したがって，感作と運動負荷の両方の因子が相乗的に作用して消化管からのリゾチームの取り込みと肝の類洞細胞への集積が増大したものと考えられる．肝類洞付近の細胞はクッパー細胞と予想されるが，血管内に移行したタンパク質は門脈を経て肝に移行するまでに特異抗体と反応して免疫複合体を形成し，その受容体を持つ肝クッパー細胞に貪食されたものと推定される．感作マウスにおいて食後の運動負荷によって消化管上皮にどのような変化が起きているのか，またどのような機構でタンパク質の取り込み（侵入）が増大するのかを明らかにすることが今後の研究課題である．

2.5 体内への取り込みと免疫応答：経口免疫寛容

免疫は，一度感染した病原体に対し，2度目以降の感染に対しては速やかに強い応答が誘導されて病原体を排除するような応答を増幅する機構である．一方で，これとは反対に，免疫応答には過去に曝露した経験があると2度目以降の侵入に対して応答を減衰させるような場合がある．その典型的な例が以下に述べる経口免疫寛容である．

2.5.1 消化管経由での抗原刺激と免疫寛容

体内に非自己のタンパク質が取り込まれると，一般的には，免疫系が認識してリンパ球の活性化や抗体産生などの正の向きの免疫応答が誘導される．しかし，体内への取り込み（侵入）の経路が消化管である場合には，一般的には逆向き，すなわち負の向きの応答が誘導される．負の向きとは，免疫応答が抗原特異的に抑制され異物が再度侵入しても黙って見過ごすようになる現象で，これを免疫寛容と呼んでいる．単に応答しないということではなく，質が異なる応答が誘導されるため，ここでは負の応答と呼ぶことにする．具体的には，マウスにあるタンパク質を経口投与した後，しばらくして今度は腹腔内に同じタンパク質を注射してもリンパ球や抗体の応答が弱いかあるいは観察されない，という現象で，全身性の免疫応答が抑制されるものである．経口投与していないマウスでは，当然のことながら，腹腔内への注射によって強い正の免疫応答が誘導される．免疫寛容は消化管経由での抗原刺激に特徴的な現象で，経口免疫寛容とも呼ばれ，古くから知られているが，その詳細な機構は不明である．消化管経由で取り込まれた場合には，タンパク質抗原によってリンパ球が刺激を受ける際の質が異なっており，その結果，リンパ球の分化の方向が通常とは異なり，そのタンパク質に対する免疫応答に抑制的に作用する細胞や因子が増加するものと考えられる．上述したように，消化管からは日常的に多くの食物タンパク質が体内に取り込まれていると考えられるが，この免疫寛容の機構により食物由来のタンパク質に対する正の向きの免疫応答は抑制されているものと推定される．一方，消化管は，気道と並んで細菌やウイルスなどさまざまな病原体が最も侵入しやすい組織でもあり，このような病原性の微生物や毒素に対しては正の応答を誘導する必要がある．消化管から取り込まれるタンパク質などの抗原が生体にとって無害か有害かを識別するような巧妙な仕掛けがあるのだろうか？

2.5.2 マウスでの実験：感作と寛容のスイッチの切換

表2.1に示したように特定の系統のマウスでは餌として特定のタンパク質を摂取するだけで血清抗体応答が誘導されるが，系統とタンパク質によってはまったく抗体応答が誘導されない組み合わせもある．最初に述べたように，タンパク質の種類やマウスの系統にかかわらず，量的には異なるかもしれないが，消化管から体内にタンパク質が取り込まれていると思われる．したがって，このような抗体応答が誘導されない組み合わせでは，最初の摂取によって経口免疫寛容が誘導されているものと推定される．しかし，同じタンパク質とマウスの系統においても経口投与するタンパク質の量や投与の頻度，回数，期間などの条件によって免疫寛容の誘導の程度は異なり，場合によっては逆に正の向きを応答が誘導されることもある[13]．具体的な実験例として，経口投与によってIgE抗体応答が誘導できるDBA/2系統のマウスと牛乳カゼインの組み合わせにおいて観察された，個体別の正と負の向きの免疫応答を以下に紹介する（図2.4）．

牛乳カゼインを20％含む精製飼料で15匹のDBA/2系統のマウスを飼育し，カゼインに対する抗体応答の有無を調べると，顕著な個体差がみられた．近交系のマウスであり遺伝的には均一と考えられるが，9匹が明確な応答を示し6匹は無応答であった．飼育条件は自由摂取であり個体ごとに食べ方は異なるかもしれないが，各個体の成長に差はみられないため，餌の摂取量の総量には差はないと思われる．カゼインによる消化管経由での免疫系の刺激における未知の因子の微妙

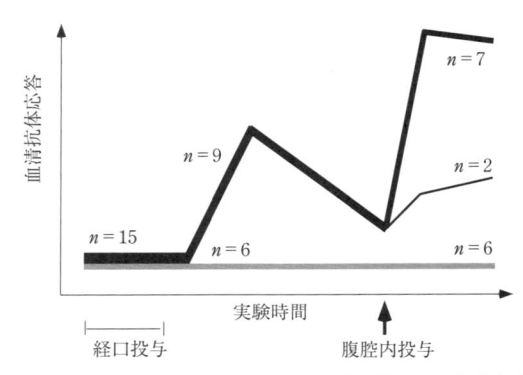

図2.4 カゼインの摂取によるマウスでの血清抗体応答および免疫寛容の誘導
（馬渕・松田，未発表）

DBA/2マウス（15匹）に乳カゼインを含む餌を摂取させ，その後のカゼインに対する血清特異IgG抗体の変動を個体毎に測定した．その後，カゼインをアジュバントとともに腹腔内に注射し，さらに血清抗体の変動を個体ごとに調べた．

な差が抗体応答と無応答という顕著な差となって現われたと思われる．無応答の個体ではカゼインに対する抗体がまったく検出されず，応答がall or nothingであるという点が興味深い．無応答のマウスでは，単に免疫系が刺激されていないため無応答なのか，あるいはカゼインの刺激に対して負の向きの応答，すなわち免疫寛容が成立しているかを調べるために，これらのマウスの腹腔内にカゼインを注射してみた．経口投与で抗体応答を示した9匹のうち7匹は速やかに強い応答を示したのに対して，無応答の6匹は，いずれもカゼインの腹腔内投与後もまったく抗体応答を示さなかった．この結果は，最初の経口投与において無応答であった6匹は，その時点ですでにカゼインに対する免疫寛容が成立していたことを明確に示している．

以上述べてきたように，食物として摂取されたタンパク質は，通常は経口免疫寛容を誘導するが，遺伝的背景や未知の非遺伝的因子やタンパク質の種類に依存して，血清IgE抗体応答を誘導する．後者の場合が，食物アレルギーの発症であり，その予防や治療には遺伝的および非遺伝的因子の解明が必要である．一方前者の場合には，日常的に摂取している種々の食物に含まれるタンパク質の中で，微量ではあるがそのまま体内に取り込まれ免疫系による排除機構もくぐり抜けて末梢まで到達するものもあることを意味する．「食品タンパク質は，消化分解を受けるため，また万一体内に入っても免疫系により排除されるため，体内で機能することはあり得ない．」というこれまでの一般的な考えを改める必要があるかもしれない．

〔松田　幹〕

文　献

1) Warshaw, A.L., Walker, W.A., Isselbacher, K.J.：Protein uptake by the intestine: evidence for absorption of intact macromolecules. *Gastroenterology*, **66**：987-992, 1974.
2) Walker, W.A., Bloch, K.J.：Intestinal uptake of macromolecules：in vitro and in vivo studies. *Ann. N Y Acad. Sci.*, **409**：593-602, 1983.
3) 村地　孝：タンパク質の体内への取り込みとその意義，化学と生物，**19**：37-43, 1981.
4) Walker, W.A., Bloch, K.J.：Gastrointestinal transport of macromolecules in the pathogenesis of food allergy. *Ann. Allergy*, **51**：240-245, 1983.
5) Gardner, M.L.：Gastrointestinal absorption of intact proteins. *Annu. Rev. Nutr.*, **8**：329-350, 1988.
6) Lovegrove, J.A., *et al.*：Transfer of cow's milk beta-lactoglobulin to human serum after a milk load：a pilot study. *Gut*, **34**：203-207, 1993.
7) Mowat, A.M.：Anatomical basis of tolerance and immunity to intestinal antigens. *Nat. Rev. Immunol.*, **3**：331-341, 2003.
8) Tlaskalova-Hogenova, H., *et al.*：Mucosal immunity：its role in defense and allergy. *Int. Arch. Allergy Immunol.*, **128**：77-89, 2002.
9) 松田　幹：食物アレルギー感作マウスモデルを用いた機能評価—経口感作を抑制する食品成分の探索・評価法—，"食品機能研究法"（篠原，鈴木，上野川編），pp.180-183，光琳，2000.

10) Ito, K., *et al.*：Murine model for IgE production with a predominant Th2-response by feeding protein antigen without adjuvants. *Eur. J. Immunol.*, **27**：3427-3437, 1997.
11) Hourihane, J.O'B., *et al.*：An evaluation of the sensitivity of subjects with peanut allergy to very low doses of peanut protein: a randomized, double-blind, placebo-controlled food challenge study. *J. Allergy Clin. Immunol.*, **100**：596-600, 1997.
12) Yano, H., Kato, Y., Matsuda, T.：Acute excircise induced gastroinduced leakage of allergen in lysozyme-sensitized mice. *Eur. J. Appl. Physiol.*, **87**：358-364, 2002.
13) 松田 幹：食物抗原に対する消化管免疫系の応答—免疫寛容の成立か，あるいは食物アレルギーの発症か，医学のあゆみ，**176**：436-437，1996.

3. 発がんの分子メカニズムと食品因子

　山極博士らがウサギの耳にコールタールを塗布することで世界で初めて人工的にがんを発生させた有名な実験は，今から約100年も前に行われた．また，21世紀に生きる私たちは，ヒトゲノム解読完了の瞬間をリアルタイムで体験し，さらにはDNAチップやプロテインチップが利用できる，という長い生命科学史上，きわめて恵まれた研究環境に身を置いているといえよう．がんに関する基礎・臨床研究が世界中で活発に展開され続けていることは言うまでもない．しかしながら，がんはいまだ撲滅することができず，依然として人間の脅威であり続けている．このようなギャップが生じている現実には多くの原因が関係しているが，がんという疾病がいかに一筋縄ではいかない，克服困難な疾病であるかを如実に物語っているといえよう．

　本章では，大腸がんを中心とした発がんメカニズムの解説を中心に据え，発がん抑制物質ゼルンボンに関する作用メカニズム研究を例に挙げながら，機構研究に関するトピックスを取り上げたい．がん予防研究の枠にとどまらず，食品機能性研究に従事する方々や食品の機能性に興味のある方々にとって，多少なりとも参考になれば幸いである．

3.1　クローナルエクスパンジョン

　がんは遺伝的要因に加え，化学物質（喫煙や食事など）や紫外線への曝露，さらには微生物感染などの外因的な要素が複雑に絡み合って発生するが，周知のように，発がんの分子機構の全容は明らかではない．容易に発がん機構が解明されない理由は，発がんの過程で生じる遺伝子レベル，タンパク質レベル，組織レベルでの変化は，臓器や発がん物質・発がんプロモーターの種類によって多様なためである．また，培養細胞はもちろん，実験動物における発がん機構がヒトのそれと異なるという事実もいくつかの例でよく知られている．研究材料で得られた知見が重要であることは論を待たないが，決定的でないことを常に頭に入れておく必要があろう．

　いずれにせよ重要な点は，「がんは，遺伝子情報の異常による細胞増殖調節機

構の破綻によって生じる疾患である」と包括的に理解できることである．この考え方は，細胞内シグナル伝達機構，細胞死と増殖の調節機構，遺伝子変異修復機構などに関する膨大な研究結果から，より確固たるものとなっている．これを，より理解しやすい形で説明しやすくしたものが多段階発がん説であり，その基礎となるのが，「クローナルエクスパンジョン（clonal expansion）」という考え方である（図3.1）．これは，何らかの原因で遺伝子変異を起こした潜在的腫瘍細胞の集団内に，さらなる遺伝子異常によって悪性形質を増したがん細胞が発生し，より悪性形質を持った集団へと段階的に置き代わっていく現象を意味する．

一方，古典的なマウス皮膚発がん2段階説というものがある．これは，発がんを生じない程度の低量の発がん物質dimethylbenz[a]anthracene（DMBA）をマウス皮膚背部に1回塗布し（イニシエーション過程），その後，週に2度，発がんプロモーター（例えば，12-O-tetradecanoylphorbol-13-acetate：TPA）を連続塗布することにより（プロモーション過程），良性腫瘍（乳頭腫）が発生する，という実験事実に基盤を置いている．近年の遺伝子解析技術の発展により，「遺伝子変異蓄積説（クローナルエクスパンジョン説）」は「発がん2段階説」に取って替わったようかの論調も見受けられるが，プロモーション過程を，「遺伝子変異を保有した潜在的腫瘍細胞の選択過程の加速段階」ととらえれば，両説は矛盾しないようにも思われる．マウス発がん2段階試験ではHa-ras以外の著名な遺伝子変異は知られていないが，その他の動物種・臓器系の発がん過程では複数の遺伝子変異が関与し，クローナルエクスパンジョンを経て臨床的に検出される腫瘍が生じる．

後述するように，近年，内因的発がんプロモーターとして，慢性炎症の重要性が指摘されている[1]．本来，炎症反応は免疫反応の初期段階であるともいえ，生

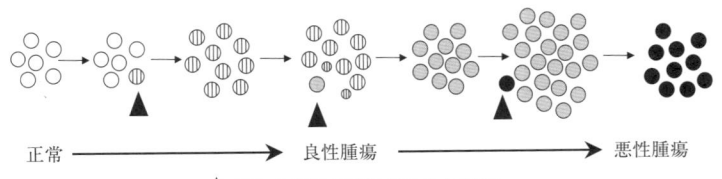

正常 ────────→ 良性腫瘍 ────────→ 悪性腫瘍

▲ 新たな遺伝子変異が生じた細胞

図3.1　クローナルエクスパンジョンの概念図

楔（くさび）で示した細胞は集団の中で新たな変異を獲得した新集団であり，次々と集団全体が入れ替わるようすが理解できる．このステップの繰り返しによって，正常細胞は悪性腫瘍へと変化していく．

体防御に必須な現象である．しかし，炎症細胞が持続的に活性化しているこの段階では，そこで放出されるフリーラジカルによって遺伝子変異が起こる．それと同時に，酸化ストレス耐性を保有せず，潜在的腫瘍細胞の周囲に存在する正常細胞（あるいは比較的変異度の低い細胞集団）が死滅していき，ストレス耐性を獲得した，悪性度の高い集団が優先的に増殖する．このようなストレス耐性の獲得は，遺伝子変異に起因する例が多いことは言うまでもない．

3.2 大腸がんの発生メカニズム

ヒトのがんにおいて異常のみられる遺伝子は，がん遺伝子とがん抑制遺伝子の2種類に分類できる．がん遺伝子は細胞増殖を進行させる機能を持つタンパク質を，がん抑制遺伝子は細胞増殖を阻止する機能を持つタンパク質をコードしているが，これらの遺伝子異常によって，細胞周期の制御機構は破綻する．以下にそのいくつかの例を挙げる．

大腸がんは，その発生メカニズムが最も明らかにされているがんといわれる．大腸がんの前がん病変と考えられる腺腫（adenoma）や悪性腫である腺がん（adenocarcinoma）の生成過程における染色体欠失やがん遺伝子の異常を検討し，大腸がんの発生，進展の分子モデルを提唱したVogelsteinは，ヒト大腸がんの発がん過程を遺伝子異常の蓄積で説明した先駆者の一人である[2]．ポリープなどの良性腫瘍の進展から発生する大腸がん（いわゆるadenoma-carcinoma sequence型）では，細胞集団における，*APC*（adenomatous polyposis coli），K-*ras*，*p53*の各遺伝子の変異が蓄積するにつれて，腫瘍の悪性度が増していき，クローナルエクスパンジョンが展開される．

中でも，比較的初期の段階で中枢的役割を演じているのが*APC*である．がん抑制遺伝子である*APC*は，細胞内情報伝達，細胞骨格再構成，細胞接着，染色体分離などの過程で重要であり，この遺伝子が変異すると，家族性あるいは散発性の大腸腫瘍が発生する．APC（タンパク質）に関して最も知られている機能はβ-カテニン（catenin）との複合体形成能である．β-カテニンは細胞周期を回転させるcyclin D1の遺伝子発現を誘導するWntシグナルの重要なメディエーターであるが，APCはこの経路のブレーキ役を演ずる．APCはプロテアソーム依存的分解により，細胞内のβ-カテニン量を適切に調節するが，機能が低下・失活するような変異を受けたAPCにはもはやこのような働きはなく，細胞内には異常な量のβ-カテニンが蓄積し，細胞周期の回転が加速する．

さらに近年，APCと相互作用する新しい役者としてAsef（Rac-specific guanine nucleotide exchange factor）が同定され，注目されている[3]．変異APCタンパク質はAsefを活性化し，E-カドヘリン（cadherin）の機能を低下させるが，E-カドヘリンは細胞間接着に関与しているタンパク質であり，その量が低下すると細胞間の相互作用が弱まり，がん細胞の転移や運動能が増加する．APCでなく，例えばβ-カテニンに変異が起こった場合も同様のシナリオが想定され，また実験事実として報告されている．家族性大腸腺腫症患者のβ-カテニン遺伝子では，エクソン15におけるコドン1309の変異が著名であり，また，1,2-dimethylhydrazineを使用した動物発がんモデル系では，コドン41の変異が確認されている[4]．

低分子量GPT結合タンパク質の1種であるrasは最も研究の歴史が古く，膨大な数の論文が存在するがん遺伝子である．変異を受けていないrasは細胞に対して刺激のあるとき（例えば内性増殖因子）に限って機能するが，変異を受けたrasはMAPK（mitogen-activated protein kinase；MAPキナーゼ）系やPI-3K（phosphatidylinositol 3-kinase）を介して構成的な活性化シグナルを下流に伝える．大腸がんにおける重要な変異部位はコドン12［GGT（グリシン）→AGT（セリン）］とコドン22［CAG（グルタミン）→CGG（アルギニン）］である[5]．

また，大腸がんを含めてさまざまながんの生成過程で特に重要となるのは代表的ながん抑制遺伝子 $p53$ の変異である．約半数の悪性腫瘍において失活している $p53$ はDNAに損傷が起きたときに働く遺伝子で，DNAが傷つくと，細胞増殖を止めて損傷を修復する時間を確保するように働いていると考えられている．また最近，大腸がんでは，がん遺伝子およびがん抑制遺伝子に加えて，DNA修復酵素遺伝子群の異常によりゲノムDNAの不安定化が生じることで，がんの発生・発展の一因となっていることが明らかになった[6]．修復酵素MLH1などがその代表例の1つであり，その変異は胃がんや大腸がんで顕著である[7]．さらに，遺伝子そのものに変異がなくとも，プロモーターのメチル化などによる遺伝子発現異常も重要であることから[8]，「遺伝子異常」と一口に言ってもじつにさまざまなパターンが存在することがわかる．また，修復できないほどDNAが損傷した場合は，アポトーシスを誘導し，変異細胞を体内に蓄積させない．つまり，$p53$ 遺伝子に異常が生じて失活すると，細胞周期の停止や突然変異の修復，あるいは正常なアポトーシスの誘導が起きなくなり，変異細胞は選択的に増殖する[9]．

3.3 炎症の重要性

次に，上で述べた一連の遺伝子変異にかかわる内因性，および外因性因子について考えてみよう．

3.3.1 外性因子 （詳細については第4章参照）

ヒトの発がん因子の約3分の2は，食餌や喫煙などの生活環境にかかわる要因が原因となっていることが指摘されている．このことは，我々が毒性化合物も含めて多くの発がん物質に囲まれて生活していることを意味している．一方で，我々の体には生体防御機能，つまり，こうした発がん物質を無毒化し，体外に排泄する機構が備わっている．解毒酵素による代謝反応はその防御機能の1つで，一般に，第1相反応および第2相反応の二段階で代謝が行われる．

第1相では，チトクロームP450（CYP）を介して酸化・還元・水酸化反応などが行われ，続く第2相では，グルタチオンS-トランスフェラーゼ（GST）やUDP-グルクロノシルトランスフェラーゼなどを介して，抱合反応が行われることで水溶性の代謝物が生成し，胆汁または尿中に排泄される．CYPによる薬物代謝は一般に薬効や毒性の低いものへの反応であるが（解毒反応），中には代謝的活性化により反応活性化中間体が生成され，これが生体の高分子（タンパク質，酵素，DNA）と反応し，薬物による細胞毒性の発現や変異原性を示すものもある．この発がん物質の解毒代謝の途中で生成する，親電子性の究極発がん物質による遺伝子の損傷過程が，さきに述べた発がん2段階説のイニシエーションにあたる．

例えば，多環性芳香族炭化水素は，環境汚染化学物質としていたるところに存在し，多くの哺乳動物にがんを起こすことはよく知られている．前がん化合物は比較的無害で，化学的にも不活性であるが，代謝物は生物学的に活性で，強力な究極発がん物質である．これらの多くは，CYP 1A1とepoxidehydrolaseにより代謝されて，親電子性のdiolepoxideになる．この代謝物は，核酸と共有結合し，化学発がん過程を開始させることができる．代謝活性化による化学的発がんのもう1つの例として，2-acetylaminofluoreneの代謝の場合がある．この化合物は，殺虫剤として使用する目的で合成されたが，市販前の安全性試験で，非常に強力な肝がん誘起物質であることが判明した．第1相反応および第2相反応の両方の酵素がこの物質の活性化に関与している．

ヒトCYPは，ヒト肝細胞より得られた機能タンパク質の設計図に当たるcDNA

ライブラリーを用いたクローニングにより，これまで総計約30種類の異なる分子種とそれらの変異型が同定されている．現在ではヒトCYPは基質特異性の広さから，酵素活性よりもむしろ塩基配列の相同性により，大きく4群のファミリーとさらに数種類のサブファミリーに分類されている．これらCYP分子種をターゲットにした研究は薬物代謝学で多くなされているが，食品因子によるがんの化学予防研究では，緑茶に含まれるエピガロカテキンガレート（EGCG）によるCYP 1A1の抑制[10]や，ウコンに含まれるクルクミン類のCYP 1A1, 1A2, 2B1の抑制効果を示す実験[11]などの例にとどまり，第2相解毒酵素誘導成分に比べると明らかに少ないといえる．

3.3.2 内性因子

炎症が発がんと関連することを提唱したのは1863年のVirchowらであると言われ，かなりの古典的な見解であるが，今日でもそれは覆されておらず，むしろ，最近になってさらに強固な証拠が次々に提出されている．

感染や炎症の局所では，炎症性の細胞である好中球やマクロファージのNADPHオキシダーゼによりスーパーオキシド（O_2^-）が健常値の数倍から場合によっては数百倍も生成する[12]．こうした活性酸素分子の産生に加え，さらに一酸化窒素（NO）の生成も同時に進行することがわかってきた[13]．この両者はいずれもラジカル分子であり，同時に存在するとただちに互いに反応しperoxynitrite（$ONOO^-$）となる．これはきわめて強い反応性を示し，ニトロ化，酸化，水酸化，DNA切断などで生体成分と容易に反応し，DNAやRNAに傷害を与える．

生理的条件下で発生したフリーラジカルが実際に細胞遺伝子に損傷を与えうるか否かについては興味が持たれるが，筆者らは最近，次のようなデータを報告した[14]．すなわち，刺激することによりO_2^-やNOの産生能を高めた好中球やマクロファージを，チャイニーズハムスター卵巣細胞のAS52と同じシャーレに培養し，AS52細胞における*gpt*遺伝子の変異細胞をカウントしたところ，ラジカル産生を誘起した場合，変異率は有意に上昇し，一連の抗酸化剤でこれが抑制できた．このことから，*gpt*の変異には活性化炎症細胞からのフリーラジカルが関与していることが示唆された．実際に細胞レベルで放出される活性酸素，活性窒素が細胞遺伝子を直接的に損傷する，というモデルである．

また，微生物の慢性感染によって活性化されたマクロファージや好中球は，活性酸素，活性窒素の産生のみならず，プロスタノイドや炎症性サイトカインを産

生する．感染細菌菌体の構成成分であるLPS（lipopolysaccharide）は，マクロファージ，T細胞その他細胞を介して腫瘍壊死因子-α（TNF-α），インターフェロン-γ，催炎症性サイトカインであるインターロイキン（IL）のうちIL-1，-2，-6，-8などの産生を誘導し，さらに誘導型NO合成酵素（iNOS）の誘導発現をもたらす．その結果，NOの産生が増強され，遺伝子の損傷がもたらされる．

　これらの細胞は単独で作用することはなく，ケモカイン（chemokine）と総称される一連の走化性因子（MCPs：monocyte chemoattractant proteinsやMIPs：macrophage inflammatory proteinsなど）を放出して，さらなる免疫系細胞のリクルーティングを誘起する．こうした一連の炎症過程では，組織の破壊→再生，というサイクルが幾度となく繰り返され，能動的細胞死，すなわちアポトーシスに対して耐性を獲得した集団や潜在的腫瘍細胞としての形質を獲得した細胞集団の密度を増加させていく．

　炎症性白血球から産生されるフリーラジカルは，一般に寿命が短く周辺組織への浸透能も低いことから，むしろ炎症性サイトカインが，胃や腸管などの消化器系炎症の慢性化・増悪化に関与し，それらの臓器における主要な発がんリスクファクターであるととらえられている．この仮説に基づいて，筆者らはマウス表皮細胞とマクロファージの共培養の試験を行い，白血球から産生されるTNF-αがマウス表皮細胞におけるiNOSを誘導することにより，潜在的腫瘍細胞自身においてフリーラジカルが産生するメカニズムを提唱した[15]．さらにサイトカインは，さきに挙げた免疫応答，炎症反応などの生体防御機能に加えて，内分泌系や神経系などにも作用する生理活性因子であるので，慢性感染，炎症によりサイトカインが過剰に産生されると，細胞増殖のシグナル伝達システムが異常をきたし，発がんにつながることが知られている．

　さらにもう1つ重要な過程は血管新生である．代表的な炎症性サイトカインの1つとして数えられるTNF-αはVEGF（vascular endothelial growth factor；血管内皮細胞増殖因子）の誘導を促進するとともに，細胞接着因子vascular cell adhesion molecule（VCAM）とintercellular adhesion molecule（ICAM）の産生も促すことにより，血管新生の造成に貢献する．血管造成は単に炎症反応の促進だけでなく，原発巣に位置するがん細胞の転移や浸潤といった悪性化にも寄与する．またこれら一連の細胞の移動や浸潤には細胞外マトリックス（ECM）を破壊するmatrix metalloproteinase（MMP）ファミリーが重要な役割を担っている．

3.4 レドックス制御

さきにも述べたように，がんという疾患は遺伝子の異常による細胞増殖調節機構の破綻によって生じた疾患と認識されている．この細胞増殖調節は，さまざまな細胞内シグナル伝達機構が複雑に関与していることが最近次第に明らかになってきた．また，これら細胞内シグナル伝達機構は，細胞増殖調節のみならず，免疫，炎症あるいは発生分化調節にも関係していることも知られている．細胞はこうした細胞内シグナル伝達を介して，増殖因子やサイトカイン，あるいは物理的なストレスなど，外部からのさまざまな刺激に応答して，増殖，分化，アポトーシスなどの表現型を示す．細胞内シグナル伝達機構の各ステップは，タンパク質分子によって担われており，その活性はさまざまな化学的修飾反応によって調節されている．この化学的修飾反応は，システイン残基のSH基を標的としたレドックス反応とセリン，スレオニン，チロシン残基のOH基を標的とするリン酸化反応とに分けられる．

レドックス反応を介したシグナル伝達機構では，酸化ストレスすなわち細胞内で発生する活性酸素とその消去系である抗酸化酵素による細胞内のレドックス（酸化還元）環境の形成と維持が重要である．これは，レドックス制御と呼ばれ，分子の酸化還元反応を利用した主としてタンパク質システイン残基上のチオール基の可逆的構造変化により，種々の細胞機能を制御するものと説明できる．この細胞内レドックス制御には，グルタチオン（GSH）システムとチオレドキシンシステムが関与していることが明らかになっている．細胞内にmMレベルで存在しているGSHは，酸化還元状態の制御に加えて，さきにも述べた酸化ストレスに対する防御，GSTによる生体異物の抱合反応など生体防御機構においても重要な役割を持っている．また，チオレドキシンはレドックス制御を通じて，遺伝子発現調節にかかわる多くの転写因子やステロイドホルモンに対する核内レセプターなどDNA・RNA結合タンパク質の活性や，アポトーシスの誘導にかかわっていることも知られている．

3.5 MAPKカスケード

リン酸化反応を介したシグナル伝達機構の中で，主要なシステムとして，MAPキナーゼスーパーファミリーを介するシグナル伝達経路が挙げられる．MAPキナーゼは，チロシン残基とスレオニン残基の双方がリン酸化されて初め

て活性化するセリン/スレオニンキナーゼである．このチロシンとスレオニン残基の両方をリン酸化し，活性化するのがセリン/スレオニン/チロシンキナーゼであるMAPKキナーゼ（MAPKK）である．MAPKKの活性化もセリン/スレオニン残基のリン酸化を必要とし，このリン酸化を担う酵素をMAPKKキナーゼ（MAPKKK）と総称する．このようにMAPKKK-MAPKK-MAPKの3種類のキナーゼによる一連のリン酸化反応を通じて，細胞外からのシグナルが増幅されつつ細胞内へ伝えられるシグナル伝達系をMAPKカスケードという[16]．近年，古典的MAPKであるERK1/2に加えて，SAPK/JNK，p38，ERK5などの新規MAPKスーパーファミリー分子が単離された．さらに，これらのMAPK分子の上流に位置するMAPKKおよびMAPKKK分子も同定されつつあり，それぞれが独立したシグナル伝達経路を構成し，細胞増殖，がん化，アポトーシス，免疫応答などの固有の機能を有していることが明らかにされてきた．マクロファージをLPSで処理した際に誘導されるTNF-α，IL-1βなどの炎症性サイトカイン産生，およびシクロオキシゲナーゼ（COX）-2，iNOSの発現誘導は，p38特異的阻害剤により強く抑制されることから，これら炎症にかかわる遺伝子の発現にp38が重要な役割を果たしていると考えられている[16]．しかし，活性化されるMAPKの経路は用いる細胞や刺激剤の種類によって異なるので，一元的な解釈は危険である．

3.6　COX-2とNFκB

非ステロイド性抗炎症剤（NSAIDs）の服用により大腸がんになる相対的危険率が減少することはよく知られている[17]．また，マウス大腸発がん実験において，NSAIDs投与によって発がんが抑制されることが報告されている[18]．NSAIDsは，アラキドン酸（AA）からアポトーシス抑制や細胞増殖の促進，血管新生の誘導にかかわるプロスタグランジン（PG）を作るAAカスケードの律速酵素COXの活性を阻害することが知られている．

一般に，NSAIDsの作用点はCOXだけであると思われがちであるが，それは誤解である．COXを欠損させた培養細胞でもNSAIDsが依然として細胞増殖を抑制する，あるいはアポトーシスを誘導することから，NSAIDsの新しい作用点が次々と発見された．ペルオキシソーム増殖剤活性化受容体（PPARs）などがそれの好例である[19]．さらに複雑なことに，試験したすべてのNSAIDsの中で，celecoxibだけがprotein kinase B/Akt 経路の活性化を抑制し，アポトーシスを誘導した[20]，という報告もあることから，NSAIDsの作用メカニズムも一筋縄では

3.6 COX-2とNFκB

理解できない（図3.2）．一口に酵素阻害剤と言っても，それらを生体系へ投与した場合，(いい意味でも悪い意味でも) 予想できない作用を呈する可能性がある，という事を念頭に置く必要があろう．

ところで，COXには2つのアイソザイム，すなわちCOX-1とCOX-2が存在する．COX-1は構成的に発現し，さまざまなhouse-keeping的な機能（例えば消化管粘膜の保護）を担っているのに対し，COX-2は誘導的に発現し，炎症や細胞の異常増殖などの病態学的なプロセスにかかわっていることがわかってきた．これまでCOX-2は人間や齧歯類の大腸悪性腫瘍中で過剰発現していることや，過剰発現により細胞増殖速度が増加することも認められている．しかし，実際にがん組織へと成長する上皮細胞でCOX-2が発現するのはがんのステージがかなり進んだ段階であり，がんの初期ではCOX-2はむしろ支持細胞を中心として発現する[20,22]．また，ニューロンや脳血管でもCOX-2の発現が注目されており[23]，アルツハイマー病との関与なども示唆されている[24]．このようにCOX-2は，従来注

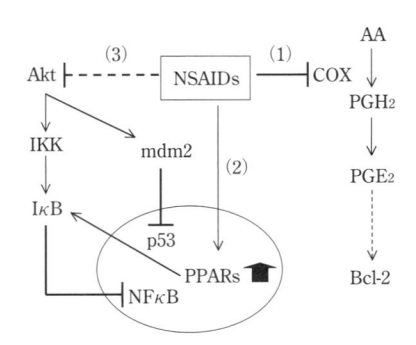

図3.2 NSAIDsのアポトーシス誘導機構

点線は間接的，直線は直接的な作用や変化を示す．T字型の線は抑制作用を表す．NSAIDsは少なくとも次の3つの経路でがん細胞にアポトーシスを誘導できる可能性がある．
(1) COX経路の下流で生成するBcl-2にはアポトーシス誘導抑制機能が知られているが，NSAIDsは直接COXの触媒活性を阻害することによりアポトーシス誘導抑制を解除，すなわちアポトーシスを誘導する．これが最も古典的でよく知られる機構である．
(2) NSAIDsはPPARのリガンドとして働き，PPARはNF-κBの抑制因子であるIκBを合成する．NF-κBの活性化は*COX-2*の転写翻訳を誘導することから，PPARの活性化によって，アポトーシスは誘導される．
(3) これはNSAIDsの中でもcelecoxibなど，ごく一部の化合物にしか見出されていない機構である．すなわち，celecoxibはAkt/protein kinase Bの活性化を抑制することにより，mdm2とIKKの作用を抑制する．前者はp53の抑制因子であり，後者はIκBを分解することから，これらの機構によってもアポトーシス誘導が起こる．Aktの活性化（リン酸化）には，上流で機能するPI-3KやPDK1/2などが関与することが知られているが，celecoxibが直接的にどの分子と相互作用しているのかはいまだ不明である．

目されていた炎症反応のみならず広い分野で注目を集めており，臨床応用を目指した特異的阻害薬の開発や，その化学予防効果，予防メカニズムについても徐々に明らかになりつつある．

がん組織の周辺細胞では，がんや炎症にかかわる種々の遺伝子転写因子であるnuclear factor-kappaB（NFκB）の活性化が起こり，COX-2などの発現が増強するが，COX-2の発現機構に関して，近年，注目すべき報告がある[25]．すなわち，NFκBの活性化は構成タンパク質の活性化により起こることから，早期で一過的な性質を示すが，後期においては，NFκBによって転写因子CCAAT/enhancer binding protein（C/EBP)-β,δが*de novo*合成され，β,δのヘテロダイマーあるいはβのホモダイマーの形成，およびDNAへの結合により持続的で十分なCOX-2の発現に至るというものである．NFκBは，その抑制因子inhibitor κB（IκB）の転写も担っており，自らの幕引きも演じている．

さらに興味深い論文がある．RAW264.7細胞におけるLPS誘導性遺伝子が検索された結果，inducible IκB kinase（IKKi）が発見されたのである[26]．IKKiはNFκBによって発現制御を受け，C/EBP-β,δをリン酸化することにより活性化する．活性化したC/EBP-β,δによって発現される遺伝子はCOX-2のみならず，

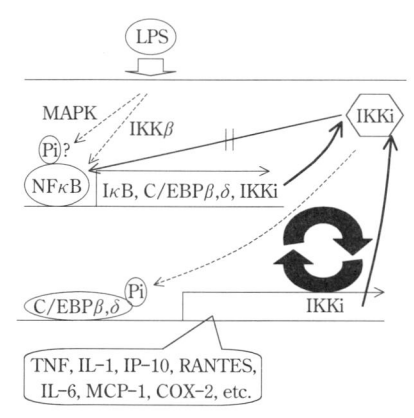

図3.3 IKKiとC/EBPの相互作用

点線は間接的，直線は直接的な作用や変化を示す．LPSなどの刺激によりNFκBが活性化し，IKKiとC/EBPの発現が起こる．IKKiタンパク質は転写因子C/EBPβ,δをリン酸化し，一連の炎症関連遺伝子の発現を誘発する．この中に，IKKiも含まれるため，図に示したような，IKKi⇔C/EBPの自動シグナル増幅機構が成立する．NFκBは自らの抑制因子IκBも合成するため，NFκBによるシグナル伝達は長続きしない．したがって，構成タンパク質だけで活性化できるNFκB経路は「早期で一時的」である一方，C/EBP経路は「後期で持続的」であると特徴づけられる．

TNF, IL-1, IL-6など，炎症反応に不可欠な役者をかなり網羅しており，さらに，IKKiをも発現することから，IKKi⇔C/EBP-β,δのboosting cycleを回転させる．まとめると，早期の一過的なCOX-2の発現にはIKKβとNFκBが，後期で持続的な発現にはIKKiとC/EBP-β,δが重要であるといえる（図3.3）．今後，IKKiやC/EBP-β,δを標的とした薬剤や予防成分の研究が進展するに違いない．

3.7　ゼルンボンの発がん抑制機構

私たちは，いくつかの発がん抑制物質について，その発がん抑制機構研究を行っているが，ここではゼルンボン（zerumbone：ZER）に焦点を絞りたい．当初，ニガショウガのEBウイルス活性化抑制成分としてZERを同定したが[27]，その後，活性化したRAW264.7細胞からのO_2^-およびNO産生，さらにはTNF-αの遊離を強く抑制することが見いだされた．ZERには特徴的なα,β-不飽和カルボニル基が存在するが，それを欠いたアナログα-humulene（図3.4）ではまったく活性がないことから，活性発現には求電子反応性の高いα,β-不飽和カルボニル基が関与していることが示唆された[28]．

ZERは数種のヒト大腸がん細胞の増殖を抑制する一方で，正常線維芽細胞の増殖にはほとんど影響しない．一方，陽性対照として用いたn-酪酸では，正常細胞の増殖も同程度に抑制した．ZERではこのような選択性がなぜ起こるのか，という問題は解決していないが，Hoffmanらは細胞内レドックスで説明できるのではないか，という仮説を提出した[29]．すなわち，増殖中のがん細胞の細胞内酸化還元電位は正常細胞のそれより高いことに注目し，ZERの細胞刺激によって酸化還元電位がそれぞれ一定値上昇し，がん細胞のみが細胞周期を停止する閾値にまで達する，という考え方である（図3.5）．この閾値付近においては，がん抑制遺伝

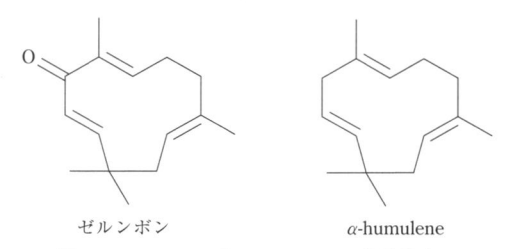

図3.4　ゼルンボンとα-humuleneの化学構造

両者の違いはカルボニル基の有無のみであるが，α-humuleneはがんや炎症に関連した細胞試験系ではまったく抑制作用を示さない．

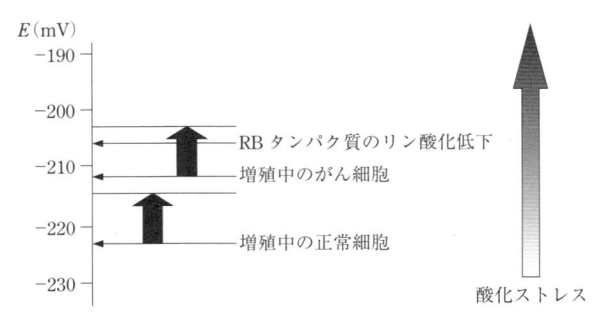

図 3.5 正常細胞とがん細胞の細胞内酸化還元電位と酸化ストレスによる電位の上昇

増殖中のがん細胞の酸化還元電位（E）は，正常のそれよりも高い．この状態へ酸化ストレス（ゼルンボンには細胞内 SH 基と反応することで酸化ストレスを誘起する特性が示唆される）の負荷がかかると，それぞれの細胞における E は一定値，上昇する．一方，細胞増殖を制御するがん抑制タンパク質 RB のリン酸化は SH 基から S-S 結合の生成により抑制される．これが増殖シグナルの抑制に結実するという考え方である．しかし，酸化ストレス負荷により実際に RB タンパク質のリン酸化が低下するかどうかは証明されておらず今後の課題である．

子 RB の SH 基が酸化ストレスにより S-S 結合を形成し，リン酸化が抑制されるためであろうと推察している．本仮説が正しいか否かは今後の研究を待たねばならないが，傾聴に値する考え方であると思われる．

一方，ZER には，大腸腫瘍マーカーの一つである aberrant crypt foci（ACF）形成抑制試験系で，餌中 100 ppm および 500 ppm の用量で顕著な ACF 形成抑制能があることを報告した[30]．特筆すべきは，試験終了後のラット大腸粘膜中の COX-2 の発現をタンパク質レベルで抑制し，粘膜中の PGE_2 量も用量依存的に低減させていた点である．培養細胞での実験から，ZER には COX-2 発現抑制能があることが判明していたが，経口投与でも消化管における COX-2 の発現が抑制できる，という ZER の特性は重要である．

COX-2 の触媒活性を特異的に阻害する薬剤が決定的ながんの予防薬になるのではないかと注目を集めているが[31,32]，COX-2 の *de novo* 合成そのものを抑制する食品成分も有効ではないだろうか．COX-2 阻害剤と ZER は，双方とも PGs の量を減少させるといった点では共通しているが，その作用機構はまったく異なるものである（図 3.2 参照）．したがって，より副作用が低く，効果が高い結果を得るためには，双方を組み合わせて投与することも効果的であろう．単一の成分でなく，作用機構の異なる物質を組み合わせることによって，毒性を軽減し，効果を相乗的に発現させようとするアプローチ[33,34]は今後さらに重視されるに違いない．

紙面の都合上，発がんメカニズムが主となり，それに対する食品成分の作用例がゼルンボンだけに限定されてしまったことをお詫びしたい．そのような執筆方針をとった理由は，まず，基本的な分子メカニズムの複雑さ，面白さを読者に十分に理解していただきたかったからであり，関連する他稿[35〜38]もあわせて参照していただければ幸甚である．

以上述べたがん細胞の成長メカニズムは，解明された部分の一部であるにもかかわらず，非常に複雑なものである．しかし，生体で実際に起こっている現象はさらに解析困難であり，DNAチップなどを用いた一連の遺伝子工学的手法がこれを徐々に解きほぐしてくれるものと期待している．これまで，動物実験は発がん予防物質の効力を評価するための重要なシステムであったが，非現実的な実験条件を用いることが多く，必ずしもヒトでの結果と高い相関を示すとは限らない．そのため，これからは発がん予防作用の評価系ではなく，あくまでメカニズム解析のための1ツールであるという時代が遠からず到来するであろう．トランスジェニック動物やノックアウト動物などを用いた研究がそれを証明している．

発がん予防研究，特に分子メカニズム研究には困難がつきものである．事実，ZERに関して最近，次のようなデータを得たのである．上記したように，ZERにはバイオマーカー誘導系（TPAやLPSによる刺激）においてはすぐれた抑制作用を示すが，ヒト大腸がん細胞で構成的に発現している一連のがん・炎症関連遺伝子の発現に対する修飾作用を検討した結果，ZERには，IL-1βなどの炎症性サイトカインの発現を増強する作用があることがわかった（村上ら，未発表）．つまり，ZERは慢性炎症モデルにおいては有効な予防物質であっても，すでに生じてしまったがん細胞（生体系になぞらえると極微少がん組織）に対しては炎症反応を増幅し，腫瘍の成長を助長する，という潜在的逆作用を示唆する実験結果である．

このような潜在的逆作用はZERに限られたものであろうか．おそらく「ノー」であろう．事実，緑茶カテキンのEGCGがCOX-2の発現を誘導すること[39]，また，植物界に広く分布するトリテルペン化合物 ursolic acid はLPS刺激活性化マクロファージではNFκBの活性を抑制するが，無刺激マクロファージに対しては，逆にNFκBの活性化によってiNOSやTNF-αを誘導すること[40]などが知られている．これらの例はおそらく氷山の一角であり，これまで「良い面」ばかりが強調されてきた感のある機能性食品成分の「（おそらく）悪い面」が明らかにされ，

それをいかにして解消するか,といったアプローチの研究も必要となってくると予想している.機能性研究の進展を考える上で,このような傾向は退行でなく,むしろ成熟ととらえるべきであろう. 〔村上　明・大東　肇〕

文　献

1) Peto, J. : Cancer epidemiology in the last century and the next decade, *Nature*, **411** : 390-395, 2001.
2) Fearon, E. R., Vogelstein, B. : A genetic model for colorectal tumorigenesis. *Cell*, **61** : 759-767, 1990.
3) Kawasaki, Y., Sato, R., Akiyama, T. : Mutated APC and Asef are involved in the migration of colorectal tumour cells. *Nat. Cell Biol.*, **5** : 211-215, 2003.
4) Koesters, R., *et al.* : Predominant mutation of codon 41 of the beta-catenin proto-oncogene in rat colon tumors induced by 1,2-dimethylhydrazine using a complete carcinogenic protocol. *Carcinogenesis*, **22** : 1885-1890, 2001.
5) Miyakura, Y., *et al.* : Concurrent mutations of K-ras oncogene at codons 12 and 22 in colon cancer. *Jpn. J. Clin. Oncol.*, **32** : 219-221, 2002.
6) Markowitz, S., *et al.* : Inactivation of the type II TGF-beta receptor in colon cancer cells with microsatellite instability. *Science*, **268** : 1336-1338, 1995.
7) Veigl, M.L., *et al.* : Biallelic inactivation of hMLH1 by epigenetic gene silencing, a novel mechanism causing human MSI cancers. *Proc. Natl. Acad. Sci. U.S.A.*, **95** : 8698-8702, 1998.
8) Ricciardiello, L., *et al.* : Frequent loss of hMLH1 by promoter hypermethylation leads to microsatellite instability in adenomatous polyps of patients with a single first-degree member affected by colon cancer. *Cancer Res.* **63** : 787-792, 2003.
9) Levine, A.J. : p53, the cellular gatekeeper for growth and division. *Cell*, **88** : 323-331, 1997.
10) Feng, Q., *et al.* : Black tea polyphenols, theaflavins, prevent cellular DNA damage by inhibiting oxidative stress and suppressing cytochrome P450 1A1 in cell cultures. *J. Agric. Food Chem.* **50** : 213-220, 2002.
11) Thapliyal, R., *et al.* : Inhibition of cytochrome P450 isozymes by curcumins in vitro and in vivo. *Food Chem. Toxicol.* **39** : 541-547, 2001.
12) Oda, T., *et al.* : Oxygen radicals in influenza-induced pathogenesis and treatment with pyran polymer-conjugated. *Science*, **244** : 974-976, 1989.
13) Akaike, T., *et al.* : Pathogenesis of influenza virus-induced pneumonia: involvement of both nitric oxide and oxygen radicals. *Proc. Natl. Acad. Sci. U.S.A.*, **93** : 2448-2453, 1996.
14) Kim, H.W., *et al.* : Mutagenicity of reactive oxygen and nitrogen species as detected by co-culture of activated inflammatory leukocytes and AS52 cells. *Carcinogenesis*, **24** : 235-241, 2003.
15) Murakami, A., *et al.* : Nitric oxide synthase is induced in tumor promoter-sensitive, but not tumor promoter-resistant, JB6 mouse epidermal cells cocultured with interferon-gamma-stimulated RAW 264.7 cells: the role of tumor necrosis factor-alpha. *Cancer Res.*, **60** : 6326-6331, 2000.
16) Nishida, E., Gotoh, Y. : Mitogen-activated protein kinase and cytoskeleton in mitogenic signal transduction. *Int. Rev. Cytol*, **138** : 211-283, 1992.
17) Thun, M.J., *et al.* : Aspirin use and reduced risk of fatal colon cancer. *N. Engl. J. Med.*, **325** : 1593-1596, 1991.
18) Reddy, B.S., *et al.* : Dose-related inhibition of colon carcinogenesis by dietary piroxicam, a nonsteroidal antiinflammatory drug, during different stages of rat colon tumor development. *Cancer Res.*, **47** : 5340-5346, 1987.
19) Lehmann, J.M., *et al.* : Peroxisome proliferator-activated receptors alpha and gamma are activated by indomethacin and other non-steroidal anti-inflammatory drugs. *J. Biol. Chem.*, **272** : 3406-3410, 1997.

20) Yamazaki, R., et al.: Selective cyclooxygenase-2 inhibitors show a differential ability to inhibit proliferation and induce apoptosis of colon adenocarcinoma cells. *FEBS Lett.*, **531** : 278-284, 2002.
21) Oshima, M., et al.: Suppression of intestinal polyposis in Apc delta716 knockout mice by inhibition of cyclooxygenase 2 (COX-2). *Cell*, **87** : 803-809, 1996.
22) Hong, W.K, Sporn, M.B.: Recent advances in chemoprevention of cancer. *Science*, **278** : 1073-1077, 1997.
23) Nogawa, S, et al.: Cyclo-oxygenase-2 gene expression in neurons contributes to ischemic brain damage. *J. Neurosci*, **17** : 2746-2755, 1997.
24) Kitamura Y, et al.: Increased expression of cyclooxygenases and peroxisome proliferator-activated receptor-gamma in Alzheimer's disease brains. *Biochem. Biophys. Res. Commun.*, **254** : 582-586, 1999.
25) Caivano, M., et al.: The induction of cyclooxygenase-2 mRNA in macrophages is biphasic and requires both CCAAT enhancer-binding protein beta (C/EBP beta) and C/EBP delta transcription factors. *J. Biol. Chem.*, **276** : 48693-48701, 2001.
26) Kravchenko, V.V., et al.: IKKi/IKKe plays a key role in integrating signals induced by pro-inflammatory stimuli. *J. Biol. Chem.*, **278** : 26612-26619, 2003.
27) Murakami, A., et al.: Identification of zerumbone in *Zingiber zerumbet* Smith as a potent inhibitor of 12-O-tetradecanoylphorbol-13-acetate-induced Epstein-Barr virus activation. *Biosci. Biotechnol. Biochem.*, **63** : 1811-1812, 1999.
28) Murakami, A., et al.: Zerumbone, a Southeast Asian ginger sesquiterpene, markedly suppresses free radical generation, proinflammatory protein production, and cancer cell proliferation accompanied by apoptosis: the alpha,beta-unsaturated carbonyl group is a prerequisite. *Carcinogenesis*, **23** : 795-802, 2002.
29) Hoffman, A., Spetner, L.M., Burke, M.: Redox-regulated mechanism may account for zerumbone's ability to suppress cancer-cell proliferation. *Carcinogenesis*, **23** : 1961, 2002.
30) Tanaka, T., et al.: Chemoprevention of azoxymethane-induced rat aberrant crypt foci by dietary zerumbone isolated from *Zingiber zerumbet*. *Life Sci.*, **69** : 1935-1945, 2001.
31) Taketo, M.M.: Cyclooxygenase-2 inhibitors in tumorigenesis (Part II). *J. Natl. Cancer Inst.*, **90** : 1609-1620, 1998.
32) Taketo, M.M.: Cyclooxygenase-2 inhibitors in tumorigenesis (part I). *J. Natl. Cancer Inst.*, **90** : 1529-1536, 1998.
33) Torrance, C.J., et al.: Combinatorial chemoprevention of intestinal neoplasia. *Nat. Med.*, **6** : 1024-1028, 2000.
34) Murakami, A., et al.: Synergistic suppression of superoxide and nitric oxide generation from inflammatory cells by combined food factors. *Mutat. Res.*, **523-524** : 151-161, 2003.
35) 村上 明：食品成分による発がん予防に関する基盤的研究，日本農芸化学会誌，**75** : 1283-1290, 2001.
36) 大東 肇，村上 明：癌予防に向けた植物性素材やその有効成分の発掘．"癌の化学予防最前線 (医学のあゆみ 204)", pp.39-44, 医歯薬出版，2003.
37) 村上 明，大東 肇：野菜・果物成分とがん予防．"がん予防食品", pp.281-291, 1999.
38) 村上 明，森光康次郎編："食と健康－情報のウラを読む－", 丸善，2003.
39) Park, J.W., et al.: Involvement of ERK and protein tyrosine phosphatase signaling. pathways in EGCG-induced cyclooxygenase-2 expression in Raw 264.7 cells. *Biochem. Biophys. Res. Commun.*, **286** : 721-725, 2001.
40) You, H.J., et al.: Ursolic acid enhances nitric oxide and tumor necrosis factor-alpha production via nuclear factor-kappaB activation in the resting macrophages. *FEBS Lett.*, **509** : 156-160, 2001.

4. 食品による解毒酵素の誘導とがん予防

　発がんにかかわる外的因子のうち，約70％を食餌と喫煙が占めているとされる．つまり発がんには生活習慣が最も重要なリスクファクターの1つであるといえる．そのがんを予防するにはこうしたリスクファクターを遠ざけることである程度可能かもしれないが，食餌となるとそれもそれほど易しいことではない．また，酸素を利用し，紫外線を浴び，環境化学物質に囲まれている現状では，がんとのかかわりを断つことは現段階では不可能であろう．

　食餌などを通じて毎日のように侵襲する外的因子に対して我々は生体防御なくしては生存できない．しかし，長年の疫学的解析を基盤にした研究成果により，食品素材に含まれる微量非栄養素の中には，発がん剤などへの抵抗性を賦与しうるような化合物が含まれていることが明らかとなってきた．異物に抵抗できるような能力を身につけること，あるいはその能力を減退させないことなどによるがん予防は，一般からの理解が得られやすく，また研究としても魅力あるアプローチといえる．こうした生体異物に対する抵抗性の中心的役割を担うのが解毒酵素である．解毒酵素は，有害な異物を化学的修飾反応により無毒化する．第1相から第3相までの解毒酵素のうち，第2相解毒酵素については，フェノール性化合物などの抗酸化物質による誘導機構に関する研究が進展し，その詳細な分子機構が解明されつつある．また，食品素材などにこうした第2相解毒酵素の誘導を促進する化合物が見出されてきており，実際の動物発がん実験系において著効を示すものも報告されている．

　本章では，第2相解毒酵素を中心に，遺伝子レベルでの誘導機構の詳細について解説した後，植物性食品素材のうちでも，化学発がん予防効果の知られるアブラナ科野菜に含まれる解毒酵素誘導物質についてこれまでに得られた知見をまとめる．

4.1 解毒のしくみ

4.1.1 異物の代謝機構

　生体内に入ってきた発がん物質などの生体異物は排泄されるまでに多種多様の

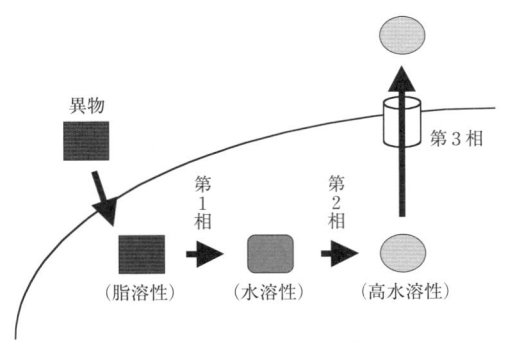

図4.1 異物代謝機構の概念図

反応を受ける．消化管を経て侵入してきた生体異物の解毒を一手に担っているのが肝臓であり，第1相から第3相に至る一連の代謝過程を経て，異物の代謝，および細胞外への排泄が行われる（図4.1）．第1相では，おもに酸化反応による異物への最初の官能基導入が行われる．多くの化合物はこの段階で無毒化されるが，なかにはさらに親水性化を必要とするものもあり，次のステップ（第2相）へと進む．第2相では，さまざまな抱合反応による異物の最終的な無毒化が行われる．さらに，第3相では，無毒化された異物も含め，脂溶性化合物全般をエネルギー依存的に細胞外へと排出する．こうした一連の解毒反応のうち，第1相および第2相における異物の化学修飾は，"解毒酵素"と呼ばれる一群の代謝酵素が触媒する．

4.1.2 解毒酵素
a. 第1相解毒酵素

第1相では，チトクロームP450が主要な役割を担う（図4.2）．チトクロームP450はCYP遺伝子スーパーファミリーにコードされる多機能酸化酵素であり，1原子酸素添加反応，過酸化水素による酸化反応，酸素転移反応，加水分解反応，および還元反応などを触媒する．チトクロームP450の遺伝子発現誘導はCYP遺伝子プロモーター上の生体異物応答配列（XRE）に依存する．チトクロームP450による第1相での脂溶性化合物の酸化的化学修飾は，この段階における解毒という意味だけでなく，次のステップ（第2相）における解毒反応とも連結することから重要である．特に，発がんとの関連で重要な点は，アフラトキシンB_1や多環芳香族炭化水素などの化合物は，チトクロームP450を経て代謝活性化されるこ

```
第1相：     チトクローム P450（CYP450）
            チトクローム P450 レダクターゼ
            ヒドロキシラーゼ
            リポキシゲナーゼ

第2相：     グルタチオン S-トランスフェラーゼ（GST）
            UDP-グルクロノシルトランスフェラーゼ
            γ-グルタミルシステインシンターゼ
            NAD(P)H：キノンオキシドレダクターゼ
            アルデヒドデヒドロゲナーゼ
            エポキシドヒドロリアーゼ

第3相：     GS-X ポンプ
            MRP
            cMOAT
```

図 4.2 第1相～第3相異物代謝にかかわる解毒酵素および抱合体排出タンパク質

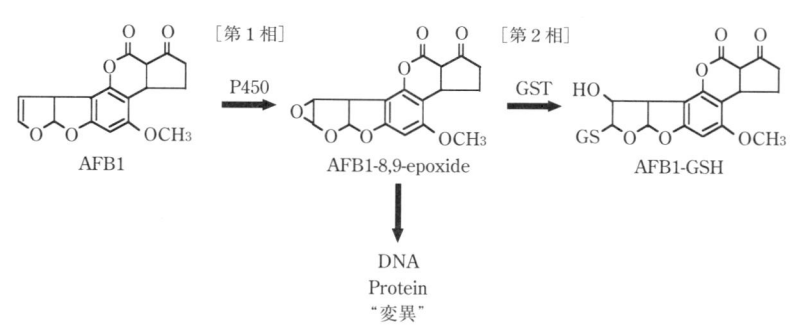

[第1相] AFB1 →(P450)→ AFB1-8,9-epoxide →(GST, [第2相])→ AFB1-GSH

AFB1-8,9-epoxide → DNA, Protein "変異"

図 4.3 アフラトキシン B_1 の解毒機構

とである（図 4.3）．したがって，生体異物の発がん性あるいは毒性発現の度合いは，チトクローム P450（第1相）における代謝活性化と，抱合反応（第2相）による解毒のバランスが重要であるものと考えられている．

b. 第2相解毒酵素

第2相酵素には，グルタチオン S-トランスフェラーゼ（GST）などの抱合酵素のほか，γ-グルタミルシステイン合成酵素，キノンレダクターゼ（QR）やアルデヒドデヒドロゲナーゼなどの還元酵素，さらにヘムオキシゲナーゼなどもこの範疇に含まれる（図 4.2）．なかでも，GST による抱合反応は，脂溶性生体異物，特に発がん剤の解毒にきわめて重要であり，第1相において活性化されたアフラトキシン B_1 などの有害化合物をグルタチオン抱合により無毒化する（図 4.3）．また，第2相酵素の最も特徴的な点はその遺伝子発現の誘導機構であり，解毒酵素遺伝子プロモーター上のエンハンサー配列に存在するアンチオキシダント応答配

列（ARE）に依存しており，XREに依存した第1相におけるチトクロームP450の誘導機構と明確に区別される．

c. 第3相抱合体排出ポンプ

第2相で無毒化された抱合体は，異物排出ポンプと呼ばれるタンパク質により，細胞外に排出される．この段階は，第1相における化学修飾，第2相における抱合体生成に続く第3相系解毒機構と位置づけられており，グルタチオン抱合体の排出に関与するGS-Xポンプの発見により，この段階の異物代謝における位置づけが明確となった．GS-Xポンプは，ABC（ATP-binding cassette）トランスポータースーパーファミリーに属するタンパク質であり，この他にも抱合体などの排出にかかわるタンパク質として，MRP（multidrug resistance-associated protein；多剤耐性タンパク質），およびcMOAT（canalicular multispecific organic anion transporter）などが見いだされている（図4.2）．これらの排出タンパク質は，解毒のみならず，酸化ストレス，薬物耐性，炎症などと関連して重要な役割を担っている．

4.2 第2相解毒酵素誘導の分子機構

4.2.1 アンチオキシダント応答配列

外来因子による第2相酵素誘導機構は，従来よりGST遺伝子についての詳細な研究が行われてきた．Pickettらは，ブチルヒドロキシアニソール（BHA）などのフェノール性抗酸化剤により誘導されるαクラスGST（GST-Ya）遺伝子5′上流転写調節領域の解析の結果，遺伝子発現にかかわるコンセンサス配列としてTGACAT/AT/AGC配列を見いだした[1]．この領域は転写因子であるAP-1の結合サイト（TPA応答配列）に類似しており，AP-1構成タンパク質であるFosやJunファミリータンパク質の関与が示唆された．このコンセンサス配列の名称は，別々のグループによりアンチオキシダント応答配列（antioxidant response element：ARE），および親電子化合物応答配列（electrophile response element：EpRE）と名付けられたが，現在では，AREの名称が一般的となっている．ただし，実際の第2相解毒酵素誘導物質の大半は親電子性物質であり，正式にはEpREの呼び名が最もふさわしいものと考えられる．その後，多くの第2相酵素の遺伝子プロモーターの解析の結果，AREコンセンサス配列は図4.4のように提案されている．

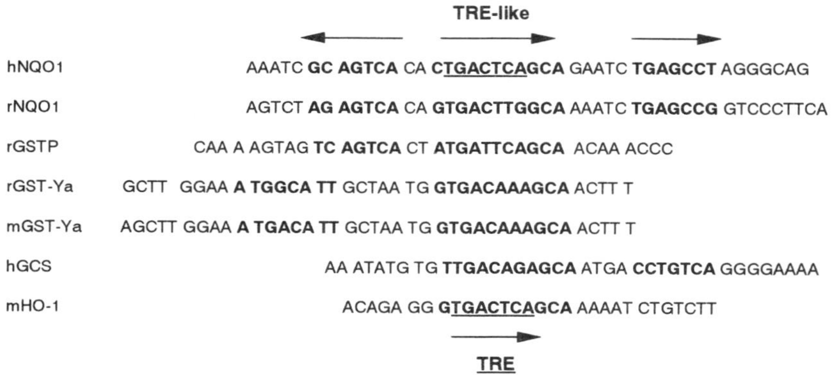

```
                                    TRE-like
                      ←————————  ————————→  ————————→
hNQO1       AAATC GC AGTCA CA CTGACTCAGCA GAATC TGAGCCT AGGGCAG
rNQO1       AGTCT AG AGTCA CA GTGACTTGGCA AAATC TGAGCCG GTCCCTTCA
rGSTP       CAA A AGTAG TC AGTCA CT ATGATTCAGCA ACAA ACCC
rGST-Ya     GCTT GGAA A TGGCA TT GCTAA TG GTGACAAAGCA ACTT T
mGST-Ya     AGCTT GGAA A TGACA TT GCTAA TG GTGACAAAGCA ACTT T
hGCS        AA ATATG TG TTGACAGAGCA ATGA CCTGTCA GGGGAAAA
mHO-1       ACAGA GG GTGACTCAGCA AAAAT CTGTCTT
                                  ————————→
                                      TRE
```

図4.4　第2相解毒酵素遺伝子プロモーターに共通してみられる
アンチオキシダント応答配列（ARE）

TRE：12-O-tetradecanoylphorbol-13-acetate (TPA) response element.
hNQO1：human quinone reductase [NAD(P)H：(quinone-acceptor) oxidoreductase 1].
rNQO1：rat quinone reductase [NAD(P)H：(quinone-acceptor) oxidoreductase 1].
rGSTP：rat glutathione S-transferase P subunit.
rGST-Ya：rat glutathione S-transferase Ya subunit.
mGST-Ya：mouse glutathione S-transferase Ya subunit.
hGCS：human γ-glutamylcysteine synthetase.
mHO-1：mouse heme oxygenase 1.

4.2.2　ARE活性化に関与する転写因子

　当初は，AREのコンセンサス配列の一部に，転写因子であるAP-1の結合サイト（TPA応答配列）を含むか，あるいは類似した配列を有しているという事実から，ARE結合タンパク質としてJunおよびFosなどの転写因子群が示唆されてきた．一方，筑波大学のグループは赤血球特異的遺伝子の転写制御に関する研究の過程で，AREがグロビン遺伝子の遺伝子座制御領域や赤血球型ALA合成酵素プロモーター領域に見いだされるNF-E2配列，およびMafがん原遺伝子の細胞性関連因子群の結合配列（MARE）と類似していることに着目し，NF-E2型の転写因子がAREに結合しうるとの作業仮説を立てた．そして，小腸，腎臓，肺などの異物代謝臓器において強い発現のみられる転写因子Nrf2をその第一候補と考え，Nrf2ノックアウトマウスを作製し，フェノール性抗酸化剤によるGSTやQRなどの発現誘導を解析したところ，Nrf2欠失マウスでは，第2相解毒酵素の誘導が劇的に減少していることを明らかにした[2]．こうして，Nrf2はARE結合タンパク質として第2相解毒酵素の遺伝子発現誘導に不可欠であることが立証された．

また，Nrf2はヘテロ2量体を形成し，AREに結合することがわかっているが，そのパートナータンパク質として，小Maf群転写因子などが挙げられている．現時点では，Nrf2は誘導性の転写制御にかかわっており，基礎レベルでの転写には，FosやJunをはじめとする多数のbZip型転写因子の関与が示唆されている．

4.2.3 ARE活性化の分子機構

Nrf2の細胞内の局在が細胞質であることが明らかになったことから，次の興味は，どのような分子機構によりNrf2が活性化され，核に移行し，さらにAREに結合するのかということであった．これに関しても，筑波大学のグループにより，Nrf2に存在する6カ所の保存領域（Neh1〜Neh6）のうち，Neh2ドメインがNrf2の転写活性を制御していることが見いだされ，Neh2に作用してNrf2活性を抑制する因子として，新規細胞質因子Keap1がクローニングされた[3]．Keap1の同定により，Nrf2活性制御機構の最も重要な部分が明らかになった．さらに，Keap1のNrf2からの脱離は，誘導物質のKeap1への直接的な結合によるものであ

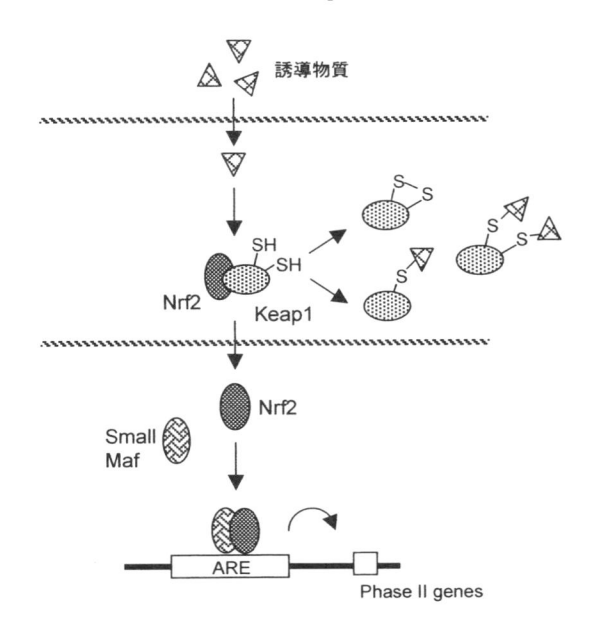

図4.5 ARE活性化の分子機構

誘導物質はkeap1のチオール基に反応することにより，Nrf2の核移行を可能にするものと予想されている．その後Nrf2は小Mafなどとヘテロダイマーの形成により，AREを活性化する．

ろうと予想されており，Nrf2とkeap1の相互作用は親電子化合物に対するセンサーとなっているものと考えられている（図4.5）[4]．また，最近では，Keap1およびNrf2がプロテアソームによる量的制御を受けることも判明しており，ARE活性化における全体像が明らかにされつつある．

4.2.4　Nrf2による多様な細胞防御機能の制御

Nrf2やKeap1などのノックアウト動物を用いたオリゴヌクレオチドマイクロアレイ解析により，多様な遺伝子がNrf2に依存して発現誘導されることが判明している[5,6]．その中には，GSTやQRなどの第2相解毒酵素だけでなく，NADPHの再生にかかわる酵素群（グルコース6-リン酸デヒドロゲナーゼ，6-ホスホグルコン酸デヒドロゲナーゼなど），ストレスタンパク質群，さらにはグルタチオン関連抗酸化酵素群（グルタチオンペルオキシダーゼ，グルタチオンレダクターゼなど），さらには26Sプロテアソームサブユニットなどのタンパク質の再生や分解除去にかかわる酵素群など，さまざまな遺伝子の発現誘導にかかわっていることが明らかにされた．こうした事実は，異物に対してだけでなく，酸化ストレスを含めたさまざまなストレスに対する防御機能が，Nrf2/ARE経路を介して制御されていることを示唆するものである．

4.3　第2相解毒酵素誘導物質の構造と活性

4.3.1　第2相解毒酵素誘導物質の構造

培養肝細胞（Hepa 1c1c7）を用いた*in vitro*アッセイ系が確立され，さまざまな無機，有機化合物によるQR誘導活性が調べられている．その結果，以下に述べるように，カテコール類などの抗酸化剤，アゾ色素，含硫化合物，重金属イオンなどの化合物に誘導活性が認められた[7]．

a. フェノール性化合物

BHAやその異性体，BHT，および4-ヒドロキシアニソールなどのモノフェノールに比べ，ブチルヒドロキノンや3,5-ジブチルカテコールなど，以前より発がん予防活性の知られていたカテコール化合物にすぐれた誘導活性が見いだされている．また，ジフェノール化合物の中でも誘導活性に差異がみられ，カテコール類（1,2-ジフェノール）およびヒドロキノン類（1,4-ジフェノール）は陽性，レゾルシノール類（1,3-ジフェノール）およびその類縁化合物は陰性という結果が得られている．このほか，1,2-，および1,4-芳香族ジアミン類，アミノフェノー

ル類などは陽性であったが，1,3-芳香族ジアミン類は陰性であった．こうした結果から，細胞内におけるこれらの化合物の第1相での代謝が，第2相酵素誘導のシグナルになっているものと推測されており，キノン，キノンジイミンなどへの酸化効率と酵素誘導活性との相関性が示唆されている．こうした培養細胞系での解毒酵素誘導活性は，動物実験系における酵素誘導，あるいは発がん予防効果とよく相関する．実際，BHAなどのフェノール性抗酸化剤をはじめ発がん抑制の報告されている化合物の多くは，動物（マウス）の組織特異的にGSTなどの第2相解毒酵素の誘導を促進することが明らかにされている．

b. アゾ化合物

スダンIを含めた27種類のアゾ化合物について調べられており，1,1′-アゾナフタレンに最も強い誘導活性が認められている．また，スダンIIIなど動物での抗がん活性の知られている化合物についても誘導活性が観察されている．

c. フラボノイド

がん予防効果のあることが知られるクマリン，ケルセチン，5,6-ベンゾフラボンなどの植物成分にも誘導活性が認められている．

d. 含硫化合物

含硫化合物の中では，イソチオシアネート類に誘導活性がみられ，α, β-不飽和チオケトンとの互変異性の関与が示唆されている．後述のように，イソチオシアネート類のうち，ω-メチルスルフィニルイソチオシアネート類は，その解毒酵素誘導と発がん抑制効果が最も詳細に研究された化合物である．また，1,2-ジチオール-3-チオンおよび1,2-ジチオール-3-オンなどの含硫化合物にも活性がみられ，チオケトン，ケトンといった電子吸引性基の関与が示唆されている．また，アリルスルフィド類などは，動物組織におけるGST活性を増強し，発がん予防活性を示すことなども報告されている．

e. その他

インドール-3-カルビノールやインドール-3-アセトニトリルなどのインドール類，カテキンなどのフラボノイド類，クルクミン，エラグ酸，タンニン酸などのフェノール類，リモノイドなどのテルペン類などの植物性食品成分にも，動物実験における第2相酵素活性増強効果が報告されている．

4.3.2 モノファンクショナル型およびバイファンクショナル型誘導

発がん物質の解毒に直接関与している第2相解毒酵素群の誘導モデルは図4.3

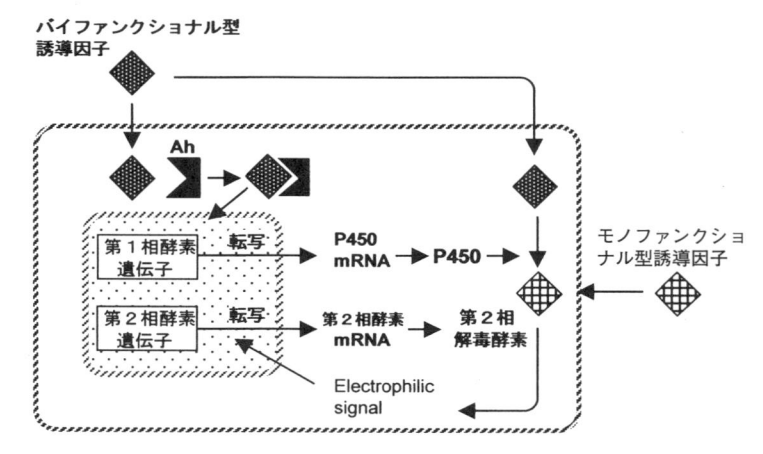

図 4.6 解毒酵素遺伝子のモノファンクショナルおよびバイファンクショナル型誘導
モノファンクショナル型誘導では未知の情報伝達系路を経て，第2相解毒酵素遺伝子発現を活性化する．一方，バイファンクショナル型誘導では，Ah（aryl hydrocarbon）レセプターに結合後核内に移行し，さらにArnt（aryl hydrocarbonreceptor nuclear translocator）との結合を経て，第1相解毒酵素遺伝子プロモーターに作用するほか，いったん第1相酵素（チトクローム P-450）により，モノファンクショナル型誘導物質に変換され，第2相解毒酵素遺伝子発現をも活性化する．

のように提唱されており，誘導物質はモノファンクショナル型とバイファンクショナル型に大別されている（図4.6）[8]．モノファンクショナル型誘導物質は，第1相に非依存的なシグナル伝達機構を介しAREを活性化するのに対し，バイファンクショナル型誘導物質は，Ah受容体との結合によりP450遺伝子を活性化するほか，第2相酵素の遺伝子発現をも同時に促進する．また，バイファンクショナル型誘導物質の場合，マイトマイシンCでみられるように，第1相での代謝産物がさらにAREに作用するものもある．モノファンクショナル型誘導物質には，フェノール性抗酸化剤（BHAやBHTなど），α, β-不飽和ケトンなどのマイケル反応受容体，イソチオシアネートなどが，またバイファンクショナル型誘導物質にはベンツピレンなどの多環芳香族炭化水素，β-ナフトフラボン，あるいはダイオキシンなどが含まれる．

4.4　アブラナ科野菜特有の第2相解毒酵素誘導物質

4.4.1　ω-メチルスルフィニルイソチオシアネート

現在，最も期待される食品素材の1つとして，アブラナ科植物野菜が挙げられて

いる．アブラナ科野菜は，動物実験において，肺，結腸，乳腺の腫瘍形成を抑制する効果が報告されており，この効果はアブラナ科植物に特徴的に含まれているイソチオシアネート類などの微量非栄養素に起因するものと予想されていた[9〜11]．一方，アブラナ科野菜抽出物には強い第2相解毒酵素誘導活性が知られており，イソチオシアネート類やジチオールチオンといった含硫化合物がその活性の本体であろうと考えられていた[12,13]．こうした背景を経て，Talalay（米国）らは，Hepa 1c1c7細胞を用いた*in vitro*解毒酵素誘導アッセイ法を開発し，さまざまな野菜抽出物のスクリーニングを行い，アブラナ科野菜のうちブロッコリーに最も強い誘導活性を認めた．そして，ブロッコリー抽出物からイソチオシアネート類の1つであるスルフォラファン（4-メチルスルフィニルブチルイソチオシアネート）（図4.7）の単離に成功した[13]．この研究を端緒に，さまざまな研究開発が行われてきており，最近では近縁野生種との交配によるイソチオシアネート高含有ブロッコリーの作出も試みられている．また，ブロッコリーにおける重量当たりのスルフォラファン含量が，スプラウト（新芽）では成熟ブロッコリーの30倍以上であることが明らかとなり，すでにブロッコリースプラウト（新芽）の市場への展開が大々的に行われている．このように，ブロッコリーのがん予防に関する知見は，基礎研究における成果が応用開発に結びついた例として特筆に値するものであり，今後の研究展開の模範となりうるであろう．その後，ラット肝上皮細胞由来RL34細胞を用いたスクリーニングが行われ，アブラナ科食用野菜の中でも，特にワサビにおいてブロッコリーに匹敵する強い解毒酵素誘導活性が見いだされ，さらに主要な解毒酵素誘導物質として，スルフォラファンの構造類縁体である6-メチルスルフィニルヘキシルイソチオシアネートが単離されている（図4.7）[14]．この他，クレソンにも第2相解毒酵素誘導物質として，同じくメチルスルフ

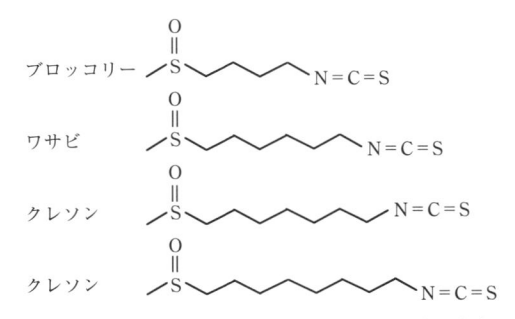

図4.7 アブラナ科野菜から単離されたωメチルスルフィニルイソチオシアネート類

ィニル型イソチオシアネートである，7-メチルスルフィニルヘプチルイソチオシアネート，および8-メチルスルフィニルオクチルイソチオシアネートが報告されている（図4.7）[15]．

4.4.2　イソチオシアネート摂取によるがん予防

　アブラナ科野菜より生成されるイソチオシアネート類は，ある種のアブラナ科野菜（ワサビや芥子，辛味大根など）における香辛成分そのものであり，キャベツやブロッコリーのように辛味や刺激をほとんど感じないアブラナ科野菜は，単に配糖体（グルコシノレート）をイソチオシアネートへ変換する酵素（ミロシナーゼ）の活性が弱いだけであることが知られている．また，摂取前に加熱調理してしまう場合も，イソチオシアネートはほとんど生成されない．グルコシノレート自体には解毒酵素誘導活性はみられないが，これまでの研究からグルコシノレートを食餌から摂取した場合，腸内において腸内細菌によりその一部がイソチオシアネートへと変換されるため，発がん抑制効果は期待できるものと考えられている[16]．ただ，尿中に排泄されるイソチオシアネート代謝物量（メルカプツール酸代謝物）を指標にヒトのイソチオシアネート吸収量を検討した結果，グルコシノレートとして経口摂取するよりも，直接イソチオシアネートとして経口摂取した方が，尿中排泄量が約6倍から9倍高くなることが報告されている[17]．したがって，ブロッコリーよりも，すり潰すことによりイソチオシアネートを発生させてから摂取するワサビや芥子の方が，イソチオシアネート摂取という面では有効なのかもしれない．また，ブロッコリー中のスルフォラファン含量は1g当たり約25μgであるのに対し，ワサビ中の6-メチルスルフィニルヘキシルイソチオシアネート含量が約524μgであることから，約20倍もワサビの方がイソチオシアネート類を多く含んでいる．しかし，ブロッコリーは1回の食事でおそらく100gぐらいを食べることが可能であるが，ワサビはせいぜいその20分の1である5g程度である．すなわち，結果的にはほぼ同量のメチルスルフィニル型イソチオシアネート類を摂取している計算となる．

　一方，多量のイソチオシアネート類を摂取することが必ずしも発がん抑制に対してポジティブに働くばかりではない．πクラスのGST（齧歯類では腫瘍マーカー分子）誘導が確認されていることは十分考慮に入れるべきであり，一部のフェニル系イソチオシアネートの多量投与は，ラットなどに膀胱がんを誘発しうることが報告されている．現段階では，イソチオシアネート類の発がん抑制効果の真

偽は，有効摂取量も含めてヒトでの介入試験が必要である．最近，食餌性イソチオシアネートが，GST遺伝子多型と大腸がんとの関連性に大きく影響することが明らかにされた[18]．その報告では，ある種のGSTアイソザイム遺伝子を欠いた人では，食餌性イソチオシアネートの摂取量が多いほど，大腸がんへの罹患率が大幅に減少することが示されている．この結果が意味するところは大きく，個々の遺伝的背景により，食餌成分の持つ機能が大きく異なってくる可能性を示唆している．今後の機能性食品の研究開発の動向を左右する報告として大きな意味を持つであろう．

〔内田浩二・森光康次郎〕

文　献

1) Rushmore, T.H., Pickett, C.B.：Transcriptional regulation of the rat glutathione S-transfearse Ya subunit gene：characterization of a xenobiotic-response element controlling inducible expression by phenolic anti-oxidants. *J. Biol. Chem.*, **265**：14648-14653, 1990.
2) Itoh, K., *et al.*：An Nrf2/small Maf heterodimer mediates the induction of phase II detoxifying enzyme genes through antioxidant response elements. *Biochem. Biophys. Res. Commun.*, **236**：313-322, 1997.
3) Itoh, K., *et al.*：Keap1 represses nuclear activation of antioxidant responsive elements by Nrf2 through binding to the amino-terminal Neh2 domain. *Gene Dev.*, **13**：76-86, 1999.
4) Dinkova-Kostova, A.T. *et al.*：Direct evidence that sulfhydryl groups of Keap1 are the sensors regulating induction of phase 2 enzymes that protect against carcinogens and oxidants. *Proc. Natl. Acad. Sci. U.S.A.*, **99**：11908-11913, 2002.
5) Thimmulappa, R.K., *et al.*：Identification of Nrf2-regulated genes induced by the chemopreventive agent sulforaphane by oligonucleotide microarray. *Cancer Res.*, **62**：5196-5203, 2002.
6) Kwak, M.K., *et al.*：Modulation of gene expression by cancer chemopreventive dithiolethiones through the Keap1-Nrf2 pathway. Identification of novel gene clusters for cell survival. *J. Biol. Chem.*, **278**：8135-8145, 2003.
7) Prestera, T., *et al.*：Chemical and molecular regulation of enzymes that detoxify carcinogens. *Proc. Natl. Acad. Sci. U.S.A.*, **90**：2965-2969, 1993.
8) Prochaska, H.J., *et al.*：On the mechanisms of induction of cancer-protective enzymes：A unifying proposal. *Proc. Natl. Acad. Sci. U.S.A.*, **82**：8232-8236, 1985.
9) Wattenberg, L.W., Loub, W.D.：Inhibition of polycyclic aromatic hydrocarbon-induced neoplasia by naturally occurring indoles. *Cancer Res.*, **38**：1410-1413, 1978.
10) Teicher, B.A. *et al.*：1,2-dithiol-3-thione and dithioester analogues：potential radioprotectors. *Br. J. Cancer*, **62**：17-22, 1990.
11) Chung, F.-L. *et al.*：New potential chemopreventive agents for lung carcinogenesis of tobacco-specific nitrosamine. *Cancer Res.*, **52**：2719s-2722s, 1992.
12) Wattenberg, L.W.：Inhibitory effects of benzyl isothiocyanate administered shortly before diethylnitrosamine or benzo[a]pyrene on pulmonary and forestomach neoplasia in A/J mice. *Carcinogenesis*, **12**：1971-1973, 1987.
13) Zhang, Y. *et al.*：A major inducer of anticarcinogenic protective enzymes from broccoli：isolation and elucidation of structure. *Proc. Natl. Acad. Sci. U.S.A.*, **89**：2399-2403, 1992.
14) Morimitsu, Y. *et al.*：A sulforaphane analogue that potently activates the Nrf2-dependent detoxification pathway. *J. Biol. Chem.*, **277**：3456-3463, 2002.
15) Rose, P., *et al.*：7-Methylsulfinylheptyl and 8-methylsulfinyloctyl isothiocyanates from watercress are

potent inducers of phase II enzymes. *Carcinogenesis*, **21** : 1983-1988, 2000.
16) Zhang, Y. *et al.* : Anticarcinogenic activities of sulforaphane and structurally related synthetic norbornyl isothiocyanates. *Proc. Natl. Acad. Sci. U.S.A.*, **91** : 3147-3151, 1994.
17) Shapiro, T.A. *et al.* : Chemoprotective glucosinolates and isothiocyanates of broccoli sprouts : metabolism and excretion in humans. *Cancer Epidemiol. Biomark. Prevent.*, **10** : 501-508, 2001.
18) Seow, A., *et al.* : Dietary isothiocyanates, glutathione S-transferase polymorphisms and colorectal cancer risk in the Singapore Chinese Health Study. *Carcinogenesis*, **23** : 2055-2061, 2002.

5. 食品ペプチドの血圧低下作用

5.1 レニン-アンジオテンシン系と血圧

5.1.1 血圧とは？

　血圧とは，心臓から送り出される血液流が示す圧力であり，血管を流れる血液の速さや量によって決まる．言うまでもなく，血液は栄養素やホルモンなどをすみずみ（末端臓器）まで送るためのキャリヤー溶液であり，また不要老廃物を運ぶ役割も担っている重要な体液である．したがって，血圧値を正常に保つことは生命活動を行う上で非常に重要となる．すなわち，低血圧状態では，末端組織までの酸素供給量が低下し，貧血（鉄分不足も要因の1つである）や組織壊死の引き金となるであろうし，逆に高血圧状態では過度の血液が流れるため，組織表面を痛めたり，心臓そのものに負担をかけてしまう．例えば，径の小さな継ぎ足しホースで水をまくとしよう．このとき，大きく蛇口を開くと，継ぎ目がはずれたり，予期せぬ水量で放水される．ホース（血管）の継ぎ目での漏水は脳細血管破裂（脳出血，脳梗塞）であり，水量調節の異常は心不全，心筋梗塞を示す．このように，高水圧（高血圧）そのものは水撒き（生命維持活動）に支障をきたさないが，その持続によって一度継ぎ目等に異常が起こるとその活動の休止や停止が強いられる．このことが高血圧症を自覚症状のない"サイレントキラー"と呼ぶゆえんであり，生体内では高血圧症によってさまざまな障害が引き起こされる．

　高血圧によって引き起こされるおもな臓器障害としては，脳では脳出血・脳梗塞，心臓では心不全・心筋梗塞，腎臓では腎障害（腎硬化症）・腎不全，血管では閉塞性動脈疾患・解離性大動脈瘤などがある[1]．いずれも循環血液系の関連臓器であり，これら臓器機能を保護する上でも高血圧症の進展（亢進）や予防が重要となる．JNC（米国合同委員会)-VIの診断基準による血圧分類を図5.1に示す．一般に，薬剤による治療が必要な高血圧症と認定される血圧値は中等症および重症高血圧症域（≧160 mmHg（収縮期血圧）または≧100 mmHg（拡張期血圧））であり，約800万人ほどが罹患しているとされる．それに対して，正常高値血圧（130～139 mmHgまたは85～89 mmHg）および軽症高血圧域（140～159 mmHg

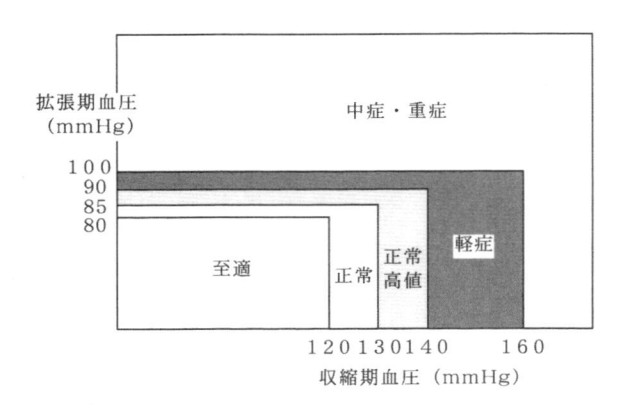

図 5.1 JNC-VI 基準による血圧分類

または 90〜99 mmHg）をいわゆる高血圧予備軍と呼んでおり，推定 2000 万人ほどが罹患しているとされている．高血圧の成因は定かではなく，生活習慣（ストレス，肥満，運動不足，喫煙，アルコール摂取，食塩過剰摂取など）や他の生活習慣病（糖尿病や高脂血症など）との合併により発症するとされるが，いまだ 90％以上が原因不明の本態性高血圧症として分類されている．このため，高血圧の改善，治療法としては各種の薬剤（例えば，Ca 拮抗薬，アンジオテンシン I 変換酵素阻害薬，利尿薬，アンジオテンシン II 受容体拮抗薬，α-あるいは β-遮断薬等）が適用される[2]ものの，根治療法ではなく対処療法にとどまるため，一生薬としての投薬が必要となり，患者の生活の質（quality of life：QOL）を大いに損ねることになる．したがって，いかにして高血圧を予防するかが重要であり，リスクファクターがない限り高血圧予備軍を対象とする生活・食スタイルの改善（生活習慣の修正）が第一の治療方針となる．

5.1.2　レニン-アンジオテンシン系とは？

起立後にふらついたりするのは，起立前の血圧では全身系まで血液を送り出すことができないためであり，正常者でも立位状態になると血圧が上昇する（血圧を上昇させることによって必要血液量を全身に輸送する）．排尿後に起こるふらつきは，体液量が急激に減るための一過性の血圧低下による．逆に，塩分の取り過ぎはのどの渇き（水分補給）をもたらすが，これは往々にして血圧上昇をもたらす．以上の現象にはレニン-アンジオテンシン（-アルドステロン）系（RAS）

が深くかかわっており，一般に本系は循環血液量や末梢血管抵抗を増加させる作用があるため昇圧系と呼ばれている[3]．現在までの研究により，本系は循環系だけではなく組織にも存在することが明らかとなったが，局所での役割については不明な点が多い．図5.2に循環系でのレニン-アンジオテンシン系と関連する他の代謝系を示した．本系の初段階酵素は腎臓で産生されるレニンである．レニンは腎傍糸球体細胞から分泌され，肝臓で合成されたアンジオテンシノーゲン（分子量約10万の糖タンパク質）と血中内で反応し，アンジオテンシンIと呼ばれるデカペプチド（Asp-Arg-Val-Tyr-Ile-His-Pro-Phe-His-Leu）を遊離する．このレニンによる加水分解反応は非常に種特異的であり，ヒトレニンはヒトアンジオテンシノーゲンのみに，またラットレニンは同じくラットアンジオテンシノーゲンのみを認識し，交差性はない．生成したアンジオテンシンIは主として肺循環中にさらに分解され，オクタペプチドであるアンジオテンシンII（Asp-Arg-Val-Tyr-Ile-His-Pro-Phe）が生成する．この分解反応にかかわる酵素をアンジオテンシンI変換酵素（ACE）と呼んでおり，本酵素の特徴は，①ジカルボキシペプチダーゼである，②亜鉛を活性中心に持つ金属酵素である，③2つの活性中心を持つ，ということである．なお，両活性中心のアミノ酸配列はHis-Glu-Met-Gly-Hisと同等であるが，触媒特性は異なるとされる．図中のキニン-カリクレイン系は降圧代謝系として知られ，キニノーゲンからカリクレインの作用によってブラジキニンが産生する．ブラジキニンはナトリウム排泄促進作用や血管拡張作用を有する降圧

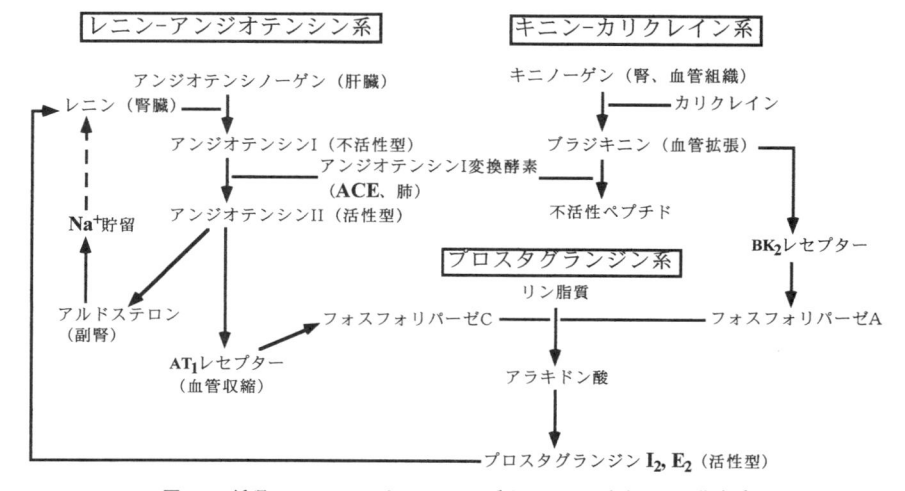

図5.2　循環レニン-アンジオテンシン系ならびに関連する血圧代謝系

ペプチド（Arg-Pro-Pro-Gly-Phe-Ser-Pro-Phe-Arg）であるが，血中において速やかに加水分解を受ける．この分解にかかわる酵素を以前はキニナーゼⅡと呼んでいたが，その後の研究によりアンジオテンシンⅠ変換酵素であることが判明し，本酵素は2つの血圧調節系，すなわち昇圧系であるレニン-アンジオテンシン系と降圧系であるキニン-カリクレイン系両者の調節にかかわる重要な血圧調節関与酵素であると認識されるに至っている．

レニン-アンジオテンシン系においてアンジオテンシンⅠから生成したアンジオテンシンⅡは，生体内の各組織で多様な昇圧作用を示す．すなわち，血管壁においてはレセプター（AT1）を介して血管平滑筋を収縮させ，副腎に対してはアルドステロンの分泌を介して腎でのナトリウムの体内貯留を促す．このように，アンジオテンシンⅡは体液量と血管抵抗性の増大にかかわることから，本系での活性本体である．なお，腎でのナトリウム貯留が増大すると，レニンの産生が抑制されるため，本系はフィードバック的に抑制されている．他方，生体内での血圧調節系は複雑・多岐にわたっており，例えば，プロスタグランジン合成系，カテコールアミン系等の制御や促進にレニン-アンジオテンシン系が関与しており，全身系での血圧調節機構からすると，レニン-アンジオテンシン系はone of themであるといえる．

5.2 アンジオテンシンⅡ阻害成分

図5.2で示したように，血圧を速やかに低下させるにはレニン-アンジオテンシン系での昇圧物質アンジオテンシンⅡの産生を抑制することが望ましいと推察される．特に，アンジオテンシンⅠ変換酵素の阻害はアンジオテンシンⅡ産生を抑えるだけでなく，ブラジキニンの分解をも制御することから，最良の治療法とされてきた．本概念に基づき，臨床降圧薬（ACE阻害剤）としてカプトプリルが初めて登場するに至っている（図5.3）．本薬剤はペプチド性薬剤であり，Ala-Proを基本骨格とするチオール性阻害薬である．また，エナラプリルについても同様であり，その基本はPhe-Ala-Proである．では，なぜこのようなペプチド性薬剤が着目されるに至ったのであろうか？　アンジオテンシンⅠ変換酵素は，前述のとおりジカルボキシペプチダーゼであり，アンジオテンシンⅠのC末端側に存在するHis-Leuを遊離する．このため，本酵素の活性部位には亜鉛を中心として3つのポケットが存在し，各々対応するアミノ酸を認識する．したがって，活性中心に対してより親和性の高いペプチド体はすなわち本酵素に対して拮抗的で強力な

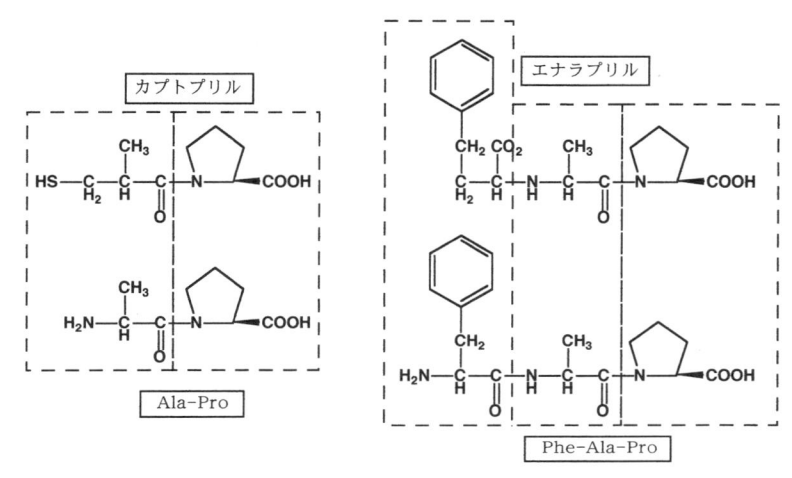

図 5.3 ACE インヒビター構造

阻害剤となりうる．特に，Cheung らの報告[4]によると，C 末端側アミノ酸側鎖の疎水性とかさ高さがアンジオテンシン I 変換酵素を阻害する上で重要である．

5.2.1 ペプチド

1982 年の報告[5]以来，天然タンパク質から数多くの ACE 阻害作用を有するペプチドが調製・単離されている（表 5.1）．また，表 5.2 にはこれまで報告されてきた約 400 種類に及ぶ ACE 阻害ペプチドをその活性値とともにまとめた（出典については，紙面の制約上割愛するが，web 上で公開しているので参照のこと：http：//www.agr.kyushu-u.ac.jp/biosci-biotech/bunseki/）．なお，表中の「IC_{50} 値」は ACE 活性を 50％阻害するのに必要な阻害剤量を示しており，この値が小さいほど ACE に対する阻害性が強いことを示す．いずれのペプチドも活性値としては $0.3\mu M$ 以上であり，臨床薬のそれと比べて 1/10 以下の微弱な活性しか示さない（カプトプリルの IC_{50} は 21 nM，エナラプリルの IC_{50} は 3 nM）．このことは，天然由来のペプチドが *in vivo* において降圧作用を発揮するには少なくとも数百 mg 以上を必要とすることを示唆している．しかしながら，降圧食品は高血圧の予防を目的としており，急性効果を必要としないことから，むしろ安全性の点からも緩やかな降圧効果が食品にとって必要であると考えられる．すでに多数の食品群から ACE 阻害ペプチドが単離・同定されており，その一部を以下に紹介する．なお，ペプチド同定までには至っていないが，ACE 阻害作用を有するとされる食

表5.1 天然タンパク質からのアンジオテンシンI変換酵素（ACE）阻害ペプチド調製例

食品素材	調製法
イワシ	酵素分解（ペプシン，トリプシン，アルカリプロテアーゼ）
マグロ	酸抽出
カツオ（内臓）	自己消化
かつお節	酵素分解（サーモリシン）
サケ頭部	酵素分解（ビオプラーゼ）
ゼラチン	酵素分解（コラゲナーゼ）
牛・豚血液（アルブミン，グロブリン）	酵素分解（トリプシン）
トウモロコシ	酵素分解（サーモリシン）
大豆	酵素分解（ペプシン）
小麦（胚芽）	酵素分解（アルカリプロテアーゼ）
ソバ	酵素分解（消化管プロテアーゼ）
乳タンパク質（β-ラクトグロブリン）	酵素分解（トリプシン等）
乳清	酵素分解（アルカリプロテアーゼ）
チーズホエー	酵素分解（プロテアーゼK）
発酵乳	未処理
ローヤルゼリー	酵素分解（消化管プロテアーゼ）
醤油	未処理
味噌	未処理
清酒（酒粕含む）	未処理および酵素処理
イチジク（樹液）	未処理

品素材（例えば，海藻類，エビ，キノコ，魚醤（ぎょしょう）など）については省略した．

a. 魚類

魚類タンパク質は脂質を含むことから，前処理として脱脂処理が望ましいが，そのまま加水分解処理に供しても低分子ペプチド化を図ることができる．これまでに，イワシ[6〜8]，カツオ（内臓[9]，かつお節[10]），マグロ[11]，サケ（頭部）[12]などが酵素分解処理されている．なお，魚類の場合，脂肪酸酸化による特有の魚臭（主としてヘキサナール）を呈するため，分解物そのものを食品素材として用いるにはマスキングや再精製などの食品加工が必要である．

b. 動・植物

動物由来のACE阻害ペプチドの調製例として，ゼラチン[13]や血液中のアルブミンおよびグロブリン（牛や豚）の酵素処理[14]が行われているが，いずれも未利用資源の有効利用の観点から研究が進められている．また，ローヤルゼリータンパク質の消化物からも活性ペプチドが単離されている[15]．植物については，イチジク樹液[16]，トウモロコシ[17]，大豆[18]，小麦胚芽[19]，ソバ（ルチンを除く）[20]から多くの活性ペプチドが同定されている．植物試料の場合は，タンパク質分解をするにあたって糖質，食物繊維の影響を考慮する必要がある（場合によってはそ

5.2 アンジオテンシンⅡ阻害成分

表 5.2 これまでに報告されたおもなアンジオテンシン I 変換酵素（ACE）阻害ペプチド

アミノ酸配列 (一文字表記)	IC$_{50}$ (μmol/l)	アミノ酸配列 (一文字表記)	IC$_{50}$ (μmol/l)	アミノ酸配列 (一文字表記)	IC$_{50}$ (μmol/l)	アミノ酸配列 (一文字表記)	IC$_{50}$ (μmol/l)
AF	190	AKK	3.1	LAY	3.9	YQY	4
AP	230	ALA	71	LEK	800	YVP	200
AY	88	ALP	240	LEL	13	AIPP	900
AW	10	AQK	1800	LGI	29	ALPH	1800
DY	100	AVK	16	LIF	77	ALPP	280
DW	13	AVL	7.1	LIY	0.82	EVLP	>1000
FP	749	AVM	8	LKL	188	FVAP	10
FY	25	AYV	17	LKP	0.32	GLYP	190
GF	630	DYG	2700	LLP	57	GRPR	470
GI	1200	EGQ	69	LNP	43	GVYP	140
GP	450	FFY	13	LNY	81	GWAP	3.9
GY	210	FIL	19	LPP	9.6	HHTF	84
GW	30	FLM	57	LQL	81	HIKW	>100
HY	26	FMG	52	LQP	1.9	HIRL	1153
IF	930	FQF	6.9	LQQ	100	IAIP	470
IP	130	FQP	12	LRP	0.27	INSQ	36
IR	830	FIL	19	LSP	1.7	IRPV	31
IW	2.0	FSP	101	LTF	2.7	KAIP	330
IY	3.7	FVA	6	LVR	14	KLEK	>2500
KF	116	FWN	18.3	LVV	65	KTAP	37
LF	349	GFG	75	LYP	6.6	LIYP	10
LY	38.5	GFI	73	LWW	56	LHLP	210
MF	44.7	GGF	21	MGI	56	LLNP	>1000
MY	193	GHF	1100	MVV	31	LPHA	560
QK	885	GIG	30	PAP	87	LPLP	720
RF	230	GIY	97	PGT	53	LPPP	>1000
RP	180	GLY	8.8	PLP	430	LVYP	170
RL	2439	GKP	352	PSY	16	NILP	560
RW	16	GPL	2.55	QGE	69	PAQK	22
RY	51	GPV	4.67	QVY	81	QAFP	>1000
TF	17.8	GRP	20	RFH	330	QPIP	860
VY	22	GVL	88	SHP	280	RHQG	330
VF	53	GVY	400	SVA	>2500	RPVQ	300
VK	13	HHL	2	TAP	3.5	SVAK	1000
VP	420	HIK	>100	TGP	53	TAPY	13.6
VQ	1300	IGS	55	TKY	2.3	TVPY	2
WI	82	IKP	1.7	VAA	13	VFPS	0.46
WL	51	ILP	270	VAP	2	VPQP	>1000
YG	1100	IMY	1.8	VAV	260	VVRP	8
YL	122	IPA	141	VAY	42	WHHT	110
YP	2440	IPP	5	VLP	320	YGGY	16.2
YQ	628	IRA	6.4	VMP	29	YGLF	733
VW	1.6	IRP	1.8	VPP	9	YLLF	172
AAL	93	ITF	49	VRP	2.2	YPER	133
AAF	92	IVY	0.48	VVL	28	YPHK	1000
AAV	25	IYP	61	VYP	44	YRPY	320
ADY	38	LAA	13	WAP	71	AKLEK	500
AFP	610	LAF	53	WWL	51	ALPHA	10
AIP	670	LAH	63	YAV	46	AVVRP	74
AIM	3	LAV	48	YDA	47	DIGYY	3.4

（表5.2続き）

アミノ酸配列 (一文字表記)	IC$_{50}$ (μmol/l)	アミノ酸配列 (一文字表記)	IC$_{50}$ (μmol/l)	アミノ酸配列 (一文字表記)	IC$_{50}$ (μmol/l)	アミノ酸配列 (一文字表記)	IC$_{50}$ (μmol/l)
DYVGN	0.72	EPKAIP	380	AVPYPQR	15	IQSQPQAFP	630
FFVAP	6	EPLIYP	7.1	DLIPAQK	77	IVGRPRHQG	6.2
GPFPI	177	FVEPIP	>1000	DLMPAQK	56	LENLHLPLP	86
GRVMP	250	GGVIPN	0.74	DMIPAQK	45	LNPPHQIYP	25
GVYPH	2500	GVYPHK	1.6	DRVYIHP	5	RVYIHPFHL	7.5
HLPLP	41	GGVIPN	0.74	GRPRHQG	34	SIQSQPQAFP	560
HQIYP	110	HIKWGD	50	IPQEVLP	690	YANPAVVRP	7.8
IAIPP	600	HQAAGW	60	KTTMPLW	28.7	DRVYIHPFHL	75
IKWGD	>100	IKPLNY	43	KVLPVPQ	>1000	FAQTQSLVYP	25
IPAQK	260	IWHHTF	2.5	LENLHLP	>1000	GIQSEPKAIP	430
IRAQQ	160	IVGRPR	300	LPQNILP	46	GKMVKVVSWY	6
IRPVQ	1.4	KVLAGM	30	NLHLPLP	51	LLNPPHQIYP	9.6
IWHHT	5.1	KVLPVP	5	NNVMLQW	41	LTDLENLHLP	>1000
IYPRY	4.1	LHLPLP	2.9	NPAVVRP	19	SFQPQPLIYP	1.4
LALPP	790	LPPPVH	>1000	PPHQIYP	22	TDQHQDKIYP	380
LKPNM	17	MIPAQK	300	PQPLIYP	3	TVYTKGRVMP	38
LYPVK	5	PAHIAW	>100	PQTLALP	110	PSFQPQPLIYP	2.7
NLHLP	420	PAVVLP	45	PTHIKWD	38	SGIQSEPKAIP	650
PKAIP	185	PAVVRP	18	PTHIKWG	7.6	SSIQSQPQAFP	>1000
PLIYP	4.4	PDHIAW	>100	QVPQPIP	660	HPFAQTQSLVYP	26
PNSHP	>1000	PHQIYP	30	SEPKAIP	430	HSGIQSEPKAIP	>1000
PQAFP	300	PPPVHL	110	SQPQAFP	710	HSSIQSQPQAFP	>1000
PQPIP	340	PQEVLP	910	SVAKLEK	82	SLVYPFPGPIHN	38.5
PRHQG	55	PQNILP	440	THIKWGD	50	YPSFQPQPLIYP	4.8
PSFQP	73	PTFIAW	>100	TQSLVYP	64	FHSGIQSEPKAIP	520
PTHIK	>100	PTHDAW	>100	VLIPAQK	114	IHPFAQTQSLVYP	19
PTHIW	>100	PTHGAW	>100	YLYEIAR	16	IYPSFQPQPLIYP	7.6
PTPAP	33	PTHIAW	0.39	ANPAVVRP	25	VHSSIQSQPQAFP	>1000
PVPQP	110	PTHIDW	13	DRVYIHPF	35	KFHSGIQSEPKAIP	>1000
QEVLP	>1000	PTHIKW	1.8	ENLHLPLP	155	KIHPFAQTQSLVYP	39
QKTAP	30	PTHKAW	>100	EPQPLIYP	3.8	KIYPSFQPQPLIYP	8.6
QNILP	>1000	PTHVAW	1.5	NPPHQIYP	37	KVHSSIQSQPQ-	
SLVYP	40	PVRAVP	170	PFFDPQIP	410	AFP	>1000
SVAKL	900	QPLIYP	3.6	PTHIKWGD	0.9	DKIYPSFQPQPLIYP	107
TVVPG	2.2	QPQAFP	610	QPQPLIYP	4	KYPVQPFTESQSLTL	93
TYLGS	0.86	QSLVYP	41	QSEPKAIP	750	YQQPVLGPVRGP-	
VHIPP	10	RPRHQG	22	QSQPQAFP	700	FPIIV	101
VHLAP	4.5	SVAKLE	2200	QTQSLVYP	73	PPQSVLSLSESKVLP-	
VHLPP	18	TPVVVP	749	RDMPIQAF	209	VPE	25
VLPIP	31	TTMPLW	16	SKVLPVPE	39	LLYQQPVLGPVRGP-	
VLPYP	36	VAKLEK	100	VGRPRHQG	5.4	FPIIV	21
VKAGF	83	VHLPPP	200	YLYEIARR	86	DELQDKIHPFAQTSLVY-	
VYPHK	7.6	VAKLEK	100	YYPQIMQY	24.8	PFPGPIHNS	4
WHHTF	46	VLPIPQ	5300	AFKAWAVAR	1.7	LPQNIPPLTQTPVVVPPFL-	
YGFLP	260	VLPPV	420	ALKAWSVAR	3.4	QPEVMGVSK	144
YGLYP	260	VPQPIP	290	AQTQSLVYP	76	QTQYTDAPSFSDIPNPIGS-	
ATHIAW	3.5	VYPFPG	221	DRVYIHPFH	5	ENSEKTTMPLW	346
AVNPIR	14	YKVPQL	22	EPIPYGFLP	180		
DYGLYP	62	ALPMHIR	42.6	FQPQPLIYP	1.8		
ENLHLP	>1000	APGAGVY	1.7	IQSEPKAIP	570		

c. 乳製品

乳製品の場合，牛乳，チーズ，乳清タンパク質中に含まれる α および β-カゼイン[21]，アルブミン，β-ラクトグロブリン[14]等が対象タンパク質となる．これらタンパク質は一次構造が明らかなことから，目的に見合ったペプチド配列を計画的に切り出す（調製する）ことが可能であり，優良タンパク質として利用価値が高い．

d. 発酵食品

ペプチドとはタンパク質が断片化したものであり，その調製法としては一般に食品用酵素剤を用いた加水分解法が用いられる．それに対して発酵食品の場合はその製造過程ですでにタンパク質がペプチド化あるいはアミノ酸化しているために，新たな酵素分解処理を行う必要がない．このため，多くのACE阻害ペプチドが顕在して存在することが明らかとなっているが，発酵食品そのものを大量かつ日々摂取することは困難な場合があるため，活性ペプチドの精製など一工夫が必要である．ACE阻害ペプチドの存在が明らかとなった発酵食品としては，醤油[22]，清酒[23]，発酵ミルク[24]等がある．

5.2.2 非ペプチド性ACE阻害物質

非ペプチド性のACE阻害物質に関する研究はさほど進展していないのが現状である．これは，ACEの基質特異性によるものであると推定されるが，いくつかの食品成分にACE阻害性があることがわかっている[25]．フラボン類では，ルテオリンやジオスミンに，またフラボノール類ではケルセチンやミリスチンにACE阻害作用が認められるが，いずれも IC_{50} 値としては $300\mu M$ 以上であり，さほど高いACE阻害性は示さない．フラボノイド配糖体であるヘスペリジンやエピガロカテキンガレートについてもある程度のACE阻害性が認められることから，これら成分を含む食品群（果実，茶類）の検討が待たれる．なお，ソバの主要成分であるルチンはACEを阻害しない[20]．一方，アシタバやモロヘイヤなどに存在するニコチアナミンについてはACE阻害性が認められている[26]．

5.2.3 その他の血圧低下食品成分

米酢やコーヒー豆（主としてフェルラ酸[27]）に血圧低下作用があり，交感神経系（アセチルコリン分泌抑制）や腎でのレニン分泌抑制作用などを介した降圧機

序が提唱されているが，詳細な作用解明には至っていない．また，海藻や果物に多く含まれるカリウムやマグネシウムなどのミネラルはナトリウム排出作用を持つため，抗高血圧作用を示す食品成分といえる．

5.3 ペプチドの血圧低下機構

5.3.1 ペプチド吸収

生理活性物質が生理作用を発現するには体内に吸収されることが前提となる．しかし，ACE阻害ペプチドの吸収挙動は十分には解明されていない．これは，ペプチドは腸管内消化酵素による加水分解を受けやすく，膜透過過程において小腸刷子縁膜に存在する各種のペプチダーゼ（アミノ－，カルボキシ－，エンド－，ジーペプチダーゼ）によって門脈血中ではすでにアミノ酸レベルにまで加水分解を受けてしまうと考えられてきたためである．しかし，今日ではトリペプチドまでのペプチドはプロトン（H^+）濃度勾配によるヒトペプチド輸送担体（PepT1）を介した担体輸送によってそのままの形で腸管吸収されると考えられている[28]．他方，ペプチドの種類によってPepT1の認識性（K_m）や吸収速度に違いがあるかなど未解明な点は多い．

ペプチド吸収の唯一例[29]として，図5.4にACE阻害性ジペプチドであるVal-Tyr（VY；IC_{50}は26μM）のヒト単回経口投与時の血漿VY濃度変化を示す．ジペ

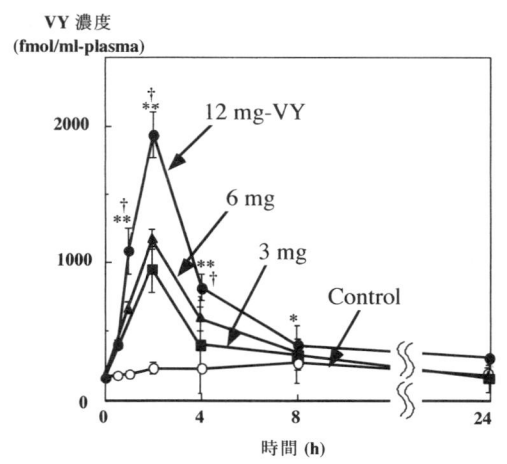

図5.4 ヒト正常者におけるVal-Tyr摂取後の血中濃度変化
0hに対しそれぞれ，＊：$p<0.05$，＊＊：$p<0.01$．また，コントロールに対し†：$p<0.01$．

プチドVYは投与2時間後に最大吸収が認められ，またその後の減少も緩慢である．カプトプリルの場合，ヒト血中濃度は1時間後に最大となることから，循環系へのペプチド吸収は緩やかであると推察される．また，24時間までの血液中へのVY吸収量を示すAUC（area under the curve）量を算出すると，VY（0.77 pmol・h/ml/mg-dose）の吸収量はカプトプリル（52 pmol・h/ml/mg-dose）[30]の約1/70程度とわずかである．しかしながら，ペプチド構造によってPepT1に対する親和性は大いに異なると考えられることから，生理活性ペプチドの吸収性についてはさらに深い論議が必要である．

5.3.2　血圧低下機構

血圧低下ペプチドの生体内での作用機構については不明な点が多い．レニン-アンジオテンシン系は循環系だけでなくあらゆる臓器に存在することが知られている．循環系の関連組織では，腎臓，心臓，大動脈血管（内皮および平滑筋），さらには副腎にもレニン-アンジオテンシン系が存在する[3]．しかしながら，各組織のACE活性は血圧の上昇に伴って一律には変化しない．高血圧自然発症ラット（SHR）の場合，大動脈ACE活性のみが血圧の亢進とともに増加するが，血液や他の組織のACE活性は血圧亢進とは相関しない[31]．ヒトの場合も同様であり，高・正・低レニン性高血圧症患者のいずれに対してもカプトプリルは降圧効果を示す．薬剤の場合，持続性ACE阻害剤であるスピラプリルを用いたSHRに対す

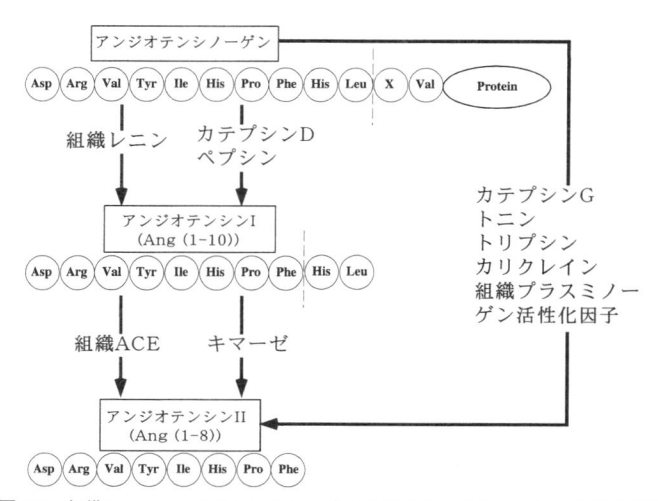

図 5.5　組織レニン-アンジオテンシン系での各種アンジオテンシンⅡ産生経路

表5.3 特定保健用食品－血圧が高めの方の食品例

起　源	関与成分	作　用
杜仲葉	ゲニポジド酸	副交感神経刺激
乳カゼイン	ドデカペプチド	ACE阻害作用
発酵乳	トリペプチド	ACE阻害作用
かつお節	ペンタペプチド	ACE阻害作用
イワシ	ジペプチド	ACE阻害作用

る投与試験によって，長期間の降圧持続性の発現は，大動脈血管に存在するACE活性の抑制が1つの要因である[32]ことが判明している．それに対して，ペプチド性ACE阻害物質についてこれまでに明らかにされた降圧機構は，①ペプチドは全身系ヒトRASの亢進を抑制すること[33]，②一過的に循環系RASを阻害すること[33]，また③血管壁への蓄積[34]，などである．ペプチドの作用機序についてはいまだ不明な点が多く，また，図5.5で示したように，組織レニン-アンジオテンシン系でのアンジオテンシンII産生系は複雑であることから，全容解明にはさらに詳細な検討が必要である．

5.3.3 ヒトでの血圧低下作用

生体調節機能を発現しうる食品成分のなかで，臨床的なエビデンスが示された食品を「特定保健用食品」と呼んでいる．表5.3に血圧が高めの方に適した特定保健用食品の一部と関与する成分をまとめた．杜仲茶（ゲニポジド酸；副交感神経系刺激作用）を除き他の4種の食品に関してはいずれもACE阻害ペプチドを基本としている．カゼインのトリプシン分解物[35]（ACE阻害関与ペプチド；FFVAPFPEVFGK）では軽症高血圧症者（被験者18名；141mmHg/99mmHg）に対する20g/dayの連続摂取によって4週間後にΔSBP/ΔDBP = 4.6mmHg/6.6mmHgの血圧低下が観察されている．酸乳[36]（ACE阻害関与ペプチド；IPP，VPP）の場合も95ml/dayの飲用により約15mmHg血圧が低下すると報告されている．さらに，イワシすり身のアルカリプロテアーゼ分解物[37]（ACE阻害関与ペプチド；VY）（4g/day，被験者17名；147mmHg/91mmHg）についても同様の血圧降下作用（ΔSBP/ΔDBP = 9.7mmHg/5.6mmHg）が認められ，いずれの食品も軽症高血圧症者に対して緩やかな血圧低下作用を示す．また，投与終了後の急激なリバウンド現象や副作用が認められないなど，薬剤にはない特徴的な血圧低下作用がある．

〔松本　清・松井利郎〕

文　献

1) 辻恵美子, 荒川規矩男: 高血圧の病型・診断と合併症. "高血圧"(藤田俊郎), p.80, 羊土社, 1995.
2) 柊山幸志郎: 降圧薬－その選択と適応. 内科, **75**: 54-58, 1995.
3) Ehler, M. R. W., Riordan, J. F.: Pathophysiology, Diagnosis, and Management. "Hypertension" (Laraph, J. H. and Brenner, B. M. ed.), pp.1217-1231, Raven Press, New York, 1990.
4) Cheung, H.-S., et al.: Binding of peptide substrates and inhibitors of angiotensin-converting enzyme. *J. Biol. Chem.*, **255**: 401-407, 1980.
5) Maruyama, S., Suzuki, H.: A peptide inhibitor of angiotensin I converting enzyme in the tryptic hydrolysate of casein. *Agric. Biol. Chem.*, **46**: 1393-1394, 1982.
6) 受田浩之, 他: イワシタンパク質加水分解物からのアンジオテンシンI変換酵素阻害ペプチドの調製とその分離. 農化, **65**: 1223-1228, 1991.
7) 杉山圭吉, 他: 魚タンパク質加水分解物の高血圧抑制作用. 農化, **65**: 33-43, 1991.
8) Matsui, T., et al.: Inhibition of angiotensin I-converting enzyme by *Bacillus licheniformis* alkaline protease hydrolysates derived from sardine muscle. *Biosci. Biotechnol. Biochem.*, **57**: 922-925, 1993.
9) Matsumura, N., et al.: Angiotensin I-converting enzyme inhibitory peptides derived from bonito bowels autolysate. *Biosci. Biotechnol. Biochem.*, **57**: 695-697, 1993.
10) Yokoyama, K., Chiba, H., Yoshikawa, M.: Peptide inhibitors for angiotensin I-converting enzyme from thermolisin digest of dried bonito. *Biosci. Biotehcnol. Biochem.*, **56**: 1541-1545, 1992.
11) Kohama, Y., et al.: Isolation of angiotensin converting enzyme inhibitor from tuna muscle. *Biochem. Biophys. Res. Commun.*, **155**: 332-337, 1988.
12) Ohta, T., et al.: Antihypertensive action of the orally administered protease hydrolysates of Chum Salmon head and their angiotensin I-converting enzyme inhibitory peptides. *Food Sci. Technol. Int. Tokyo*, **3**: 339-343, 1997.
13) Ohshima, G., Shimabukuro, H., Nagasawa, K.: Peptide inhibitors of angiotensin I-converting enzyme in digests of gelatin by bacterial collagenase. *Biochim. Biophys. Acta*, **566**: 128-137, 1979.
14) Mullally, M. M., Meisel, H., FitzGerald, R. J.: Identification of a novel angiotensin I-converting enzyme inhibitory peptide corresponding to a tryptic fragment of bovine β-lactoglobulin. *FEBS Lett.*, **402**: 99-101, 1997.
15) Matsui, T., et al.: Gastrointestinal enzyme production of bioactive peptides from royal jelly protein and their antihypertensive ability in SHR. *J. Nutr. Biochem.*, **13**: 80-86, 2002.
16) Maruyama, S., Miyoshi, S., Tanaka, H.: Angiotensin-converting enzyme inhibitors derived from *Ficus carica*. *Agric. Biol. Chem.*, **53**: 2763-2767, 1989.
17) Miyoshi, S., et al.: Structures and activity of angiotensin-converting enzyme inhibitors in an α-zein hydrolysate. *Agric. Biol. Chem.*, **55**: 1313-1318, 1991.
18) 末綱邦男: イワシ筋肉, 大豆, ブタプラズマ由来トリペプチドのアンジオテンシンI変換酵素阻害剤としてのSHRに対する降圧効果. 基礎と臨床, **25**: 2245-2261, 1991.
19) Matsui, T., Li, C.-H., Osajima, Y.: Preparation and characterization of novel bioactive peptides responsible for angiotensin I-converting enzyme inhibition from wheat germ. *J. Peptide Sci.*, **5**: 289-297, 1999.
20) Li, C.-H., et al.: Latent production of angiotensin I-converting enzyme inhibitors from buckwheat protein. *J. Peptide Sci.*, **8**: 267-274, 2002.
21) Kohmura, M. et al.: Inhibition of angiotensin-converting enzyme by synthetic peptides of human β-casein. *Agric. Biol. Chem.*, **53**: 2107-2114, 1989.
22) Kinoshita E., Yamakoshi, J., Kikuchi, M.: Purification and identification of an angiotensin I-converting enzyme inhibitor from soy source. *Biosci. Biotechnol. Biochem.*, **57**: 1107-1110, 1993.
23) 斉藤義幸, 他: 清酒および副産物中のアンギオテンシン変換酵素阻害物質. 農化, **66**: 1081-1087, 1992.
24) Isono, Y.: Peptide inhibitors for angiotensin I-converting enzyme from Masai fermented milk. *Food*

Sci. Technol. Int., **2**：213-216, 1996.
25) Bormann, H., Melzig, M.F.：Inhibition of metallopeptidases by flavonoids and related compounds. *Pharmazie*, **55**：129-132, 2000.
26) Kimoto, K. *et al.*：Purification and identification of angiotensin I-converting enzyme inhibitor from Morokheiya. *Food Sci. Technol. Int.*, **4**：223-226 1998.
27) Suzuki, A. *et al.*：Green coffee bean extract and its metabolites have a hypotensive effect in spontaneously hypertensive rats. *Hypertens. Res.* **25**：99-107, 2002.
28) 武藤泰敏："消化・吸収"（武藤泰敏）, p.308, 第一出版, 2002.
29) Matsui, T. *et al.*：Val-Tyr as a natural antihypertensive dipeptide can be absorbed into human circulatory blood system. *Clin. Exp. Pharm. Physiol.*, **29**：204-208, 2002.
30) Jankowski, A. *et al.*：Captopril：determination in blood and pharmacokinetics after single oral dose. *J. Pharm. Biomed. Anal.*, **13**：655-660, 1995.
31) 宮崎瑞夫：高血圧モデル動物と血管内皮細胞ACE. 血管と内皮, **3**：255-262, 1993.
32) Okunishi, H. *et al.*：Pathogenetic role of vascular angiotensin converting enzyme in the spontaneously hypertensive rat. *Clin. Exp. Pharm. Physiol.*, **18**：649-659, 1991.
33) Matsui, T. *et al.*：Depresor effect induced by dipeptide, Val-Tyr, in hypertensive transgenic mice is in part due to the suppression of human circulating renin-angiotensin system. *Clin. Exp. Pharm. Physiol.*, **30**：262-265, 2003.
34) Masuda, O., Nakamura, Y., Takano, T.：Antihypertensive peptides are present in aorta after oral administration of sour milk containing these peptides to spontaneously hypertensive rats. *J. Nutr.*, **126**：3063-3068, 1996.
35) 関屋宗一郎, 他：カゼインのトリプシン加水分解物の高血圧症に対する効果および副作用について. 栄食誌, 45：513-517, 1992.
36) Hata, Y., *et al.*：A placebo-controlled study of the effect of sour milk on blood pressure in hypertensive subjects. *Am. J. Clin. Nutr.*, **64**：767-771, 1996.
37) Kawasaki, T., *et al.*：Antihypertensive effect of Valyl-Tyrosine, a short chain peptide derived from sardine muscle hydrolysate. *J. Human Hypertens.*, **14**：519-523, 2000.

6. ビタミンの遺伝子発現調節機構

　近年，分子生物学的手法の進歩に伴って，さまざまな栄養素による遺伝子発現の制御機構が明らかにされてきた．ビタミンについては，特に脂溶性ビタミンであるビタミンAとビタミンDがステロイドホルモンと同様の機序で細胞内レセプターを介して遺伝子発現を制御することが明らかにされている．一方，水溶性ビタミンによる遺伝子発現の調節機構については，多くの研究が原核生物か下等な真核生物に限られており，高等動物における制御機構についてはきわめて知見が乏しいのが現状である．本章では，筆者が行ってきたビタミンB_6（B_6）の研究を中心に，B_6の一般的性質を解説した後，B_6の新しい機能としてB_6による遺伝子発現の調節機構について紹介する．

6.1 ビタミンによる遺伝子発現調節

6.1.1 脂溶性ビタミンによる遺伝子発現調節

　脂溶性ビタミンであるビタミンAとビタミンDはステロイドホルモンと同様の機構で遺伝子発現を調節し，生理作用を発現する．すなわち，情報伝達物質としてのビタミンAとビタミンDが標的組織に到達すると，細胞膜の脂質二重層を通過し，細胞核内のレセプターと結合する．核内ではレセプターが二量体を形成し

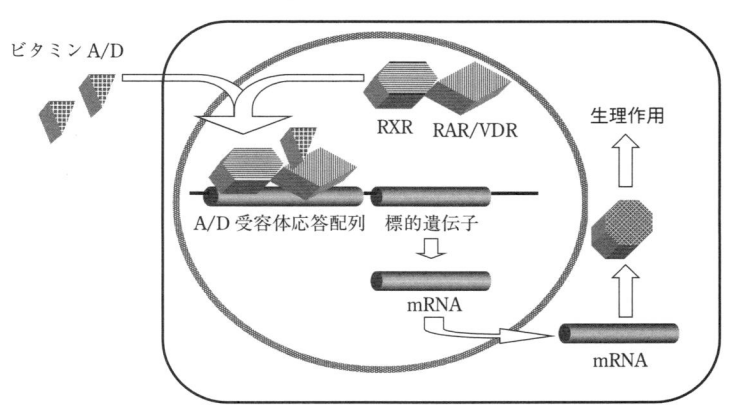

図6.1　脂溶性ビタミンによる遺伝子発現調節機構（文献[1]より）

て機能する．二量体を形成したレセプターは標的とする遺伝子DNAの特異的配列を認識して結合し，転写を促進する（図6.1）．この場合，レセプタータンパク質は転写調節因子の役割を果たしている．ビタミンAとビタミンDによる遺伝子発現調節の研究はめざましく進歩しており，レセプターの標的エンハンサーDNA配列や，レセプターによる転写調節の詳細な分子メカニズムが明らかにされている[1]．

6.1.2 水溶性ビタミンによる遺伝子発現調節

前述したように水溶性ビタミンによる遺伝子発現の調節機構については，多くの研究が原核生物か下等な真核生物に限られており，高等動物における制御機構についてはきわめて知見が乏しいのが現状である．酵母では，チアミン（ビタミンB_1）合成にチアミン合成酵素，酸性ホスファターゼならびにトランスポーターが関与している．これらの遺伝子発現は細胞内チアミン濃度が低下すると増大し，逆に細胞内チアミン濃度が増大すると低下する．チアミンは直接転写因子と相互作用することによって遺伝子発現を調節すると考えられている[2,3]（図6.2(A)）．一方，

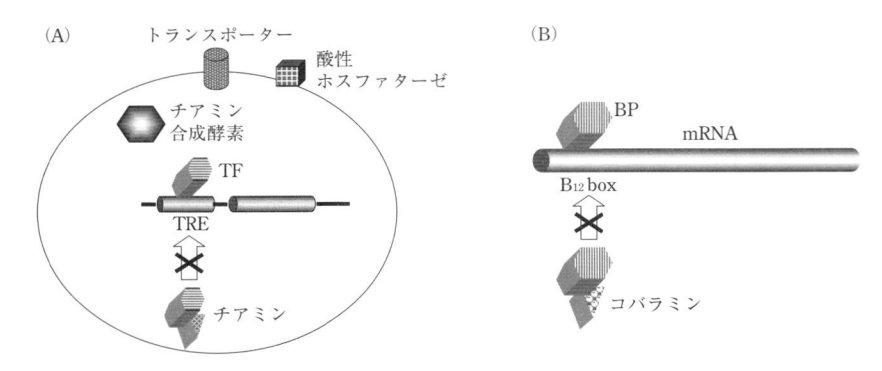

図6.2 チアミンとコバラミンによる遺伝子発現調節機構

(A) 酵母のチアミンによる遺伝子発現調節．酵母では，チアミン合成にチアミン合成酵素，酸性ホスファターゼならびにトランスポーターが関与している．細胞内チアミン濃度が低下すると転写調節因子（TF）がチアミン応答遺伝子（TRE）を認識して結合し，遺伝子発現を増大させる．一方，細胞内チアミン濃度が増大するとチアミンがTFに結合してDNAへの結合を抑制し，遺伝子発現は低下する．
(B) 大腸菌はコバラミンを *de novo* 合成する．コバラミン合成遺伝子発現は転写レベルと翻訳レベルの両者で調節されると考えられている．ここでは翻訳レベルでの調節を示している．細胞内コバラミン濃度が低下するとmRNA結合タンパク質（BP）がB_{12} boxを認識して結合し，翻訳効率を増大させる．一方，細胞内コバラミン濃度が増大するとコバラミンがBPに結合してmRNAへの結合を抑制し，翻訳効率は低下する．

大腸菌はコバラミン（ビタミンB_{12}）を de novo 合成する．コバラミン合成遺伝子発現もチアミンによる遺伝子発現調節と同様，細胞内コバラミン濃度と逆の関係で調節されており，しかも転写レベルと翻訳レベルの両者で調節されると考えられている[4]（図6.2（B））．ビタミンCの化合物名はアスコルビン酸で，酸化型と還元型があり，生体内酸化還元反応に関与している．コラーゲン生合成の際，プロリンやリジン残基の水酸化に必要であるほか，ドーパミンからノルアドレナリンへの酸化，チロシンの代謝，ステロイドホルモンの代謝ならびに鉄の代謝に関与している．アスコルビン酸を線維芽細胞や肝細胞を培養している培地に添加すると，細胞増殖が促進されるのに伴って真皮の形成が誘導されるが，細胞増殖に先立って，コラーゲン（I型）遺伝子の発現が誘導される．これらの分子機構として，細胞内に取り込まれたアスコルビン酸が直接コラーゲン遺伝子を活性化するとともに，コラーゲンmRNAを安定化して最終的にコラーゲンタンパク質の合成を強く促進すると考えられている．またコラーゲン遺伝子の活性化には，アスコルビン酸そのものよりアスコルビン酸リン酸エステル（Asp2-P）の方がより効果的であり，Asp2-Pは活性持続型ビタミンCと呼ばれている[5]．以下では，ビタミンB_6の一般的性質と遺伝子発現調節機構について紹介する．

6.2　ビタミンB_6の一般的性質

1934年，Poul GyörgyによってビタミンB_6（B_6）がネズミの抗皮膚炎因子として発見されて以来，多くの研究者によってその化学的性質や生理的役割が明らかにされてきた．1938年にB_6の塩酸塩が結晶化され，その構造は3-ヒドロキシ-4,5-ビス（ヒドロキシメチル)-2-メチルピリジンであると決定され，これがピリドキシンと呼ばれるようになった．その後，微生物増殖因子に関する研究に端を発し，B_6活性を有する複数の化合物が発見された．生体内におけるB_6の作用は，おもに補酵素としてのピリドキサールリン酸（PLP）によるアミノ基転移反応や脱炭酸反応など多くの代謝調節系の反応への関与である．

6.2.1　ビタミンB_6の化学構造

ビタミンB_6は数多く知られており，すべて3-ヒドロキシ-2-メチルピリジンの誘導体である．基本的なピリドキシン，ピリドキサール，ピリドキサミンと，これらの5′-リン酸エステルを含む6つの化合物を一般にビタミンB_6とよんでいる（図6.3）．これら以外に，ヒトを含む動物の尿中に見いだされる排泄型のピリド

ビタミン B_6 の基本構造	
	構造式: HO, H_3C, R_1, CH_2O-R_2, ピリジン環

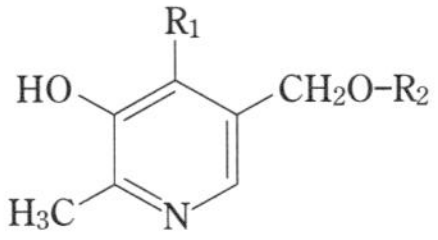

一般的なビタミン B_6	R_1	R_2
ピリドキシン（PN）	$-CH_2OH$	$-H$
ピリドキシン 5′-リン酸（PNP）	$-CH_2OH$	$-PO_3H_2$
ピリドキサール（PL）	$-CHO$	$-H$
ピリドキサール 5′-リン酸（PLP）	$-CHO$	$-PO_3H_2$
ピリドキサミン（PM）	$-CH_2NH_2$	$-H$
ピリドキサミン 5′-リン酸（PMP）	$-CH_2NH_2$	$-PO_3H_2$

その他のビタミン B_6	R_1	R_2
ピリドキシン酸（PIC）	$-COOH$	$-H$
ピリドキシン 5′-β-グルコシド（PNG）	$-CH_2OH$	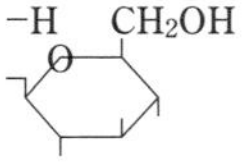 グルコシド構造
アデノシン-N6-ジエチルチオエーテル-N1-ピリドキサミン 5′-リン酸（APN）	$-*$ （アデノシン-チオエーテル構造）	$-PO_3H_2$

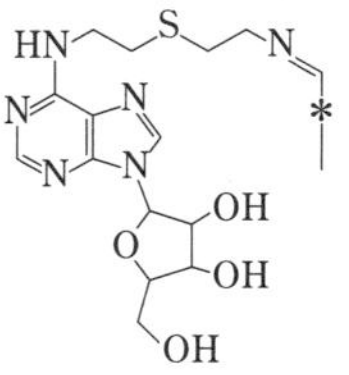

図6.3 ビタミン B_6 の化学構造（文献[6]より）

キシン酸（PIC），植物組織，特に穀類や果実の B_6 貯蔵型であるピリドキシングルコシド（PNG），ならびに最近がん細胞や担がん動物に特有の B_6 として発見されたアデノシン-N6-ジエチルチオエーテル-N1-ピリドキサミン 5′-リン酸（APN）が知られている[6]．健常者の血液中におけるAPN濃度は162 nmol/100 μl であるのに対し，乳がん患者では800 nmol/100 μl，結腸がん患者では800 nmol/100 μl，リンパ腫患者では700 nmol/100 μl といずれのがん患者においても高い値を示すこと，また治療によって軽快した患者では，ほぼ健常者と同様の値まで低下することから，がんマーカーとしての有効性が示唆されている[7]．

6.2.2 ビタミンB_6の生理作用

動物におけるビタミンB_6欠乏症はネズミのペラグラ様皮膚炎をはじめとして数多く知られている．ヒトでは腸内細菌によって供給されることもあり，厳密な意味でのビタミンB_6欠乏症は存在しないといわれている．ビタミンB_6は生体内では，PLPの形で補酵素として重要な機能を担っている．ビタミンB_6が補酵素として関与する反応には，アミノ酸のアミノ基転移反応，脱炭酸反応，ラセミ化反応，分解・置換反応など多くの反応が含まれている．後で詳細に紹介するが，ビタミンB_6については，補酵素としての作用以外に，最近の研究から，ステロイドホルモン受容体を介した遺伝子発現やアルブミン遺伝子発現に対してPLPが抑制するように作用し，遺伝子発現の負のモジュレーターとして機能することが知られている．

a. 補酵素としての生理作用

1) アミノ基転移酵素

グルタミン酸-オキサロ酢酸トランスアミナーゼ（GOT）やグルタミン酸-ピルビン酸トランスアミナーゼ（GPT）に代表されるアミノ基転移酵素は，α-アミノ酸からアミノ基をα-ケト酸に転移する．この反応は体内におけるアミノ酸代謝の中心的役割を果たしており，非必須アミノ酸の合成はこの経路による．GOTやGPTは，肝臓や心臓に細胞障害が起こると血液中へ漏出するために，これらの組織の炎症の診断マーカーとなっている．

2) 脱炭酸酵素

アミノ酸はPLPを補酵素とするアミノ酸デカルボキシラーゼによって脱炭酸される．生じたアミン類は生体にとって重要な生理活性を持つものが多い．γ-アミノ酪酸（GABA）は脳の神経伝達物質で，L-グルタミン酸からグルタミン酸デカルボキシラーゼによって生成される．血管拡張作用のあるヒスタミンはL-ヒスチジンから，アドレナリン合成の中間体ドーパミンは3,4-ジヒドロキシフェニルアラニン（DOPA）から，またヒトの毛細血管収縮作用のあるセロトニンは5-ヒドロキシトリプトファンから脱炭酸反応によって生成される．

3) その他

L-グルタミン酸からD-グルタミン酸へのラセミ化反応に関与するグルタメートラセマーゼ，グリシンからセリンの合成に関与するセリンヒドロキシメチルトランスフェラーゼ，スレオニンの分解に関与するスレオニンデヒドラターゼなどは，B_6を補酵素とするB_6酵素である．

b. ビタミンB_6の代謝

微生物にはB_6の *de novo* 生合成経路が存在しており，B_6要求性微生物に対するB_6代替物質の検索や，標識化合物のB_6への取り込みから解析されてきた．最近の研究から，B_6の *de novo* 生合成経路には2種類あり，大腸菌をはじめとするプロテオバクテリアに属するものと，真正細菌，古細菌ならびに真核生物に属する経路とに分けられるようである[8]．

一方，動物はB_6を生体内で合成することができないので，食品として摂取しなければならない．ピリドキシンとして摂取されたB_6は，まずピリドキシンキナーゼによってリン酸化され，次いで酸化酵素であるオキシダーゼによって酸化されてピリドキサールリン酸（PLP）となる．この経路がPLP合成の主経路である．このほか，ホスファターゼによる遊離型B_6の脱リン酸化，ピリドキシンの酸化など，相互転換系には種々の酵素が機能してPLPの生合成に関与している（図6.4）．一方，がん細胞やがん患者の血清におけるPLP濃度は正常細胞や正常人血清のそれに比して減少していることから，がん細胞ではB_6の代謝系に変化が起こっていることが示唆されていた．その分子機構について詳細は明らかでないが，最近Ngoらは，ラット肝臓cDNAライブラリーからPNP/PMPオキシダーゼ（PNPO）cDNAをクローニングし，がん細胞におけるPLP量の低下はPNPO遺伝子発現の低下に伴うPNPO酵素タンパク質量の低下に起因することを明らかにしている[9]．

動物にピリドキシンを大量に与えて代謝された後，尿中に排泄されるおもなB_6

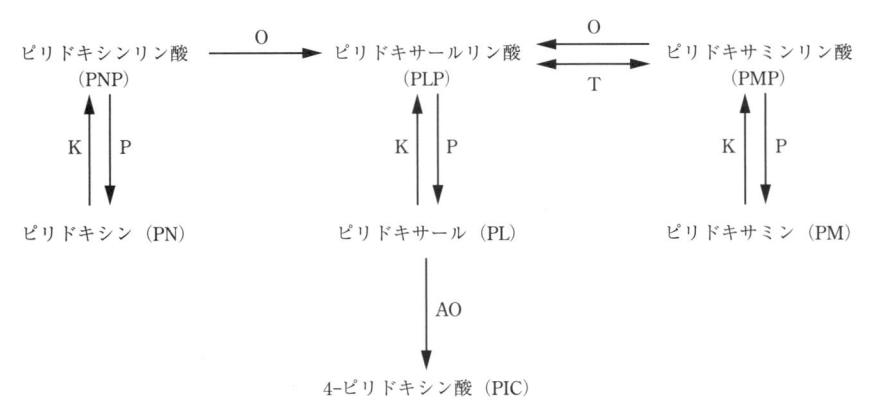

図6.4 動物におけるビタミンB_6誘導体の相互転換（文献[6]より）

O：オキシダーゼ，T：トランスアミナーゼ，K：キナーゼ，P：ホスファターゼ，AO：アルデヒドオキシダーゼ．

はピリドキシン酸であり，ピリドキシン，ピリドキサール，ピリドキサミンの排泄は少量である．ピリドキシン酸は，肝臓中のアルデヒド酸化酵素によって，ピリドキサールから生成される．

6.3 ビタミンB_6によるステロイド作用の制御

1978年Cakeらがグルココルチコイド・レセプター（GR）複合体のDNAへの結合はピリドキサールリン酸（PLP）によって阻害されることを報告して以来[10]，グルココルチコイドホルモン作用に及ぼすビタミンB_6の役割を明らかにしようとする多くの試みがなされてきた．さらに最近，直接細胞内のPLP濃度を変化させて，グルココルチコイド応答性の遺伝子発現を検討する試みがなされている[11]．Allgoodらは，GR結合領域を含むクロラムフェニコールアセチルトランスフェラーゼ（CAT）レポータープラスミドをHeLaS3細胞に導入し，細胞内におけるGRの機能に対するB_6濃度の効果を検討した（図6.5）．培地に1mMのピリドキシン（PN）を添加すると細胞内PLP濃度はコントロールの2.6倍に上昇し，このような状態ではデキサメタゾンによるCAT活性の誘導は50％まで抑制された．一方，培地に5mMの4-デオキシピリドキシンを加えると細胞内PLP濃度は70％まで低下し，CAT活性は2.8倍上昇した．細胞内PLP濃度に依存した遺伝子発現の変化は他の細胞であるE8.2E細胞やT47D細胞を用いても観察された[12]．またPLPによる遺伝子発現の調節はグルココルチコイドのみならずエストロゲン，プ

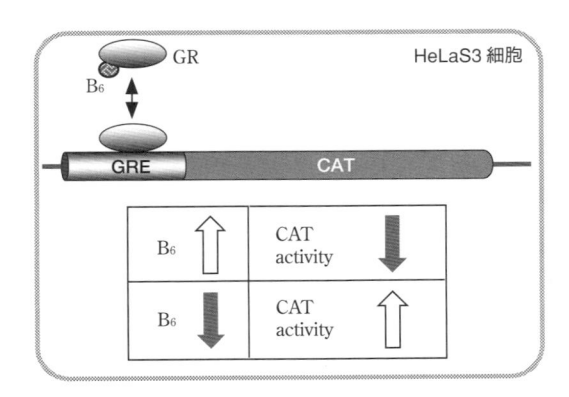

図6.5 HeLaS3細胞のグルココルチコイド依存性遺伝子発現に及ぼす細胞内B_6濃度の効果
GREを含むCATレポータープラスミドをHeLaS3細胞に導入し，細胞内B_6濃度の効果を検討した．細胞内B_6濃度が高いとCAT活性は低下し，逆にB_6濃度が低いとCAT活性は増大する．

ロゲステロン，アンドロゲンなど他のステロイドホルモンにもみられる現象である[12]．筆者らは，B_6欠乏食で飼育したラット肝臓において細胞質型アスパラギン酸アミノトランスフェラーゼ（cAspAT）mRNAの発現が増大していることを見いだし，これはB_6欠乏によってPLPによるグルココルチコイド依存性のcAspAT mRNA発現の抑制が解除された結果であることを報告した[13]．さらにコントロールとB_6欠乏ラット肝臓から得られた細胞核抽出タンパク質のグルココルチコイドホルモン応答領域（glucocorticoid responsive element：GRE）への結合をゲルシフトアッセイを用いて検討した結果，B_6欠乏ラットからのGRがコントロールに比して高い結合能を示した．また *in vitro* で，GRとPLPをプレインキュベーションするとGRのGREへの結合が抑制されることも観察した．これらの結果は，Allgoodらの結果と考え合わせると，細胞内PLPがGRに直接結合して遺伝子DNAへの結合を抑制し，遺伝子発現を抑制することを示唆している（図6.5）．

6.4 ビタミンB_6による肝酵素遺伝子発現制御機構

ラット肝臓のcAspATはB_6酵素であり，その酵素活性はグルココルチコイドホルモンの投与によって誘導される．また，Kondo & Okadaは副腎摘出したB_6欠乏ラット肝臓におけるcAspAT活性の誘導がB_6であるピリドキシンの投与によって抑制されることを観察した[14]．

一方，筆者らはB_6欠乏ラット肝臓におけるcAspAT mRNAレベルがコントロールのそれに比して数倍増大していること，またこのcAspAT mRNAレベルの誘導はピリドキシンの投与によって抑制されることを明らかにした[13]．さらに，cAspAT遺伝子の5′上流にはグルココルチコイドホルモン応答領域（GRE）配列を含んでいることから，GREに相当するオリゴヌクレオチドを合成してゲルシフト分析によるオリゴヌクレオチドへの細胞核抽出タンパク質の結合を検討した．その結果，B_6欠乏ラット肝臓から抽出された核タンパク質のGREオリゴヌクレオチドへの結合が，コントロールに比して高いことが明らかにされた．これらの結果は，グルココルチコイド受容体のDNAへの結合がB_6欠乏によって増大したことを示唆している．さらに細胞核タンパク質をPLPで前処理すると，核タンパク質のGREへの結合が短時間で抑制された．PLP以外のピリドキサミンリン酸，ピリドキサール，ピリドキサミン，ピリドキシンなど他のB_6化合物は，上述した核タンパク質のGRE結合阻害効果を示さなかった．これらの結果は，PLPがグルココルチコイド受容体のGREへの結合を抑制することによってcAspAT遺伝子発現を

調節することを示唆している．

　細胞内グリコーゲンの分解を触媒するグリコーゲンホスホリラーゼも B_6 酵素である．B_6 欠乏ラット肝臓のホスホリラーゼmRNAレベルも，コントロールラットのそれに比較して数倍増大した[15]．おそらく B_6 はcAspATの場合と同様の機構でホスホリラーゼ遺伝子発現を調節しているものと考えられる．しかし，B_6 によるホスホリラーゼ遺伝子発現の調節は組織特異的であり，B_6 欠乏ラット筋肉のホスホリラーゼmRNAは逆にコントロールの40％まで低下した．

　一方，B_6 によるラット肝酵素の遺伝子発現調節はcAspATやホスホリラーゼのみならず，アポA1リポタンパク質，フェニルアラニンヒドロキシラーゼ，グリセロアルデヒド-3-リン酸デヒドロゲナーゼならびに β-アクチンなどのmRNAレベルにも観察されることが明らかにされた[16]．また，RNAポリメラーゼⅠとⅡの活性も B_6 欠乏ラット肝臓で増大していた．RNAポリメラーゼについては，in vitro の実験においてPLPがRNAポリメラーゼの基質結合部位に結合して阻害することが知られている．B_6 欠乏ラットにおける肝酵素mRNAの誘導は，一部RNAポリメラーゼ活性の増大によって説明されるのかもしれない．

6.5　ビタミン B_6 によるアルブミン遺伝子発現の制御

　B_6 欠乏ラット肝臓では，上述したようにcAspAT以外にもアポA1リポタンパク質，フェニルアラニンヒドロキシラーゼおよびグリコーゲンホスホリラーゼなど種々のmRNAの発現が誘導されていた[15,16]．このように，PLPはステロイドホルモン依存性の遺伝子発現のみならず他の遺伝子発現も調節していると思われる．アルブミン遺伝子発現も例外ではなく，B_6 欠乏ラットにおいて約7倍誘導されていた[17]．Run onのアッセイを用いてアルブミン遺伝子転写活性を検討した結果，B_6 欠乏ラットにおけるアルブミンmRNAの増大はアルブミン遺伝子転写の増大に起因していることが示唆された．アルブミン遺伝子の5′上流に存在する転写調節領域において，プロキシマルエレメント（PE）のHNF1結合領域とディスタルエレメント（DE）のC/EBP結合領域が肝のアルブミン遺伝子発現に強くかかわっていることが報告されている[18,19]．そこで筆者らは，これらの部位に相当する塩基配列のオリゴヌクレオチドを合成し，ゲルシフトアッセイを行って転写調節因子に及ぼす B_6 の効果を検討した．その結果，HNF1，C/EBPいずれの部位においても，B_6 欠乏ラットから得られた核抽出タンパク質がオリゴDNAに対して強い結合を示した．このように，B_6 はHNF1やC/EBPのような転写調節因子の

DNAへの結合を抑制するようである．筆者らはまた，HNF1やC/EBPのDNAへの結合についてB₆による抑制機構を明らかにする目的で，転写調節因子のDNAへの結合に及ぼすB₆の効果を*in vitro*で検討した．B₆欠乏ラットから得られた核抽出タンパク質を1mMのPLPとプレインキュベーションした後，ゲルシフトアッセイを行うと，わずか5分間のプレインキュベーションによってDNAへの結合が抑制された．一方，PLP以外のB₆化合物（ピリドキサミンリン酸，ピリドキサール，ピリドキサミン，ピリドキシン）についてゲルシフトアッセイを行った結果，PLPのみがHNF1やC/EBPのDNAへの結合を抑制した（図6.6）．またHepG2細胞を培養した培地にピリドキシンを添加すると，アルブミンmRNAは

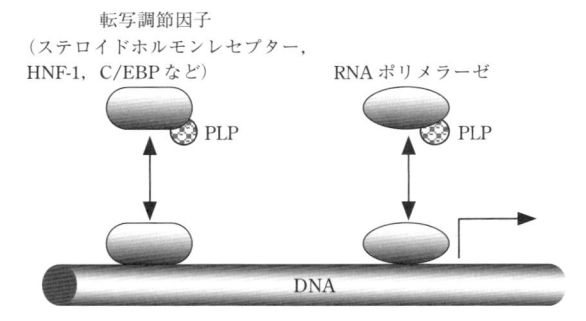

図6.6 DNAの転写調節領域への転写調節因子の結合に及ぼすPLPの効果
RNAポリメラーゼとHNF1やC/EBP等などの転写調節因子のDNAへの結合はPLPによって阻害される．

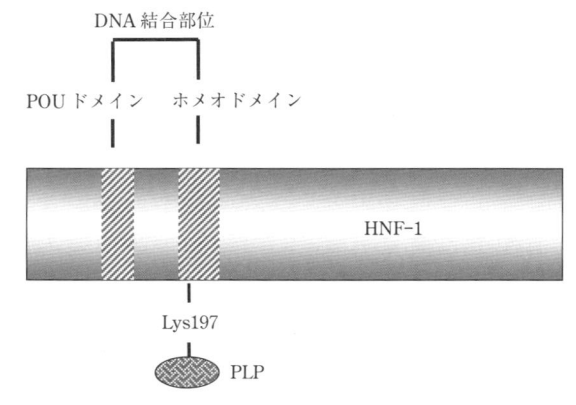

図6.7 転写調節因子HNF-1におけるPLPの結合部位
PLPはHNF-1のDNA結合部位であるホメオドメインのLys197に結合する．

約20時間の半減期で減少するが,アルブミンmRNA自体の細胞内での半減期も20時間であることを考えると,PLPは転写調節因子と直接相互作用して遺伝子発現を抑制すると思われる[20].一方,HNF1については,大腸菌によって発現された組換えHNF1を用いてPLPの結合部位を検討した結果,HNF1のN末端から197番目のリジン残基にPLPがシッフベースを介して結合していることが示唆された[21](図6.7).また,197番目のリジン残基はHNF1のDNA結合ドメインに相当し,PLPによるHNF1のDNAへの結合阻害のメカニズムを考えるうえで興味がある.

6.6 アミノ酸によるアルブミン遺伝子発現調節とビタミンB_6の関与

B_6による遺伝子発現の調節が生理的に意味のある機構であるかは疑問とされるところであるが,一例としてアミノ酸によるアルブミン遺伝子発現の制御について紹介する[22].3.3%のアミノ酸を含む輸液を1週間投与したラットではアルブミン遺伝子転写が5倍増大する.このとき,細胞内のPLPの濃度を検討した結果,PLPはコントロールに比しておよそ50%まで低下していた.一方,アミノ酸投与ラットにPNを投与した結果,アミノ酸投与によって増大したアルブミンmRNAの発現がおよそ50%まで低下した.これらの結果から,アミノ酸を投与されたラットでは細胞内のPLPがアミノ酸代謝のためにトランスアミナーゼの補酵素として利用された結果,細胞内のPLP濃度が減少し,アルブミン遺伝子発現が増大したと考えられる(図6.8).このように,アミノ酸投与時のアルブミン遺伝子発現には細胞内PLP濃度が関与しているものと思われる.事実,肝がん由来のHTC細胞では,細胞中の全PLPの8%が細胞核に存在するという報告がある[23].

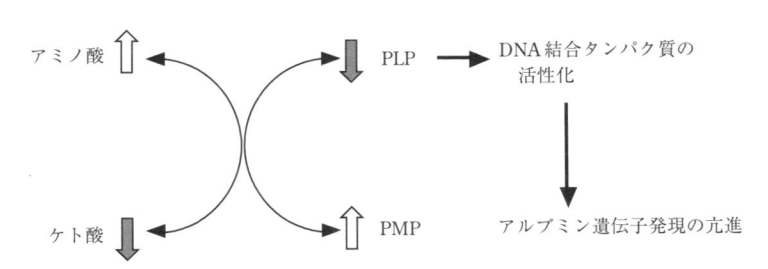

図6.8 アミノ酸によるアルブミン遺伝子発現調節機構
PLP:ピリドキサールリン酸,PMP:ピリドキサミンリン酸.

6.7 ビタミンB_6と血液凝固

血栓症は，血小板凝集と血液凝固が密接に関連した症状である．B_6にはこれらの血小板凝集反応と血液凝固反応を抑制する効果があることが，報告されてきた[24,25]．血小板膜にはアゴニストであるアデノシン2リン酸（ADP），エピネフリン，トロンビンに対する特異的な結合部位が存在する[26]．アゴニストが血小板膜結合部位と相互作用すると，血小板の形を変化させたり，凝集させたり，また分泌顆粒を分泌させたりする[27]．PLPはADPによる血小板凝集を特異的に阻害するが，ADPで誘導された凝集に及ぼすPLPの選択的な作用は，PLPが細胞膜にあるADP受容体と相互作用して機能した結果であることが示唆されている[28]．しかし，B_6による抗血小板凝集作用の分子機構は現在まで明らかでなかった．最近，Changらは，PLPが血小板インテグリンで血小板凝集に関与しているGPIIbの遺伝子発現を抑制することにより，血小板凝集の低下を導くことを明らかにした[29]．

GPIIbは，血小板インテグリンでカルシウム依存性のヘテロダイマーであるGPIIb/IIIa複合体のαサブユニットであり，フィブリノーゲンや他のリガンドに対して特異的な受容体として働き，血小板凝集に関与している[30]．GPIIb/IIIa複合体は，血小板のもとである巨核球として分化するとき高レベルで発現している[31]．GPIIb/IIIa複合体のうちGPIIIaは，ビトロネクチン受容体として種々の細胞に発現しており[32]，一方，GPIIbは成熟型の巨核球や巨核球から分化した血小板にのみ発現している[33]．これらの結果は，GPIIb/IIIaの中でも機能ユニットがGPIIbであることを示唆している．これまでヒトやラットGPIIb遺伝子の5′上流の調節領域が明らかにされ，GPIIb遺伝子発現の調節は巨核球の終末分化に関与していることが報告されている[34,35]．一方，ヒト赤白血病細胞であるHEL細胞は巨核球様細胞であり，転写調節因子GATA1を含んでいる．GATA1は巨核球特異的なGPIIb転写について主要な調節を行っているが，B_6がGPIIbプロモーター活性を抑制するとすれば，GPIIb遺伝子発現の低下を導き，ひいては血小板凝集の低下を導くことが予想される[36,37]．

Changらは，GPIIb遺伝子プロモーター領域の0.6 Kb断片（$-546 \sim +45$）をPCRによって増幅し，CAT配列を持つpBLCAT3に挿入した．その結果，GPIIbプロモーターを含む4.9 KbのpBLIIbCAT3が得られた．さらに構築されたpBLIIbCAT3をHEL培養細胞に導入し，GPIIbプロモーター活性に及ぼすB_6の効果を検討した．

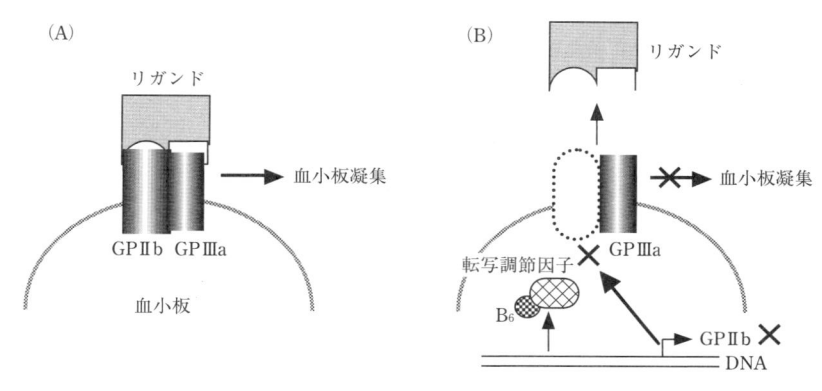

図 6.9 ビタミン B_6 による血小板凝集阻害の分子機構
A) リガンドが受容体である GPIIb／IIIa 複合体に結合すると血小板は凝集する．
B) B_6 が転写調節因子の DNA への結合を抑制した結果，GPIIb 遺伝子発現は抑制される．GPIIb タンパク質が合成されないので GPIIb／IIIa 複合体はできず，リガンドが受容体に結合できない．その結果，血小板の凝集が阻害される．

$1\mu M$ のピリドキシン（PN），ピリドキサール（PL）ならびに PLP を培地に加えて 48 時間 HEL 細胞を培養後，細胞中の CAT アッセイを行った結果，PN 添加群では何も加えてないコントロール群の 54％まで，PL 添加群では 35％まで，また PLP 添加群では 63％まで CAT 活性が低下していた．一方，ピリドキシンの誘導体である 4-デオキシピリドキシンでは，上述した CAT 活性の低下は観察されなかった．以上の結果は，活性型の PLP が転写調節因子と相互作用した結果，転写調節因子の DNA への結合を抑制し，CAT 活性の低下を導いたものと思われる．これらの結果だけでは，リガンドに対して特異的な受容体として働く GPIIb/IIIa 複合体タンパク質量が低下したことを示唆できないが，PLP によって抑制された GPIIb 遺伝子発現の低下に伴って GPIIb タンパク質の発現が低下し，その結果，GPIIb/IIIa 複合体タンパク質量が低下し，血小板凝集の低下を導いたことが推察される（図 6.9）．最近，Chang らはヒト血小板を用いて B_6 の GPIIb/IIIa 複合体タンパク質への直接的な結合も，血小板の凝集を阻害することを報告している[38]．

6.8 ビタミン B_6 と神経細胞における c-fos 遺伝子発現

脳障害やメトラゾールによって誘発された発作などの条件下では，神経細胞におけるがん遺伝子の発現が増大することが知られている[39,40]．例えば，メトラゾールによって誘発された発作では神経細胞における c-fos 遺伝子発現が増大する[41]．

一方，B_6は神経細胞の機能調節に関与しており，B_6のアンタゴニストはさまざまな哺乳動物に発作を引き起こす[42]．Mizunoらは脳のc-fos遺伝子発現に及ぼすB_6アンタゴニストの効果を検討した[43]．その結果，種々のB_6アンタゴニストの中でも4-デオキシピリドキシンのみがマウス神経細胞におけるc-fos mRNAとc-fosタンパク質のレベルを効果的に増大させた．すなわち，c-fos mRNAは4-デオキシピリドキシン投与後わずか10分後に誘導されはじめ，60分で最大に達した後，120分では元のレベルまで低下した．4-デオキシピリドキシン投与後にみられるc-fos mRNAの誘導パターンと発作の発現はパラレルであり，発作も60分を最大として120分後には回復がみられた．4-デオキシピリドキシンはマウスにB_6欠乏状態を起こすので，B_6欠乏に起因する転写調節因子の活性化によってc-fos発現が増大したものと考えられる．c-fos発現と発作の関係は今後に残された問題である．

6.9 ビタミンB_6によるがん細胞増殖抑制

がん患者の血漿におけるB_6のレベルは健常なヒトに比べて低いことが報告されている[44,45]．これらの報告は，がん患者へのB_6の投与が治療効果を示すのではないかということを示唆している．一方，筆者らは，B_6の活性型であるPLPが転写調節因子と相互作用して遺伝子発現を抑制するという独自に見いだした実験結果に基づいて，B_6ががん遺伝子の発現を抑制するのではないかとの考えに至り，ヒト肝がん細胞であるHepG2細胞の増殖に及ぼすB_6の効果を検討した[20]．HepG2細胞を培養後，1日目に4mMのPNを加えると5日目で約50％まで，また5mMではほぼ完全に細胞の増殖を抑制した．また種々のB_6についてHepG2細胞増殖に及ぼす効果を検討した結果，ピリドキシンとピリドキサールが効果的であった（図6.10）．このとき，アルブミンmRNAの発現は約20時間の半減期で減少した．一方，コントロールとしてのGAPDH mRNAの発現には変化は観察されなかった．HepG2細胞を形態的に観察すると，典型的ながん型の細胞核，すなわち不規則な形態で，核膜がくびれており多くの核小体が観察された．ピリドキシンを添加したHepG2では，核膜が滑らかな環状を示し，核小体は1個で核膜周辺にはヘテロクロマチンが観察された（図6.11）．さらに，マウス自然発症肝がん由来のMH-134細胞を移植したC3H/Heマウスを用いて，*in vivo*におけるビタミンB_6の腫瘍増殖抑制効果を検討した（T Oka, unpublished data）結果によると，マウスの体重増加にはコントロール群とB_6（塩酸ピリドキシン：1mg/mouse）群において

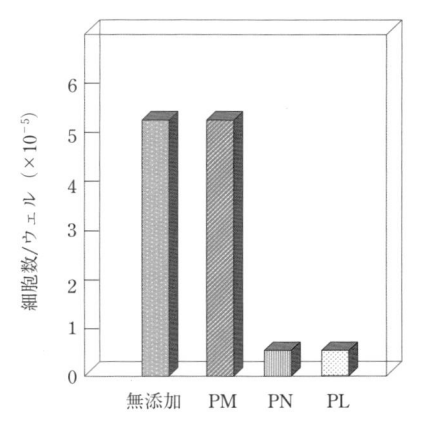

図 6.10 HepG2 細胞の増殖に及ぼす種々のビタミン B_6 化合物の効果
PM：ピリドキサミン，PN：ピリドキシン，PL：ピリドキサール．
細胞を培養してから1日目に B_6 化合物を培地に添加し，培養後5日目に細胞の数を測定した．B_6 化合物の中でも PN と PL が HepG2 細胞の増殖を抑制する．

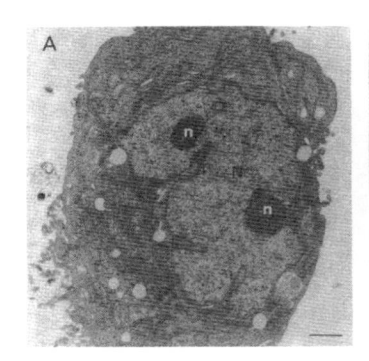

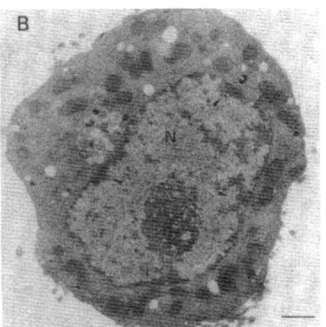

図 6.11 ビタミン B_6 による HepG2 細胞の形態学的変化
N：細胞核，n：核小体．
A）MEM 培地で培養した HepG2 細胞，
B）5mM のピリドキシンを添加した MEM 培地で培養した HepG2 細胞．

差は観察されなかったが，がん組織重量は，B_6 投与群がコントロールに比べて約60％まで減少し，ビタミン B_6 による顕著ながん細胞増殖抑制効果が観察された．一方，肝重量にはこのような差は観察されなかった．またがん細胞移植によるマウスの50％致死日数は，コントロール群が15.9日，B_6 投与群が17.5日で，有意な延命効果が観察された．

　B_6 の抗腫瘍効果は肝がんにとどまらず，アゾキシメタンで誘導したマウスの大

腸がんにも効果的であることが明らかにされた[46]．すなわち，1, 7, 14ならびに35mgのピリドキシンを含む食餌を22週間投与したマウスに，最初の10週間（1回/週）アゾキシメタンを投与して大腸がんの発生に及ぼすB_6の効果を検討した．その結果，1mg投与群に比較して7, 14ならびに35mg投与群では大腸がんの発生数やがん細胞の分裂活性が有意に低下していた．さらにがん細胞におけるc-fosとc-mycなどのがん遺伝子発現も低下していた．これらの結果は，B_6ががん細胞の分裂を抑制することによって大腸がんの発生を抑制することを示している．最近の研究では，B_6が乳がんにも効果的である結果が得られている．

本章では水溶性ビタミンであるビタミンB_6について，本来ビタミンB_6が有する補酵素としての機能以外に，新しい機能として遺伝子発現を調節する分子機構を紹介した．1980年代にPLPがグルココルチコイド作用のモデュレーターとして発見され，その作用機序が精力的に研究されてきて以来，Cidlowskiのグループが行った細胞内のPLP濃度を変化させることによってステロイドホルモン依存性のレポーター遺伝子の発現が変化するという報告によって全体像が明らかにされてきたといっても過言ではない．しかし，本章で紹介したように，PLPがステロイド受容体のみならずHNF1やC/EBPなどの転写調節因子とも相互作用し遺伝子発現を調節している可能性は否めない[47]．PLPがHNF1やC/EBP以外のどのような転写調節因子と相互作用して転写を制御しているのか，またPLPが遺伝子発現を調節するという生理的意義は何か，など，今後に残された問題である．

〔岡　達三〕

文　献

1) 加藤茂明：脂溶性ビタミンの分子栄養学，"分子栄養学"（垣沼淳司編），p.65, 光生館，2002.
2) Schweingruber, A.M., et al.: Isolation and characterization of regulatory mutants from *Schizosaccharomyces pombe* involved in thiamine-regulated gene expression. *Genetics*, **130**：445-449, 1992.
3) Singleton C. K.: Identification and characterization of the thiamine transporter gene of *Saccharomyces cerevisiae*. *Gene*, **199**：111-112, 1997.
4) Landrigan, M.D., Koster, W., Kadner, R.: Transcribed sequences of the *Escherichia coli butB* gene control its expression and regulation by vitamin B_{12}. *Proc. natl. Acad. Sci. USA*, **88**：1479-1483, 1991.
5) 畑隆一郎：活性持続型ビタミンC（Asc2-P）による遺伝子発現の制御．日本農芸化学会誌，**72**：1191-1193, 1998.
6) 岡　達三：ビタミンB_6. 日本臨床「特集：臨床ビタミン学」, **57**：37-42, 1999.
7) Tryfiates, G.P., et al.: Vitamin B_6 and cancer；Synthesis and occurrence of adenosine-N6-diethylthioether-N-pyridoxine-5′-phosphate, a circulating human tumor marker. *Cancer Res.*, **56**：

3670-3677, 1996.
8) Ehrenshaft, M., et al. : A highly conserved sequence is a novel gene involved in de novo vitamin B_6 biosynthesis. *Proc. Natl. Acad. Sci.*, **96** : 9374-9378, 1999.
9) Ngo, E.O., et al. : Absence of pyridoxal 5´-phosphate oxidase(PNPO) activity in neoplastic cells ; isolation, characterization and expression of PNPO cDNA. *Biochemistry*, **37** : 7741-7748, 1998.
10) Cake, M.H., DiSorbo, D.M., Litwack. : Effect of pyridoxal phosphate on the DNA binding site of activated hepatic glucocorticoid receptor. *J. Biol. Chem.*, **253** : 4886-4891, 1978.
11) Allgood, V.E., Powell-Oliver, F.E., Cidlowski, J.A. : Vitamin B_6 influences glucocorticoid receptor-dependent gene expression. *J. Biol. Chem.*, **265** : 12424-12433, 1990.
12) Allgood, V.E., Cidlowski, J.A. : Vitamin B_6 modulates transcriptional activation by multiple members of the steroid hormone receptor super family. *J. Biol. Chem.*, **267** : 3819-3824, 1992.
13) Oka, T., et al. : Pyridoxal 5´-phosphate modulates expression of cytosolic aspartate aminotransferase gene by inactivation of glucocorticoid receptor. *J. Nutr. Sci. Vitaminol.*, **41** : 363-375, 1995a.
14) Kondo, T., Okada, M. : Effect of pyridoxine administration on the induction of cytosolic aspartate aminotransferase in the liver of rats treated with hydrocortisone. *J. Nutr. Sci. Vitaminol.*, **31** : 509-517, 1985.
15) Oka, T., et al. : Effect of vitamin B_6 deficiency on the expression of glycogen phosphorylase mRNA in rat liver and skeletal muscle. *Experientia*, **50** : 127-129, 1994.
16) Oka, T., et al. : Vitamin B_6 deficiency causes activation of RNA polymerase and general enhancement of gene expression in rat liver. *FEBS Lett.*, **331** : 162-164, 1993.
17) Oka, T., et al. : Vitamin B_6 modulates expression of albumin gene by inactivating tissue-specific DNA-binding protein in rat liver. *Biochem. J.*, **309** : 242-248, 1995b.
18) Cereghini, S., et al. : Factors involved in control of tissue-specific expression of albumin gene. *Cell*, **50** : 627-638, 1987.
19) Marie. P., Wuarin, J., Shibler, U. : The role of cis-acting promoter elements in tissue-specific albumin gene expression in rat liver. *Science*, **244** : 343-346, 1989.
20) Molina, A., et al. : Vitamin B_6 suppresses growth and expression of albumin gene in a human hepatoma cell line HepG2. *Nutr. Cancer*, **28** : 206-211, 1997.
21) Oka, T., et al. : Pyridoxal 5´-phosphate inhibits DNA binding of HNF1. *Biochim. Biophys. Acta*, **1568** : 189-196, 2001.
22) Oka, T., et al. : Modulation of albumin gene expression by amino acid supply in rat liver is mediated through intracellular concentration of pyridoxal 5´-phosphate. *J. Nutr. Biochem.*, **8** : 211-216, 1997.
23) Meisler, N.T., Thanassi, J.W. : Pyridoxine-derived B_6 vitamers and pyridoxal 5´-phosphate-binding proteins in cytosolic and nuclear fractions of HTV cells. *J. Biol. Chem.*, **265** : 1193-1198, 1990.
24) Subbarao, K., Kuchibhotla, J., Kakkar, V.V. : Pyridoxal 5´-phosphate - a new physiological inhibitor of blood coagulation and platelet function. *Biochem. Pharmacol.*, **28** : 531-534, 1979.
25) Kornecki, Feinberget : Pyridoxal phosphate inhibition of platelet function. *Am. J. Physiol.*, **238** : 1154-1160, 1980.
26) Born, G.V.R. : Uptake of adenosine and adenosine diphosphate by human blood platelet. *Nature (London)*, **206** : 1121-1122, 1965.
27) Born, G.V.R., Feinberg, H. : Binding of adenosine diphospahte to intact human platelet. *J. Physiol. London*, **251** : 803-816, 1975.
28) Rifkin, D.B., Compans, R.W., Rwich, E. : A specific labeling procedure for proteins on the outer surface of membranes. *J. Biol. Chem.*, **247** : 6432-6437, 1972.
29) Chang, S.J., Chung, H.J., Chen, H.H. : Vitamin B_6 down-regulates the expression of human GPIIb gene. *J. Nutr. Sci. Vitaminol.*, **45** : 471-479, 1999.
30) Jennings, L.K., Phillips, D.R. : Purification of glycoproteins IIb and IIIa from human platelet plasma membranes and characterization of a calcium-dependent glycoprotein IIb-IIIa complex. *J. Biol. Chem.*, **257** : 10458-10466, 1982.
31) Chen, Y.P., et al. : Beta 3 integrin-mediated fibrin clot retraction by nucleated cells : differing

behavior of alpha IIb beta 3 and alpha v beta 3. *Blood*, **86** : 2606-2615, 1995.
32) Fizgerald, L.A., *et al.* : Protein sequence of endothelial glycoprotein IIIa derived from a cDNA clone. Identity with platelet glycoprotein IIIa and similarity to "integrin". *J. Biol. Chem.*, **262** : 3936-3939, 1987.
33) Uzan, G., *et al.* : Tissue-specific expression of the platelet GPIIb gene. *J. Biol. Chem.*, **266** : 8932-8932, 1991.
34) Block, K.L., *et al.* : Characterization of regulatory elements in the 5´-flamking region of the rat GPIIb gene by studies in a primary rat marrow culture system. *Blood*, **84** : 3385-3393, 1994.
35) Block, K.L., Ponez, M. : Platelet glycoprotein IIb gene expression as a model of megakaryote-specific expression. *Stem Cell*, **13** : 135-145, 1995.
36) Tabilio, A., *et al.* : Expression of platelet membrane glycoproteins and a-granule protein by a human erythroleulemia cell line (HEL). *EMBO J.*, **3** : 453-459, 1984.
37) Martin, F., *et al.* : The transcription factor GATA-1 regulates the promoter activity of the platelet glycoprotein IIb gene. *J. Biol. Chem.*, **268** : 21606-21612, 1993.
38) Chang, S.J., Chang, C.N., Chen, C.W. : Occupancy of glycoprotein IIb/IIIa by B-6 vitamers inhibits human platelet aggregation. *J. Nutr.*, **132** : 3603-3608, 2002.
39) Dragunow, M., Robertson, H.A. : Kindling stimulation induced c-fos protein(s) in granule cells of the rat dendate gyrus. *Nature (London)*, **329** : 441-442, 1987.
40) Dragunow, M., Robertson, H.A. : Brain injury induced c-fos protein(s) in nerve and glia-like cells in adult mammalian brain. *Brain Res.*, **455** : 295-299, 1988.
41) Morgan, J.I., *et al.* : Mapping pattern of c-fos expression in the central nervous system after seizure. *Science*, **196** : 1313-1319, 1987.
42) Makino, K., Matsuda, M. : Vitamin B_6 enzymes convulsion. *Shinkei Kenkyu no Shimppo* (Japanese), **4** : 72-76, 1960.
43) Mizuno, A.M., *et al.* : c-Fos mRNA induction under vitamin B_6 antagonist-induced seizure. *Neurosci. Lett.*, **98** : 272-275, 1989.
44) Potera, C., Rose, D.P., Brown, R.R. : Vitamin B_6 deficiency in cancer patients. *Am.J. Clim. Nutr.*, **30** : 1677-1679, 1977.
45) Chrisley, B.M., Hendricks, T.S. : Vitamin B_6 status of a group of cancer patients. *Nutr. Res.*, **6** : 1023-1029, 1986.
46) Komatsu, S., *et al.* : Supplemental vitamin B_6 suppresses azoxymethane-induced colon tumorgenesis in mice by reducing cell proliferation. *J. Nutr.*, **131** : 2204-2207, 2001.
47) Oka, T. : Modulation of gene expression by vitamin B_6. *Nutr. Res. Rev.*, **14** : 257-265, 2001.

7. 共役リノール酸のはたらき

7.1 共役リノール酸の歴史

　食品の機能は3つに分類することが可能である．一次機能は食品中の栄養素が果たす機能性，二次機能は食品成分の特異構造が感覚に訴えるもので食品の受諾性に関与する機能性である．三次機能は食品成分の生体調節機能に関する機能性であり，生体防御作用の強化，疾病の予防と回復，生体リズムの調節，肥満の防止，老化の抑制が挙げられる．このような三次機能を有する食品を機能性食品と呼ぶが，食物繊維，ポリフェノール，オリゴ糖などを始めとしていくつかの食品が複数の三次機能を有することが明らかにされてきた．このような三次機能を有する食品群の1つとして，さまざまな脂質を挙げることができる．われわれが食事成分として毎日摂取する脂質（トリグリセリド）は1分子のグリセリンと3分子の脂肪酸から構成されており，脂肪酸の種類は大きく飽和，モノ不飽和，多価不飽和脂肪酸に分けることができる．このうち，多価不飽和脂肪酸は免疫調節，制がん作用，抗血栓形成および血清脂質低下効果を有する多機能因子であることが知られている．本章では多価不飽和脂肪酸の1種である共役リノール酸（CLA）に着目して，その働きについて解説することにする．

　多価不飽和脂肪酸とはその分子中に2つ以上の二重結合を有するものを指すが，そのほとんどはリノール酸に代表されるように，二重結合の位置が互いに2つの単結合を挟む状態にあり，すべての二重結合がシス配置を有している．図7.1にはCLAの構造式を示した．CLAは共役ジエン構造を有するリノール酸の位置および構造異性体の総称である．単結合と交互に存在する二重結合は『共役』していると呼ばれ，CLAのように二重結合が2つ存在するものは共役ジエンと呼ばれる．このような部分構造はCLAにリノール酸とは異なるさまざまな性質を与えることとなる．分光学的にみると，このような構造は230 nmに特徴的な吸収極大を与える．

　CLAの化学的歴史は1930年代まで遡る(さかのぼ)ことができ，牛乳中に存在する230 nmに吸収極大を有する未知の物質として見いだされた[1,2]．この物質は，乳牛の飼料

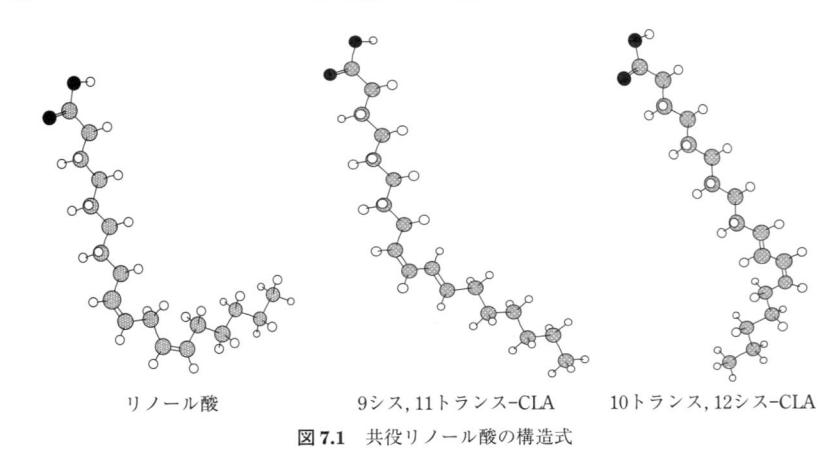

リノール酸　　　　9シス, 11トランス-CLA　　　10トランス, 12シス-CLA
図7.1　共役リノール酸の構造式

組成あるいは季節により存在量が変動することが報告され，期せずして現在多くの研究者が試みているCLA強化乳をつくるための最も初期の情報を与えた．1930年代後半には吸収極大の源が共役ジエン構造にあることが示され，その後赤外線スペクトル，ガスクロマトグラフィー，質量スペクトル，銀イオン薄層クロマトグラフィー，オゾン分解法などを駆使して，その炭素数，二重結合の位置およびシス，トランス配置が決定され，乳脂中における230 nmに吸収極大を有する未知の物質が9シス，11トランス型のオクタデカジエン酸（9c, 11t-CLA）を主成分とすることが明らかとなった（図7.1）．

　CLAは牛，羊などの反すう動物の乳あるいは食肉中に多く存在することが知られている[3]．この理由として反すう胃内でCLA合成が盛んであることが挙げられる．反すう動物の第一胃であるルーメンの内容物とともに多価不飽和脂肪酸を培養すると，水素添加反応より不飽和度の低い脂肪酸が生成することが知られているが，リノール酸を基質とした際には同時に共役ジエン構造を有する物質が生成する．Keplerらはこれらの背景のもとに研究を進め，ルーメン内の細菌の一種である *Butyrivibrio fibrisolvens* がリノール酸からトランスモノ不飽和脂肪酸への水素添加反応を行う際の中間生成物として9c, 11tおよび9t, 11c-CLAが生成することを見いだしている[4]．後に，リノール酸シス-12, トランス-11異性化酵素の存在が確認され，CLAは酵素反応における1次中間生成物であることが明らかとなっている[5]．このように，CLAが乳脂中に存在することが知られていたものの，当初は微量成分として認識され，機能的な食品成分として大きな注目を浴びることはなかった．しかしながら，1980年代にウィスコンシン大学のParizaらが，焼いた牛

肉中に抗変異原性物質の存在を確認し，これがCLAであることを報告した[6]．続いて，IpらのグループはCLAの抗乳がん活性を報告したが，その作用用量はそれまでいくつか報告のあった抗がん活性を有する脂質に比べて桁違いに低いものであった[7]．これらの生理機能の発見を発端に，多くの研究者によりCLAの生理機能の探索が開始された．本章では，CLAのきわめて多彩な生理機能について解説する．

7.2 共役リノール酸の供給

上に示したように，CLAの食事からの供給源は主として反すう動物由来の食品である．CLA自身が脂質であるので必然的にバター，牛脂などの油脂食品で含有量が高くなるが，その脂質あたりの含量は低く，これらの食品およびその他の乳製品中では高いものでも10 mg/g脂肪程度である[3]．また，これらの食品中におけるCLAは多くが9c, 11t型で存在すると考えられている．現在，畜肉，乳製品，鶏卵などの食品において「CLA強化」が試みられているが，十分な成果が得られていない．このような背景から，天然物からのCLA高含有油脂の調製は困難であり，実験的なCLAの供給にはリノール酸あるいはリノール酸に富む植物油脂をアルカリ性条件下で加熱し，異性化を行う方法がとられてきた．この方法により生成するCLAは反すう動物由来脂質のものとは異性体比が大きく異なる．すなわち，合成型CLAには天然型CLAの主成分である9c, 11t型に加えて，10t, 12c型がほぼ等量存在する[8]．加えて，合成型CLAにはかなりの種類の異性体が微量存在することが確認されている[9]．近年では微生物によるCLA生産の試みも研究が進んでおり，CLAの異性体選択的な供給法としても期待がなされる[10,11]．CLAの機能検定は当初よりこの異性体混合物で行われてきたため，発見された多彩な機能がどの異性体に基づくかについて不明であった．近年になり，分離精製技術が確立され，これらの異性体に加えてc,cあるいはt,t型CLAなどの天然型および合成型のいずれにおいても微量しか存在しない異性体が市販されるようになってきた．このため，急速に各異性体の生理機能特性が明らかにされつつあり，すでにいくつかの生理機能については主役となる異性体が決定されている．

7.3 抗がん活性

はじめに述べたように，CLAの機能が注目を集めたきっかけはその強い抗がん活性にある．Dimethylbenz[a]anthracene（DMBA）誘導性乳がん発症モデルに

おいては，食餌中にCLAを0.1％添加することにより有意な腫瘍数の減少が認められている[7]．発がん剤には2つの種類が存在し，生体内で代謝された後に発がん活性を有する前駆型発がん物質と，それ自身が直接DNAに作用する直接型発がん物質がある．DMBAは前駆型発がん物質であるが，CLAはメチルニトロソウレアのような直接型発がん物質による乳がん発症も抑制することから，少なくともCLAの乳がん発症抑制は発がん物質の代謝活性化の抑制では説明できないようである．異性体別の抗発がん活性は乳がんにおいては $9c, 11t$ 型のみならず $10t, 12c$ 型もその効果を有するようである[12]．

CLAの抗変異原性は牛肉中の1成分として発見されたものであり，$9c, 11t$ 型に活性があると考えられている．実際，高CLA含有バターが乳がん発症抑制効果を示すことから，「天然型」CLAに確実に活性が存在しているものと思われる．発がん抑制の機構は明らかでないが，リノール酸代謝への干渉，ビタミンA代謝の調節，抗酸化機能などを介して発現している可能性があり，また，個々の異性体が別々の標的に作用している可能性も考えられる．発がん物質（2-amino-1-methyl-6-phenylimidazo[4,5-b]pyridine：PhIP）は前駆型発がん物質であり，活性型PhIPはDNAの付加体を形成することでDNAに変異を引き起こすことが知られているが，CLAはPhIPのDNAへの付加を抑制することで発がん抑制を導くとの報告もみられ，結果的にPhIPにより誘導される塩基配列の変異も抑制する[13]．皮膚，結腸などにおいてもCLAは発がん抑制効果を有しており，異性体別の抗腫瘍活性についても *in vitro* 試験結果が蓄積されつつある．

ある種の乳がん細胞あるいは大腸がん細胞に対する増殖抑制効果は $9c, 11t$ 型にその活性が見いだされているが，$10t, 12c$ 型CLAがより強い細胞増殖抑制効果あるいはアポトーシスを介した細胞致死活性を有するとの報告もなされている．アポトーシスは遺伝子により制御された細胞死であり，アポトーシス誘導刺激に対して一連の細胞死誘導シグナルを経て細胞死が誘導される．アポトーシスの制御は疾病と深くかかわり，がん細胞のアポトーシス誘導はがん治療法の1つとしても注目される．図7.2にラット肝がん細胞を用いたCLAによるアポトーシス誘導の例を示した[14]．$10t, 12c$ 型CLAはきわめて低濃度から細胞増殖抑制活性を示しており，アポトーシスに特徴的なカスパーゼの活性化が誘導されている．図7.3には $10t, 12c$-CLAが関与すると思われるアポトーシスの実行経路を簡単に示した．CLAのアポトーシス誘導効果に関する報告がいくつかあり，ほとんどの場合ミトコンドリアを介したアポトーシス誘導機構が想定されている．この経路において

7.3 抗がん活性

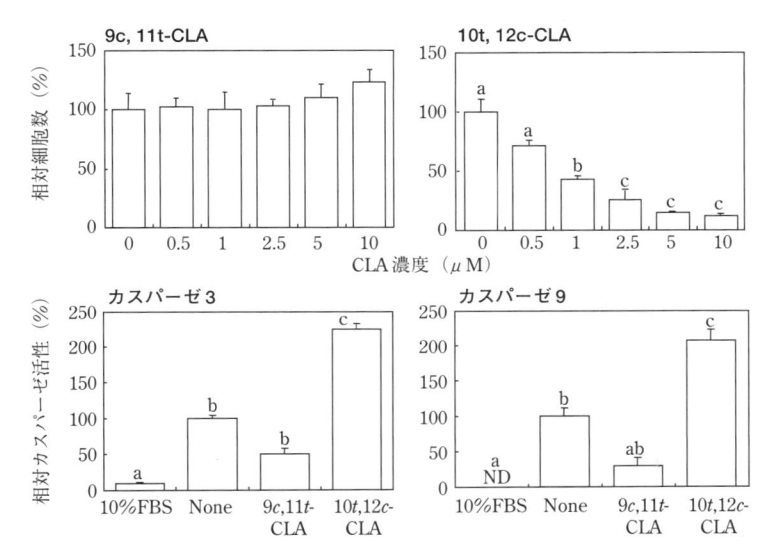

図 7.2 共役リノール酸によるラット肝がん細胞のアポトーシス誘導（Yamasaki et al., 2003）細胞は 1 ウェルあたり 50000 個を接種し，72 時間培養．数値は 3 培養区の平均値 ± 標準偏差．異なる文字を有する群間に有意差あり．

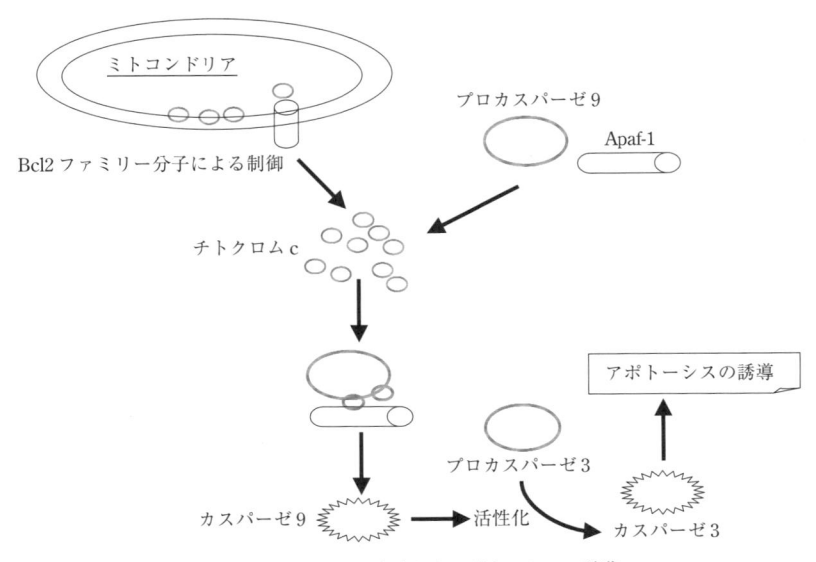

図 7.3 ミトコンドリアを介したアポトーシスの誘導

は，ミトコンドリアからのチトクロム c の放出がカスパーゼ 9 の活性化の引き金となるが，ミトコンドリア膜上に存在する Bcl2 ファミリータンパクがチトクロム c の放出に深く関与する．CLA が標的とする Bcl2 ファミリー分子あるいはさらに上流の作用点は明確でない．

In vitro における CLA のがん細胞増殖抑制あるいは致死活性の発現機構として，酸化傷害の誘導，エストロゲン受容体との相互作用，がん細胞の主要な増殖因子の 1 つである上皮成長因子（EGF）の受容体からのシグナル伝達阻害などさまざまな経路が想定されており，がん細胞の種類により CLA の標的が異なる可能性がある．また，CLA は飽和脂肪酸のデルタ 9 不飽和化阻害効果により，飽和，モノ不飽和脂肪酸レベルを変化させることが知られており[15]，デルタ 9 不飽和化阻害を含めた CLA の有する脂肪酸代謝調節効果が細胞毒性効果の発現に寄与する可能性がある[16,17]．CLA 以外の共役脂肪酸として，より不飽和度の高い共役脂肪酸においても強い細胞致死活性が *in vitro, in vivo* の両面で確認されている[18]．これらの脂肪酸はがん細胞特異的に酸化傷害を誘導すると理解されている．共役トリエン酸の場合，全トランス形が強い細胞毒性を示すようであり，われわれも全トランス CLA が 10*t*, 12*c* 型ほどではないが細胞致死活性を発現することを明らかにしている．CLA 異性体の発がん抑制効果は 9*c*, 11*t* および 10*t*, 12*c* 型以外ではほとんど検討されておらず，さらに活性の高い CLA 異性体が存在する可能性が秘められている．

7.4 免疫調節機能

グラム陰性細菌由来のエンドトキシンであるリポポリサッカライド（LPS）はインターロイキン（IL)-1 あるいは腫瘍壊死因子（TNF)-α の産生促進を通じて家畜の成長阻害を引き起こすことが知られている．ニワトリのヒナに LPS を投与するとエンドトキシンショックにより体重が減少するが，CLA はこの体重減少を抑制し，家畜の成長促進に寄与することが報告されている．細胞実験系においてはラットマクロファージからの TNF-α 産生を抑制することが報告されており，CLA が炎症性サイトカイン産生の抑制を通じて，成長促進因子として働くことが示唆されている．

一方，10*t*, 12*c*-CLA は強い体脂肪減少効果を有しており，脂肪組織においては TNF-α の過剰産生を誘導して脂肪細胞にアポトーシスを引き起こすことが知られている[19]．免疫系細胞においても，9*c*, 11*t*-CLA を摂食したラット脾臓細胞では

TNF-α 産生が促進されていることが報告されており，異性体特異性，細胞特異性についてさらに検討が必要な状況にある．

　また，CLAがプロスタグランジン（PG）産生の抑制を通じて多彩な生理機能を発現する可能性が示されている[20～22]．炭素数20の多価不飽和脂肪酸を基質として生体内で合成されるPG類などのエイコサノイドは，多彩な生理活性を発現する．表7.1におもなエイコサノイドの生理機能を示したが，特にCLAの骨形成促進効果にはPGE$_2$の産生抑制が関与しているものと思われる[23]．リノール酸は鎖長延長，不飽和化反応を経てエイコサノイド産生の基質となるアラキドン酸に代謝されるが，CLAも同様に代謝されることが明らかとなっている．10t, 12c型CLAは鎖長延長，不飽和化反応を受け，5c, 8c, 12t, 14c-エイコサテトラエン酸に代謝されPG合成の初発酵素であるシクロオキシゲナーゼ（COX）の強力な拮抗阻害剤として働く[24]．また，CLAは肝がん組織でCOXの発現そのものを低下させる．9c, 11t型CLAもデルタ6不飽和化酵素を阻害することが報告されており，PGH合成反応において基質であるアラキドン酸に対して拮抗的に働く[25]．また，CLAはもう1つのエイコサノイドであるロイコトリエン（LT）の産生抑制効果も有する．この効果には組織依存性があり，CLAは肺LT C$_4$レベルを低下させるが脾臓ではこのような効果は認められない[20]．LT類は表7.1に示したような生理作用により炎症性メディエーターとして働き，とりわけLTC$_4$, D$_4$, E$_4$はぜんそくのメディエーターとして注目されている．これらの結果はCLAが炎症反応抑制的に働くことを示唆するものであり，実際にモルモットにおいてはオボアルブミン投

表7.1　おもなエイコサノイドの生理活性

出発物質	物質名	おもな生理作用
ジホモ-γ-リノレン酸	PGE$_1$	血小板凝集抑制，血管拡張，抗炎症
アラキドン酸	PGE$_2$	胃粘膜保護，骨吸収，血管拡張，血管透過性亢進，子宮筋収縮
	PGF$_{2\alpha}$	子宮筋収縮，気管支筋収縮
	PGD$_2$	催眠，制がん
	PGI$_2$	血小板凝集抑制，血管拡張，cAMP上昇，気管支弛緩，胃粘膜保護
	TXA$_2$	血小板凝集，血管収縮
	LTB$_4$	白血球化学走性亢進，白血球活性化
	LTC$_4$, D$_4$, E$_4$	呼吸器系平滑筋収縮，血管透過性亢進，アナフィラキシー誘発
エイコサペンタエン酸	PGI$_3$	PGI$_2$に同じ作用
	TXA$_3$	TXA$_2$に同じ作用，活性は弱い
	LTB$_5$	LTB$_4$に同じ作用，活性は弱い
	LTC$_5$, D$_5$, E$_5$	LTC$_4$, D$_4$, E$_4$に同じ作用

PG：プロスタグランジン，LT：ロイコトリエン，TX：トロンボキサン．

与による即時型過敏症を抑制することが報告されている[26].

　体液性免疫の主役となる抗体には5種類のクラスが存在しており，それぞれ IgA, IgD, IgE, IgG, IgM と呼ばれる．IgAは気管支粘液，唾液，初乳などに比較的多量に含まれ，腸管免疫系においてもウイルス，細菌，アレルゲンなどの生体異物の侵入を阻害する．IgGは血中に最も多量に存在する抗体であり，全身免疫系をつかさどる終生免疫に関与する．IgMはIgGとともにⅡ型アレルギーの発症に深くかかわる抗体であり，生体異物の侵入に対して最初に産生される．Ⅰ型アレルギーの発症においてはIgE抗体が重要な役割を担う．好塩基球あるいは肥満細胞上に発現する高親和性IgE受容体に結合した2分子の抗原特異的IgEが，抗原により架橋され，炎症性メディエーターの産生あるいは脱顆粒によりヒスタミン等の放出が誘導される．したがって，IgE産生の抑制はⅠ型アレルギーの発症抑制につながることが期待される．CLAを摂食したラットでは血清IgEレベルおよび腸間膜リンパ節（MLN）リンパ球のIgE産生能が低下しており，IgEの産生抑制を通じてCLAが抗炎症効果を発現することが期待できる．加えて，CLA摂食はMLNおよび脾臓リンパ球においてIgE以外の抗体産生能を増強させることが明らかとなっている．脾臓リンパ球の抗体産生増強効果はCLAを0.05％含む食餌でラットを3週間飼育することで観察される．脾臓リンパ球とMLNリンパ球ではCLAに対する感受性が異なっており，MLNリンパ球での抗体産生増強は1オーダー高い摂取量から観察されている[20,27]．マウスにおいても抗体産生の増強効果は認められ，$10t, 12c$型CLAが活性本体であると推察される[28]．

　一方，CLAの抗体産生促進効果は *in vitro* の系では認められない[27]．このような食い違いは他の免疫調節機能にも認められ，マクロファージの貪食活性やインターロイキン（IL）-2産生に及ぼす影響は「促進」，「影響なし」，「抑制」など一定していない[28〜31]．T細胞はヘルパーT細胞とサプレッサーT細胞の2種に大別されるが，ヘルパーT細胞は産生するサイトカインの種類によってさらにタイプ1（Th1）およびタイプ2（Th2）に分類されている（図7.4）．Th1細胞はIL-2，インターフェロン（IFN）-γなどのサイトカインを産生し，細胞傷害性T細胞あるいはナチュラルキラー細胞の活性化を通じて腫瘍免疫を増強することが期待される．これらの細胞群に対するCLAの活性化効果についてはいくつか報告がみられるが，重症複合免疫不全症（SCID）マウスにおいてもCLAの抗腫瘍効果が認められることから，CLAの抗腫瘍活性の発現に免疫調節機能の発現は必ずしも必要でないようである．Th2細胞サイトカイン産生への影響を検討した例は少ないが，

図7.4 の図示:

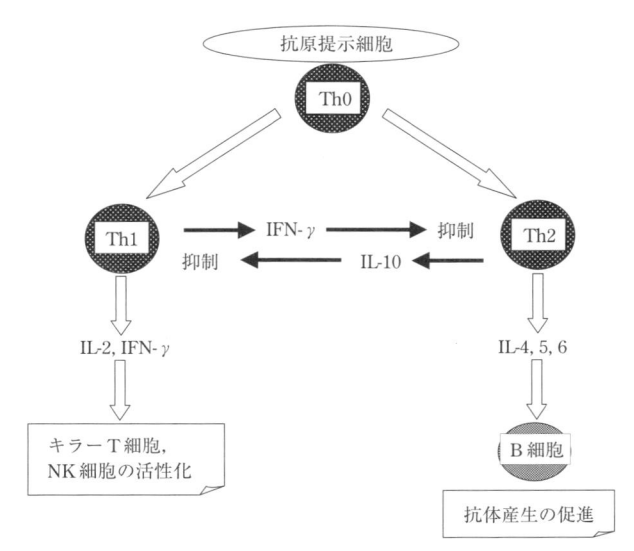

抗原提示細胞 → Th0 → Th1 / Th2
Th1 → IFN-γ → 抑制 Th2
Th2 → IL-10 → 抑制 Th1
Th1 → IL-2, IFN-γ → キラーT細胞, NK細胞の活性化
Th2 → IL-4, 5, 6 → B細胞 → 抗体産生の促進

図7.4 2種類のヘルパーT細胞の役割
IL：インターロイキン，IFN：インターフェロン

マウス脾臓細胞からのIL-4およびIL-5産生には影響がなく，細菌感染時のブタリンパ節ではIL-10のmRNA発現が抑制されることが報告されている[32]．ヘルパーT細胞におけるTh2タイプへのバランスの傾きは抗体産生促進的に働くと考えられるが，CLA摂食によりIL-4産生が抑制されるとの報告もあり[33]，CLAの抗体産生促進活性はTh2細胞の活性化には関与しないものと思われる．T細胞の分化に関するこれまでの知見から，CLAはTh1細胞比率の上昇を誘導する場合と，非Th1非Th2タイプすなわちTh0タイプに維持する場合があると考えられる．

これらの動物実験の結果を受けて，CLAのヒトにおける生理機能の発現の有無が検討されつつある．これまで，1日あたり3.9gのCLAを3カ月にわたって投与した結果，免疫パラメーターには顕著な影響は認められなかったとの報告がなされている[34]．

7.5 脂質代謝調節および体脂肪減少効果

CLAの異性体特異的効果がよく検討されているものの1つに体脂肪減少効果が挙げられる．CLAの体脂肪減少効果はさまざまな動物種において報告されているが，応答性は種間で大きく異なっており，マウスはきわめて応答性が高い．図

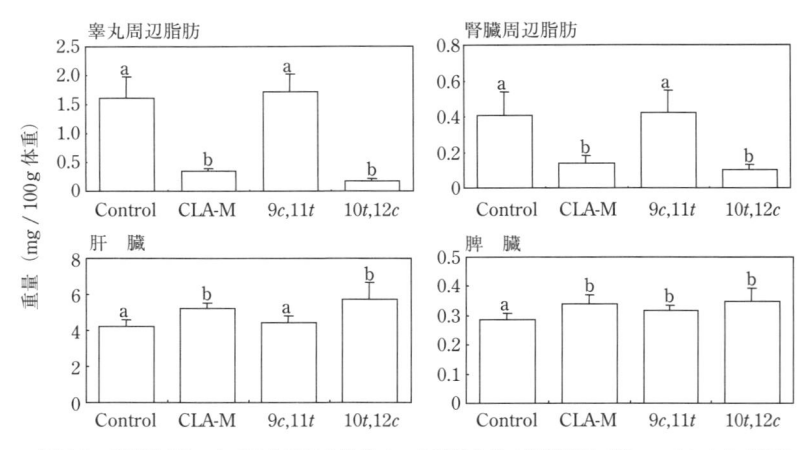

図 7.5 C57BL/6J マウスにおける共役リノール酸摂食後の組織重量（Yamasaki *et al*., 2003）
数値は 10 匹の平均値 ± 標準偏差．異なる文字を有する群間に有意差あり．CLA 群における CLA 含量はいずれも 1% で，CLA-M は $9c,11t$ および $10t,12c$ 異性体をほぼ 1:1 で含む．

7.5 に 1% CLA を摂食したマウスの各種組織重量を示したが，マウスにおいては極端な体脂肪の減少と肝臓重量の増加が起こることが明らかである．なお，ここで CLA-M 群は $9c,11t$ および $10t,12c$ 型を 1:1 で含む飼料を与えたものを指している．同じ齧歯類でもラットにおいてはこの効果はさほど顕著ではないが，OLETF ラットのような肥満モデルにおいては比較的顕著に認められる[35]．また，CLA 摂取量に加え，摂取脂質に対する CLA の割合も体脂肪減少効果の発現には重要な要素である[36]．図 7.5 では CLA 異性体の効果も示しているが，CLA の体脂肪減少効果は $10t,12c$ 型に強く認められる．また，$10c,13c$-ノナデカジエン酸より調製した共役脂肪酸にも CLA と同様に体脂肪減少効果が報告され[37]，共役トリエン酸にも体脂肪減少効果は認められている[38]．CLA の体脂肪減少効果の作用機構の解明は，マウス線維芽細胞株 3T3-L1 を脂肪細胞に分化させる系において行われている．脂肪細胞における脂肪蓄積の低下機構として，取り込み，合成，消費，放出の過程が作用点として考えられるが，CLA はリポプロテインリパーゼ活性阻害を通じ，脂肪の取り込みを抑制することが報告されている[37,39]．また，上述したように CLA 摂食により脂肪細胞にアポトーシスが誘導されることが知られているが，前駆脂肪細胞に対してもアポトーシスを誘導する[40,41]．

脂肪分解系については促進を示唆する報告もみられるが，現在のところ CLA の体脂肪減少効果における脂肪分解促進の寄与度は明確でない[37,42]．脂肪細胞のア

ポトーシス誘導効果に加えて，*in vivo* においては脂肪細胞のサイズがCLA摂食により小型化するとの報告もある[43]．9*c*, 11*t*型には体脂肪減少効果はほとんど認められないが，逆にマウスにおいては成長を促進することが報告されている[37]．CLAの体脂肪減少効果についてはいくつか疫学調査結果があるが，現在までに「効果あり」と「効果なし」の双方の報告があり，明確な摂取期間および用量依存性は認められていない[44]．

2型糖尿病は従来インスリン非依存糖尿病（NIDDM）とも呼ばれており，インスリン抵抗性とインスリン分泌不全によって起こる．2型糖尿病患者においてはCLA投与後，体重および血清レプチンレベルと血中10*t*, 12*c*-CLAレベルに逆相関性が認められており，ヒトにおける10*t*, 12*c*-CLAの機能性に期待が持たれる[45]．レプチンは主として脂肪組織から分泌されるアディポサイトカインの1種であり，血中レプチンレベルは体脂肪率あるいは体格指数と正に相関することが知られている．レプチンは，当初食欲調節因子として発見されたが，免疫調節，血管新生誘導効果などの機能性を有することが知られてきており，レプチン産生調節を介したCLAの生理機能調節は多岐にわたる可能性がある．

血中インスリンレベルに及ぼす影響についてもかなりの種特異性が認められている．糖尿病および肥満のモデルであるZucker fa/faラットにおいてCLAがインスリン抵抗性を改善したことから，CLAが2型糖尿病の病態改善に有効であることが期待されている[46,47]．一方，マウスにおいては前述の強い体脂肪減少効果とともに血中グルコースおよびインスリンレベルの増加およびインスリン抵抗性の獲得が報告されている[19,48]．CLAの脂質代謝調節機能については肥満者を対象とした臨床試験が始められており，インスリン，グルコースレベルに変化は認められず，逆にインスリン抵抗性を獲得するとの報告がなされている．

9*c*, 11*t*-CLAは反すう動物由来の食品中に見いだされる主要CLAであり，CLA研究のスタートは9*c*, 11*t*-CLAに原点があるといえる．10*t*, 12*c*-CLAはCLA合成における副産物であり，われわれにはほとんど食歴がない新規生理活性物質である．CLAの多彩な生理機能の活性本体を異性体ごとに検討すると10*t*, 12*c*-CLAが活性本体であるか，9*c*, 11*t*-CLAより強い活性を有する場合が多く，その活性はときとして薬理作用と呼ぶべきほど強い．食あるいは薬としてのCLAはいずれにおいてもわれわれの生活に有効に組み込まれることが望ましく，10*t*, 12*c*-CLAの安全性については十分に検証される必要がある．反すう動物由来の食品中あるいはヒト

組織,母乳などには9c, 11t-CLA以外にも比較的高い割合で, 7t, 9c-CLAなどが存在することも知られており,その生物学的重要性の解明が待たれる.CLAの生理機能は,ここで解説した以外に動脈硬化抑制,骨代謝改善,血小板凝集抑制などが報告されており,詳細な作用機構が解明されることにより,われわれの生活に広範に利用されることが期待されている. 〔山崎正夫・山田耕路〕

文 献

1) Booth, R.G., et al. : A new variable factor in butter fat. *Chem. Ind.*, **52** : 270, 1933.
2) Booth, R.G., et al. : A study of seasonal variation in butter fat. II A seasonal spectroscopic variation in the fatty acid fraction. *Biochem. J.*, **29** : 133-137, 1935.
3) Fritsche, J., Rickert, R., Steinhart, H. : Formation, contents, and estimation of daily intake of conjugated linoleic acid isomer and trans-fatty acids in foods. "Advances in conjugated linolleic acid research Vol.1" (Yurawecz, MP., et al. eds.), pp.378-396, AOCS Press, 1999.
4) Kepler, C.R., et al. : Intermediates and products of the biohydrogenation of linoleic acid by Butyrivibrio fibrisolvens. *J. Biol. Chem.*, **241** : 1350-1354, 1966.
5) Kepler, C.R., Tove, S.B. : Biohydrogenation of unsaturated fatty acids. III, purification and properties of a linoleate D12-cis, D11-trans-isomerase from Butyrivibrio fibrisolvens. *J. Biol. Chem.*, **242** : 5686-5692, 1967.
6) Ha, Y.L., Grimm, N.K., Pariza, M.W. : Anticarcinogens from fried ground beef : heat altered derivatives of linoleic acid. *Carcinogenesis*, **8** : 1881-1887, 1987.
7) Ip, C., et al. : Conjugated linoleic acid suppresses mammary carcinogenesis and proliferative activity of the mammary gland in the rat. *Cancer Res.*, **54** : 1212-1215, 1994.
8) Reaney, M.J.T., Liu, Y.-D., Westcott, N.D. : Commercial production of conjugated linoleic acid. "Advances in conjugated linolleic acid research Vol.1" (Yurawecz, MP., et al. eds.), pp.39-54, AOCS Press, 1999.
9) Christies, W.W., Dobson, G., Gunstone, F.D. : Isomers in commercial samples of conjugated linoleic acid. *J. Am. Oil Chem. Soc.*, **74** : 1231, 1997.
10) Kishino, S., et al. : Ricinoleic acid and castor oil as substrates for conjugated linoleic acid production by washed cells of Lactobacillus plantarum. *Biosci. Biotechnol. Biochem.*, **66** : 2283-2286, 2002.
11) Kishino, S., et al. : Conjugated linoleic acid production from linoleic acid by lactic acid bacteria. *J. Am. Oil Chem. Soc.*, **79** : 159-163, 2002.
12) Hubbard, N.E., Lim, D., Erickson, K.L. : Effect of separate conjugated linoleic acid isomers on murine mammary tumorigenesis, *Cancer Lett.*, **190** : 13-19, 2003.
13) Yang, H., et al. : Conjugated linoleic acid inhibits mutagenesis by 2-amino-1-methyl-6-phenylimidazo [4, 5-b] pyridine in the prostate of Big Blue((R)) rats. *Mutagenesis*, **18** : 195-200, 2003.
14) Yamasaki, M., et al. : Potent cytotoxic effect of trans-10, cis12 isomer of conjugated linoleic acid on rat hepatoma dRLh-84 cells. *Cancer Lett.* **188** : 171-180, 2002.
15) Park, Y., et al. : Inhibition of hepatic stearoyl-CoA desaturase activity by trans-10, cis-12 conjugated linoleic acid and its derivatives. *Biochim. Biophys. Acta*, **1486** : 285-292, 2000.
16) Yamasaki, M., et al. : Alleviation of the cytotoxic activity induced by trans10, cis12-conjugated linoleic acid in rat hepatoma dRLh-84 cells. *Cancer Lett.* **196** : 187-196, 2003.
17) Igarashi, M., Miyazawa, T. : The growth inhibitory effect of conjugated linoleic acid on a human hepatoma cell line, HepG2, is induced by a change in fatty acid metabolism, but not the facilitation of lipid peroxidation in the cells. *Biochim. Biophys. Acta*, **1530** : 162-171, 2001.
18) 宮澤陽夫,都築 毅,五十嵐美樹:共役脂肪酸の抗癌作用,食品工業, **46** : 23-30, 2003.
19) Tsuboyama-Kasaoka, N., et al. : Conjugated linoleic acid supplementation reduces adipose tissue by

apoptosis and develops lipodystrophy in mice. *Diabetes*, **49**：1534-1542, 2000.
20) Sugano, M., *et al.*：Effect of conjugated linoleic acid on polyunsaturated fatty acid metabolism and immune function. "Advances in conjugated linolleic acid research Vol.1" (Yurawecz, MP., *et al.* eds.), pp.327-339, AOCS Press, 1999.
21) Nakanishi, T., *et al.*：Dietary conjugated linoleic acid reduces cerebral prostaglandin E(2) in mice. *Neutrosci. Lett.*, **34**：135-138, 2003.
22) Iwakiri, Y., Sampson, D.A., Allen, K.G.：Suppression of cyclooxygenase-2 and inducible nitric oxide synthase expression by conjugated linoleic acid in murine macrophages, Prostaglandins Leukot. *Essent. Fatty Acids*, **67**：435-443, 2002.
23) Watkins, B.A., Seifert, M.F.：Conjugated linoleic acid and bone biology. *J. Am.Coll. Nutr.*, **19**：478s-486s, 2000.
24) Nugteren, D.H.：Inhibition of prostaglandin biosynthesis by 8cis, 12cis, 14cis-eicosatrienoic acid and 5cis, 8cis, 12trans, 14cis-eicosatetraenoic acid. *Biochim. Biophys. Acta*, **210**：171-176, 1970.
25) Bulgarella, J.A., Patton, D., Bull, A.W.：Modulation of prostaglandin H synthase activity by conjugated linoleic acid (CLA) and specific CLA isomers, *Lipids*, **36**：407-412, 2001.
26) Whigham, L.D., *et al.*：Decreased antigen-induced eicosanoid release in conjugated linoleic acid fed guinea pigs. *Am.J. Physiol.*, **282**：R1104-1112, 2002.
27) Yamasaki, M., *et al.*：Dietary conjugated linoleic acid increases immunoglobulin productivity of Sprague-Dawley rat spleen lymphocytes. *Biosci. Biotechnol. Biochem.*, **64**：2159-2164, 2000.
28) Yamasaki, M., *et al.*：Characterization of the individual effect of 9cis, 11trans and 10trans, 12cis conjugated linoleic acid on the immune function in C57BL/6J mice. *J. Nutr.* **133**：784-788, 2003.
29) Hayek, M.G., *et al.*：Dietary conjugated linoleic acid influences the immune response of young and old C57BL/6NCrlBR mice. *J. Nutr.*, **129**：32-38, 1999.
30) Chew, B.P., *et al.*：Effects of conjugated dienoic derivatives of linoleic acid and beta-carotene in modulating lymphocyte and macrophage function. *Anticancer Res.*, **17**：1099-1106, 1997.
31) Wong, M.W., *et al.*：Effect of dietary conjugated linoleic acid on lymphocyte function and growth of mammary tumors in mice. *Anticancer Res.*, **17**：987-993, 1997.
32) Hontecillas R., *et al.*：Nutritional regulation of porcine bacterial-induced colitis by conjugated linoleic acid. *J. Nutr.*, **132**：2019-2027, 2002.
33) Yang, M., Cook, M.E.：Dietary conjugated linoleic acid decreased cachexia, macrophage tumor necrosis factor-alpha production, and modifies splenocyte cytokines production. *Exp. Biol. Med.*, **228**：51-58, 2003.
34) Kelley, D.S., *et al.*：Dietary conjugated linoleic acid did not alter immune status in young healthy women. *Lipids*, **35**：1065-1071, 2000.
35) Rahman, SM., *et al.*：Effects of conjugated linoleic acid on serum leptin concentration, body fat accumulation, and beta-oxidation of fatty acid in OLETF rats. *Nutrition*, **17**：385-390, 2001.
36) Yamasaki, M., *et al.*：Modulation of body fat and serum leptin levels by dietary conjugated linoleic acid in Sprague-Dawley rats fed various fat-level diets. *Nutrition*, **19**：30-35, 2003.
37) Pariza, M.W., Park, Y., Cook, M.E.：The biologically active isomers of conjugated linoleic acid. *Prog. Lipid Res.*, **40**：283-298, 2001.
38) Koba, K., *et al.*：Dietary conjugated linolenic acid in relation to CLA differently modifies body fat mass and serum and liver lipid levels in rats. *Lipids*, **37**：343-350, 2002.
39) Park, Y., *et al.*：Changes in body composition in mice during feeding and withdrawal of conjugated linoleic acid. *Lipids*, **34**：235-241, 1999.
40) Brodie, A.E., *et al.*：Conjugated linoleic acid inhibits differentiation of pre- and post- confluent 3T3-L1 preadipocytes but inhibits cell proliferation only in preconfluent cells. *J. Nutr.*, **129**：602-606, 1999.
41) Brown, J.M., *et al.*：Trans-10, cis-12, but not cis-9, trans-11, conjugated linoleic acid attenuates lipogenesis in primary cultures of stromal vascular cells from human adipose tissue. *J. Nutr.*, **131**：2316-2321, 2001.
42) Xu, X., *et al.*：Short-term intake of conjugated linoleic acid inhibits lipoprotein lipase and glucose

metabolism but does not enhance lipolysis in mouse adipose tissue. *J. Nutr.*, **133** : 663-667, 2003.
43) Azain, M.J., *et al.* : Dietary conjugated linoleic acid reduces rat adipose tissue cell size rather than cell number. *J. Nutr.*, **130** : 1548-1554, 2000.
44) 菅野道廣:機能性脂質研究の現状と課題:共役リノール酸(CLA)を中心に.食品工業, **46** : 18-22, 2003.
45) Belury, M.A., Mahon, A., Banni, S. : The conjugated linoleic acid (CLA) isomer, t-10 c-12-CLA, is inversely associated with changes in body weight and serum leptin in subjects with type 2 diabetes mellitus. *J. Nutr.*, **133** : 257s-260s, 2003.
46) Henriksen, E.J., *et al.* : Isomer specific actions of conjugated linoleic acid on muscle glucose transport in the obese Zucker rat. *Am. J. Physiol.*, (in press).
47) Houseknecht, K.L., *et al.* : Dietary conjugated linoleic acid normalizes impaired glucose tolerance in the Zucker diabetic fatty fa/fa fat. *Biochem. Biophys. Res. Commun.*, **244** : 678-682, 1998.
48) Roche, H.M., *et al.* : Isomer-dependent metabolic effects of conjugated linoleic acid : insights from molecular markers sterol regulatory element-binding protein-1c. *Diabetes*, **51** : 2037-2044, 2002.

8. フラボノイドの生理機能評価

8.1 フラボノイドの吸収代謝と抗酸化作用の制御

　食事性フラボノイドの生理機能性の1つとして，酸化ストレスが関係する疾患（例えば，虚血性心疾患や糖尿病など）の予防的見地からその抗酸化活性が注目を集めている[1,2]．フラボノイドは植物性食品に広く分布する一連の色素群であるが，その構造的特徴からフラボノール，フラバノール，フラバノン，フラボン，アントシアニン，およびイソフラボンに大別される．本章のおもな対象とするケルセチン（quercetin）は野菜中に普遍的にみられる典型的なフラボノール型フラボノイドである．

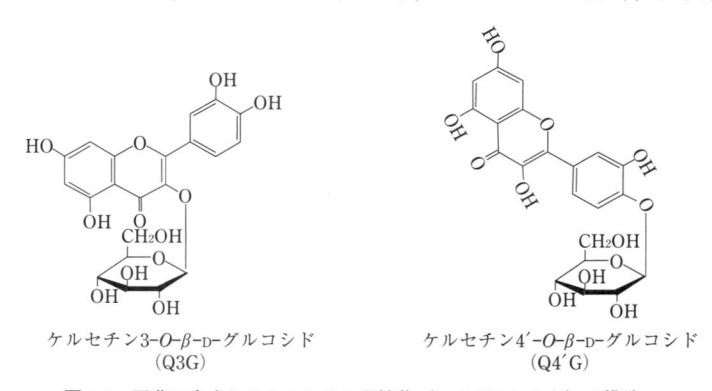

　フラボノイドは糖がフェノール性水酸基にグリコシド結合した配糖体として食品中に存在することが多い．ケルセチンの場合，野菜中に存在するおもな配糖体は，ケルセチンの3位にグルコースが結合したイソケルシトリン（ケルセチン3-O-β-グルコシド；quercetin 3-O-β-glucoside）（Q3G）である（図8.1）．しかし，タマネギには4′位にグルコースが結合したケルセチン4′-O-β-グルコシド；quercetin 4′-O-β-glucoside（Q4′G）が，3位と4′位両方にグルコースが結合したケルセチン3,4′-ジグルコシド；quercetin 3,4′-O-β-diglucosideとともに特徴的に存在している[3]．数多くの実験成績により，アポトーシス誘導，抗変異原性，

ケルセチン3-O-β-D-グルコシド
(Q3G)

ケルセチン4′-O-β-D-グルコシド
(Q4′G)

図8.1 野菜に含まれるケルセチン配糖体（モノグルコシド）の構造

PKC阻害，リポキシゲナーゼ阻害，SOD様活性，細胞周期の修飾など，ケルセチンには健康維持や疾病予防にかかわる多様な作用があることが示されている[4]．さらにこれらの作用には，ケルセチンが持つ化学的特性としての抗酸化活性（フリーラジカル捕捉活性）がかかわる可能性が高い[5]．

一般にフラボノイドのフリーラジカル捕捉はフェノール性水酸基の電子供与性に由来する．特に，ケルセチンが有するB環のo-ジヒドロキシ構造（カテコール構造）は他の水酸基に比べて圧倒的に電子供与性が高く，このようなカテコール構造を持つフラボノイドは強い抗酸化活性を持つことが明らかである[6]．フラボノイドの抗酸化活性はラジカル発生に関与する遷移金属イオン（鉄，銅など）のキレート作用から説明できる場合もあるが，カテコール構造は強いキレート作用を発揮することも示されている[7]．以上のことから，構造上にカテコール構造を持つQ3Gはフリーラジカル捕捉およびキレート作用の両面から，強い抗酸化活性を持つと考えられる．一方，カテコール構造を持たないQ4′Gではその抗酸化活性はQ3Gに比べてかなり弱いと考えられるが，事実筆者らは，ヒト血漿リポタンパクの酸化抑制において，Q4′Gの活性はQ3Gより圧倒的に低いことを見いだしている[8]．しかし，経口摂取したケルセチンは小腸吸収過程ですでに代謝物に変換し，血流中ではグルクロン酸や硫酸抱合体として存在することが多いことが最近明らかになった[9]．したがって，ケルセチンやその他のフラボノイドの生体での抗酸化活性を評価する場合，その吸収効率とともに代謝変換を十分に考慮する必要がある．

8.1.1 血流中のケルセチン代謝物とその抗酸化活性

Guglerら[10]はすでにヒトの血中に食事由来ケルセチンが蓄積することを1975年に報告したが，分析上の問題により，ヒト血流に存在する食事由来ケルセチンの構造については相反する報告が発表されていた．Pagangaら[11]やAzizら[12]はケルセチングルコシドがそのまま血流に移行すると主張したが，Manachらのグループ[13]や筆者ら[14]は，グルコシドではなく代謝物が血流中に存在することを明らかにした．さらにMorandら[15]はラットの血流中にはケルセチンアグリコン，配糖体のどちらも蓄積しないことを確認している．最近ではヒトでもやはり血流中にはケルセチン代謝物のみが存在することが再確認された[16]．図8.2に現在までに発表された成果をもとに，ケルセチン配糖体の吸収代謝経路をまとめて図示した．配糖体は一般に大腸において腸内細菌による加水分解や環開裂が起こり，

8.1 フラボノイドの吸収代謝と抗酸化作用の制御

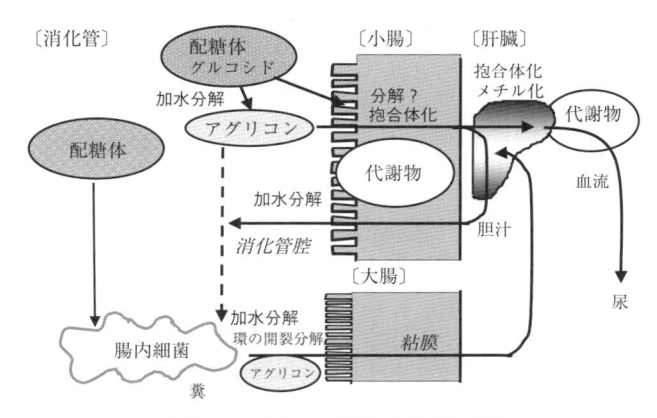

図8.2 ケルセチン配糖体の吸収と代謝

その後吸収されるが,モノグルコシドでは小腸ですでに加水分解を受けてすみやかに吸収代謝されることが明らかとなった.さらに肝臓で二次的に代謝された後血流に移行するが,一部は胆汁から消化管腔に戻る(腸肝循環).

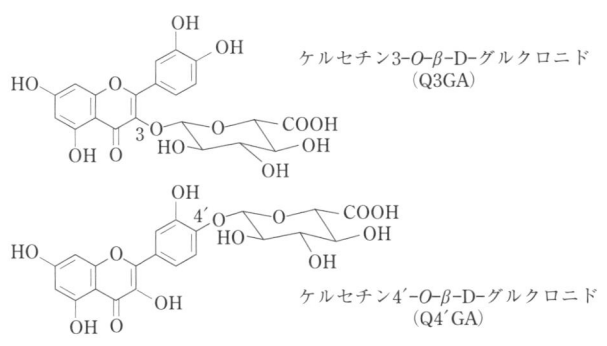

その後筆者らはラット血漿から2種類のケルセチン代謝物の単離に成功し,その構造がケルセチン3-O-β-グルクロニド(quercetin 3-O-β-glucuronide;Q3GA)およびケルセチン4′-O-β-グルクロニド(quercetin 4′-O-β-glucuronide;Q4′GA)であることを明らかにした[17](図8.3).さらに,Q3GAはカテコール構造を有することから,前述したように強い抗酸化活性が期待された.実際にケルセチンよりは劣るもののQ3GAはヒトLDLの酸化を十分に抑制することが示された.一方,Wittingら[18]はヒト血漿にもケルセチングルクロン酸抱合体が存在することを報告したが,その後Daysら[19]はヒト血漿中にケルセチン3′-硫酸抱合体(quercetin

図8.3 ケルセチン経口投与後のラット血漿から同定された代謝物

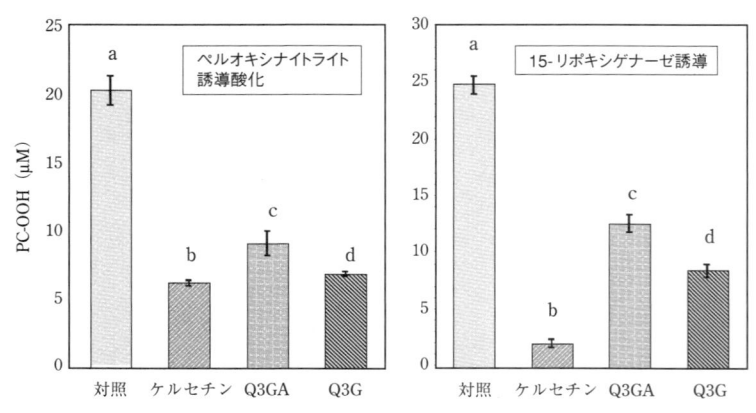

図 8.4 リポソーム膜の脂質過酸化反応に対するケルセチン関連化合物の抑制活性
ホスファチジルコリンヒドロペルオキシド (PC-OOH) の生成量を比較した.

3′-O-β-sulfate) とともにQ3GAが蓄積することを明らかにした. したがって, ケルセチンに富んだ食材を摂取することにより, ヒト血中にはQ3GAを含むさまざまなグルクロン酸・硫酸抱合体が蓄積すると結論づけられる. そうであるなら, 抗酸化活性のごく弱いQ4′Gを含むタマネギ摂取でも, 吸収過程における代謝変換で抗酸化活性の強いQ3GAに変換することにより生体内抗酸化作用を発揮することが期待できる. Q3GAの抗酸化活性について, 筆者らはペルオキシナイトライト誘導ヒトLDL酸化を抑制すること[20]を明らかにするとともに, リン脂質リポソーム膜のペルオキシナイトライトやリポキシゲナーゼ誘導脂質過酸化反応を有効に抑制することを確かめた[21] (図8.4). グルクロン酸抱合体はアグリコンに比べて圧倒的に水溶性が高まることが知られている. 一方, リポソーム膜との親和性はアグリコンに比べて低下するものの, ある程度は存在することが示唆された[21]. このことは, グルクロン酸抱合体の一部は生体膜と相互作用して膜近傍に存在することを意味するものである.

8.1.2 ケルセチン代謝物による細胞の酸化ストレス抑制

筆者らはマウス線維芽細胞3T3を用いて, 培養細胞の酸化ストレスに対するケルセチン代謝物の作用を検討した[22]. すなわち, 3GAと細胞をあらかじめインキュベートした後培養上清を除き, 細胞を過酸化水素に曝露し細胞内に発生する活性酸素をDCFH蛍光法で測定した. その結果, Q3GAの方がケルセチンアグリコンよりもより強い酸化ストレス抑制効果を示した. 細胞内外の分布状態を検討し

8.1 フラボノイドの吸収代謝と抗酸化作用の制御

た結果，ケルセチンアグリコンは細胞内に取り込まれるが，すみやかに代謝されて細胞外に不活性な代謝物（イソラムネチン抱合体）として排出されたことがわかった（図8.5）．一方，Q3GAは細胞内には取り込まれないが，細胞膜との親和性により膜表面に局在するために，細胞外からの過酸化水素による酸化ストレスを抑制できると推定した．Q3GAは水溶性が高いため受動輸送では細胞内に取り込まれないが，細胞表面に局在することにより，細胞の酸化ストレスを制御すると思われる（図8.6）．外来因子による細胞外からの酸化ストレスは細胞内レドックス制御に影響しさまざまな転写調節因子を活性化することが知られている．したがって，細胞表面におけるこのような代謝物の働きは細胞機能に多彩な影響を与えるものと推定される（8.2節参照）．

一方，抱合体の抗酸化活性発現は脱抱合を介して行われるという考えもある．Olearyら[23]はヒト小腸，肝臓，好中球やヒト培養肝細胞がケルセチングルクロニドを脱抱合する作用を持つことを報告した．Shimoiら[24]は炎症反応では脱抱

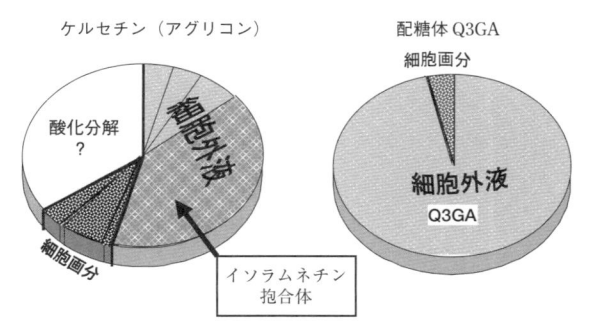

図 8.5 ケルセチン・Q3GAの3T3細胞への取り込み

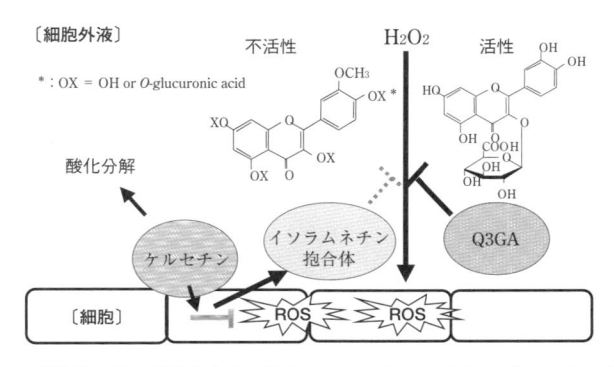

図 8.6 細胞外からの過酸化水素に対するケルセチンアグリコンとQ3GAの作用

合酵素であるβ-グルクロニダーゼ活性が上昇することから，炎症部位においてグルクロニド抱合体からアグリコンが産生しうることを示した．したがって，生体内のケルセチン抱合体がそのままの形態で生理機能を発揮するのか細胞内へ取り込まれるアグリコンの前駆体として作用するのかは大変重要な問題点であり，今後の検討が待たれるところである．

8.1.3　ケルセチンのプロオキシダント作用と抱合体化の意義

フラボノイドの生理機能の研究は1936年Szent-Györgyiら[25]が柑橘類に存在するフラボノイドをビタミンPと命名したことに始まる．その後の研究で欠乏症がみられなかったことや，生体への吸収が疑問視されたことからビタミンとは呼ばれなくなった．一方，1980年には代表的なフラボノイドであるケルセチンが変異原物質として働くことが指摘され，毒性の面から注目された時期[26]があった．事実，ケルセチンはセミキノンラジカルを経てキノンへ酸化される過程でスーパーオキシドを産生することが報告されている（図8.7）．細胞へのケルセチンアグリコン曝露は活性酸素産生を促し，細胞内へ取り込まれたアグリコンはDNA損傷を引き起こすことも知られている．この点で，ケルセチンアグリコンは生体異物であり，アグリコンの抱合体化はケルセチンの持つ細胞毒性を代謝変換により失わせる解毒過程である．しかし，代謝物の一部が抗酸化活性を維持することにより，生体の抗酸化防御システムに寄与すると思われる．一方では，ケルセチン抱

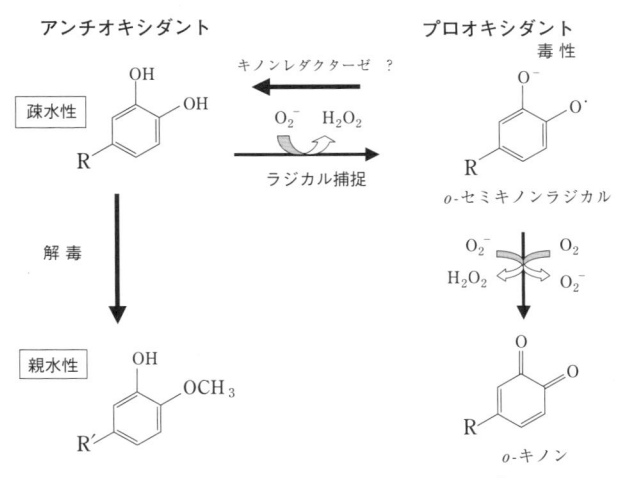

図8.7　ケルセチンの作用とプロオキシダント作用

合体は血流の安全な運搬体として機能し,必要に応じて脱抱合して活性アグリコンとして細胞内に取り込まれる可能性がある.細胞はケルセチンの機能を利用するとともに,すみやかに代謝して細胞毒性を防ぐのかもしれない.いずれにしてもケルセチンを含むフラボノイドの生理機能性を正しく評価するためには,生体内動態の完全な解明が急がれる. 〔寺尾純二〕

文　献

1) Hollman, P.C.H., Katan, M.B.：Absorption, metabolism and health effects of dietary flavonoids in man. *Biomed. Pharmacother.*, **51**：305-310, 1997.
2) Skibola, C.F., Smith, M.T.：Potential health impacts of excessive flavonoid intake. *Free Radic. Biol. Med.*, **29**：375-383, 2000.
3) Tsushida, T., Suzuki, M.：Isolation of flavonoid-glycosides in onion and identification by chemical synthesis of the glycoside. *J. Jpn Food Sci. Technol.*, **43**：642-649, 1996.
4) Formica, J.V., Regelson. W.：Review of the biology of quercetin and related bioflavonoids. *Food Cosmetic Technol.*, **33**：1061-1080, 1995.
5) Terao, J., Piskula, M.：Flavonoids as inhibitors of lipid peroxidation in membranes, "Flavonoids in Health and Disease"(Rice-Evans, C., Packer, L. Eds.), pp.277-293, Marcel Dekker Inc., New York, 1998.
6) Bors, W., *et al.*：Flavonoids as antioxidants：determination of radical-scavenging efficiencies. *Methods in Enzymol.*, **186**：343-355, 1990.
7) Rice-Evans, C.A., Miller, N.J., Paganga, G.：Structure-antioxidant relationship of flavonoids and phenolic acids. *Free Radic. Biol. Med.*, **20**：933-956, 1996.
8) Yamamoto, N., *et al.*：Inhibitory effect of quercetin metabolites and their related derivatives on copper ion induced lipid peroxidation in human low-density lipoprotein. *Arch. Biochem. Biophys.*, **372**：347-354, 1999.
9) da Silva, E.L., *et al.*：Quercetin metabolites inihibit copper-ion induced lipid peroxidation in rat plasma. *FEBS Lett.*, **430**：405-408, 1998.
10) Gugler, R., Leschick, M., Dangler, H.J.：Disposition of quercetin in man after single oral and intravenous doses. *Eur. J. Pharmacol.*, **9**：223-234, 1975.
11) Paganga, G., Rice-Evans, C.A.：The identification of flavonoids as glycosides in human plasma. *FEBS Lett.*, **401**：78-82, 1997.
12) Aziz, A.A., *et al.*：Absorption and excretion of conjugated flavonols, including quercetin-4′-O-β-glucoside and isorhamnetin-4′-O-β-glucoside by human volunteers after the consumption of onions. *Free Radic.Res.*, **29**：257-269, 1998.
13) Manach, C., *et al.*：Quercetion is recovered in human plasma as conjugated derivatives. *FEBS Lett.*, **426**：331-336, 1998.
14) Moon, J.-H., *et al.*：Accumulation of quercetin conjugates in blood plasma after the short-term ingestion of onion by women. *Am. J Physiol.*, **279**：R467-R467, 2000.
15) Morand, C., *et al.*：Quercetin 3-O-beta-glucoside is better absorbed than other quercetin forms and is not present in rat plasma. *Free Radic. Res.*, **33**：667-676, 2000.
16) Sesink, A.L.A., Oleary, K.A., Hollman, P.C.H.：Quercetin glucuronides but not glucosides are present in human plasma after consumption of quercetin-3-glucoside or quercetin-4′-glucoside. *J.Nutr.*, **131**：1938-1941, 2001.
17) Moon, J.-H., *et al.*：Identification of quercetin 3-O-β-D-glucuronide as an antioxidative metabolite in rat plasma after oral administration of quercetin. *Free Radic. Biol. Med.*, **30**：1274-1285, 2001.
18) Wittig, J., *et al.*：Identification of quercetin glucuronides in human plasma by high-performance

liquid chromatography-tandem mass spectrometry. *J. Chromatogr. B*, **753** : 237-243, 2001.
19) Day, A.J., *et al.* : Human metabolism of dietary flavonoids : Identification of plasma metabolites of quercetin. *Free Radic. Res.*, **35** : 941-952, 2001.
20) Terao, J., *et al.* : Protection by quercetin and quercetin 3-O-β-D-glucuronide of peroxynitrite-induced antioxidant consumption in human plasma low-density lipoprotein. *Free Radic. Res.*, **35** : 925-931, 2001.
21) Shirai, M., *et al.* : Inhibitory effect of a quercetin metabolite, quercetin 3-O-β-D-glucoside, on lipid peroxidation in liposomal membranes. *J. Agric. Food Chem.*, **49** : 5602-5608, 2001.
22) Shirai, M., *et al.* : Effect of quercetin and its conjugated metabolites on the hydrogen peroxide-induced intracellular production of reactive oxygen species in mouse fibroblasts. *Biosci. Biotechnol. Biochem.*, **66** : 1015-1021, 2002.
23) O'Leary, K.A., *et al.* : Flavonoid glucuronides are substrates for human liver β-glucuronidase. *FEBS Lett.*, **503** : 103-106, 2001.
24) Shimoi, K., *et al.* : Deglucuronidation of a flavonoid, luteiolin monoglucuronide, durning inflammation. *Drug. Metab. Dispos.*, **29** : 1521-1524, 2001.
25) Rusznyak, S., Szent-Gyorgyi, S. : Vitamin nature of flavones. *Nature*, **138** : 798, 1936.
26) Sugimura, T., Nagao, M.T., Mastushima, T. : Mutagenecity of flavone derivatives. *Proceedings of Japan Academy*, **B53** : 194-197, 1977.
27) Yamashita, N., Tanamura, H., Kawanishi, S. : Mechanism of oxidative DNA damage induced by quercetin in the presence of Cu(II). *Mutation Res.*, **425** : 107-115, 1995.

8.2 フラボノイドの動脈硬化抑制作用

8.2.1 酸化ストレスと心血管病

酸化ストレスという用語は非常にポピュラーであるが，実際に分子レベルでどのようなものを指すのかを理解することが重要である．酸素は生命が活動するうえで欠かせないものであると同時に，細胞を障害する毒性も持っている．酸化ストレスの分子機構を理解するうえで重要なのが不対電子を持つフリーラジカルである．原子は最外層の軌道に不対電子を持つと不安定な状態になり，安定を求めて電子の授受が行われる．不対電子を持つ原子または分子に，電子を与えて安定化させるものの代表が水素であり，水素または電子を奪う酸化反応と，水素または電子を与える還元反応は同時に起こっている（一方の原子または分子が酸化されると他方は還元される）．酸化・還元反応によって生体はさまざまな影響を受けるが，臨床的意義が大きいのは酸素を含んだフリーラジカルである活性酸素種（reactive oxygen species : ROS）である．ROSとは，一般にスーパーオキシド（$O_2^{\cdot -}$），ヒドロキシラジカル（$\cdot OH$）と，H_2O_2（非ラジカル）も含んだ一群の酸素種を指す．このほか，広義には内皮由来の血管拡張因子，一酸化窒素ラジカル（$NO^{\cdot}$）や過酸化脂質なども含まれる．今まで生体内でのROS産生は，炎症時の細菌貪食や虚血・再灌流時に，好中球やマクロファージなどの血球細胞からのburstによって起こるものと考えられていたが，最近ではそれ以外の細胞でも産

8.2 フラボノイドの動脈硬化抑制作用

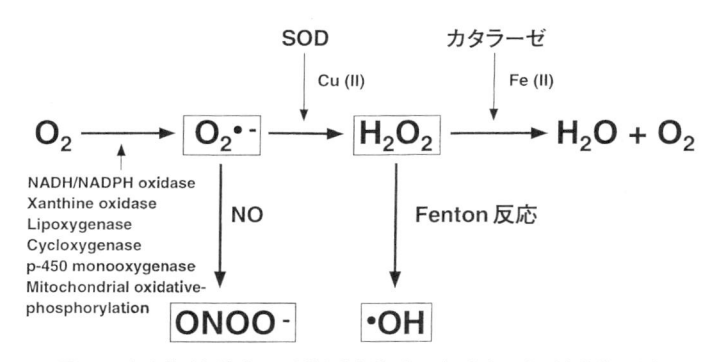

```
                    SOD              カタラーゼ
                    Cu (II)          Fe (II)
                      ↓                ↓
O₂  →  O₂·⁻  →  H₂O₂  →  H₂O + O₂
   ↑
NADH/NADPH oxidase
Xanthine oxidase       ↓ NO          ↓ Fenton 反応
Lipoxygenase
Cycloxygenase
p-450 monooxygenase
Mitochondrial oxidative-
phosphorylation
                    ONOO⁻          ·OH
```

図 8.8 心血管系細胞内での活性酸素種（ROS）産生反応（文献3)より）

生されることが明らかとなってきた．心血管系では，血管平滑筋細胞，内皮細胞や心筋細胞などで産生されることが報告されている[1〜3]．これらの細胞において，酸素が1電子還元されることによってスーパーオキシドが生じる（図8.8）．スーパーオキシド産生系としては，ミトコンドリアの電子伝達系（チトクロームP-450）がよく知られているが，そのほかにもキサンチンオキシダーゼ，リポキシゲナーゼ，シクロオキシゲナーゼ，NO synthase（eNOS），NAD(P)Hオキシダーゼなどがある．血管壁ではスーパーオキシドはNOと反応してperoxynitrite（ONOO⁻）に変換される（図8.8）．ONOO⁻は脂質の過酸化やタンパクのニトロソ化を引き起こし動脈硬化の進展に関与しているといわれている[4]．スーパーオキシドは，superoxide dismutase（SOD）によって過酸化水素（H_2O_2）に変換される．H_2O_2は他のラジカル種に比べ比較的安定で，細胞内ROSの主役の1つと考えられている．H_2O_2は，カタラーゼによって水と酸素に分解されるが，同時にFenton反応またはHaber-Weiss反応によって非常に反応性の高いヒドロキシラジカル（·OH）が生じる．これらのROSが，血管内皮細胞障害や，血管平滑筋細胞の増殖，心臓リモデリング（組織構築の変化）を引き起こし，高血圧，動脈硬化や心不全の発症・進展に関与していることが明らかとなってきた．

8.2.2 血管壁での活性酸素種産生系

さきに述べたように，最近では，スーパーオキシドやH_2O_2などのROSが血管平滑筋細胞，内皮細胞や心筋細胞などで産生されることが明らかになってきた[1〜3]．血管平滑筋細胞でのROS産生系の主役として，NAD(P)Hオキシダーゼが近年注目を集めている（図8.9）[2,5]．NAD(P)Hオキシダーゼはマルチサブユニットの酸

化酵素で，PDGFなどの増殖因子やアンジオテンシンⅡ，エンドセリンなどの脈管作動物質などで活性化されることが報告されている．血管平滑筋細胞でNAD(P)Hオキシダーゼの構成サブユニットの1つp22phoxの発現をアンチセンス法で抑制すると，アンジオテンシンⅡ刺激によるスーパーオキシド産生が有意に抑制されることから，p22phoxは血管平滑筋細胞でのROS産生に重要な役割を果たしていることが示唆されている[6]．さらに最近，食細胞系NAD(P)Hオキシダーゼ

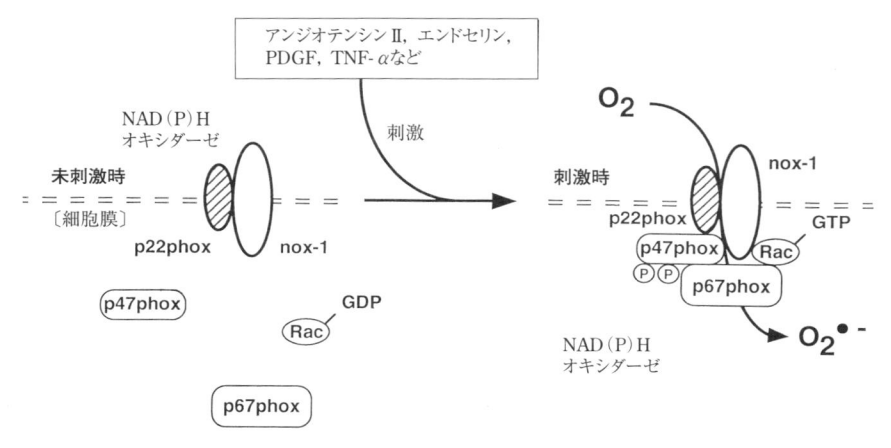

図 8.9 脈管作動物質による細胞膜 NAD(P)H オキシダーゼ活性化の模式図（文献[3] より）

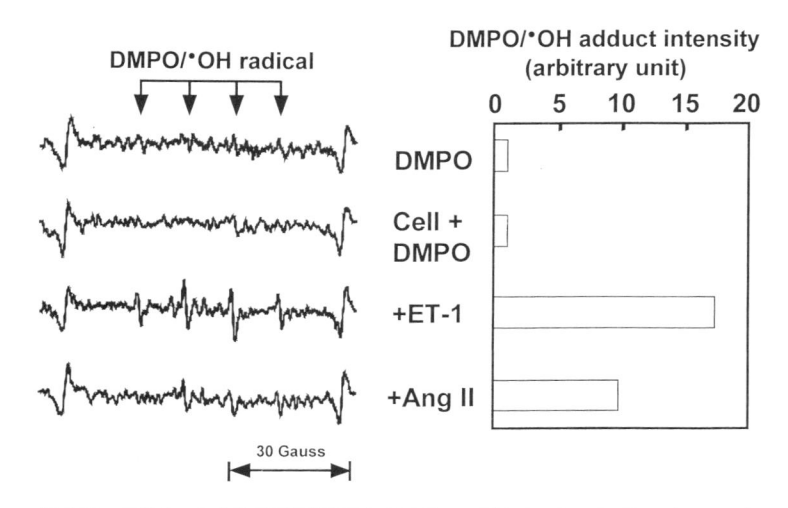

図 8.10 培養ラット大動脈平滑筋細胞におけるアンジオテンシンⅡ (AngⅡ)，エンドセリン (ET-1) 刺激によるヒドロキシラジカル (·OH) 産生の増加

の細胞膜サブユニットの1つのgp91phoxのホモログであるnox-1がクローニングされた[7]．このnox-1は血管平滑筋細胞に発現していることが確認されており，さらにnox-1においてgp91phoxの機能部位であるフラビン結合部位とヘム結合部位が完全に保存されている[8]．nox-1のアンチセンスを血管平滑筋細胞にトランスフェクションさせると，アンジオテンシンⅡ刺激によるスーパーオキシド産生と血清刺激による細胞増殖作用が抑制される[7,9]ことから，nox-1も血管平滑筋細胞でのNAD（P）Hオキシダーゼの構成サブユニットとして機能していることが示唆される（図8.9）．実際に，培養血管平滑筋細胞において，Electron Paramagnetic Resonance（EPR）法を用いて·OH産生を測定すると，アンジオテンシンⅡとエンドセリン刺激によって増加していた（図8.10）．また筆者らは，抗酸化剤の投与によってこれらが抑制されることも確認している[10]．

8.2.3 酸化ストレスとMAPキナーゼ

MAPキナーゼは，細胞の分化や増殖，アポトーシスなどに深くかかわっているセリン/スレオニンリン酸化酵素である．現在のところ，Big MAP kinase1（BMK1）

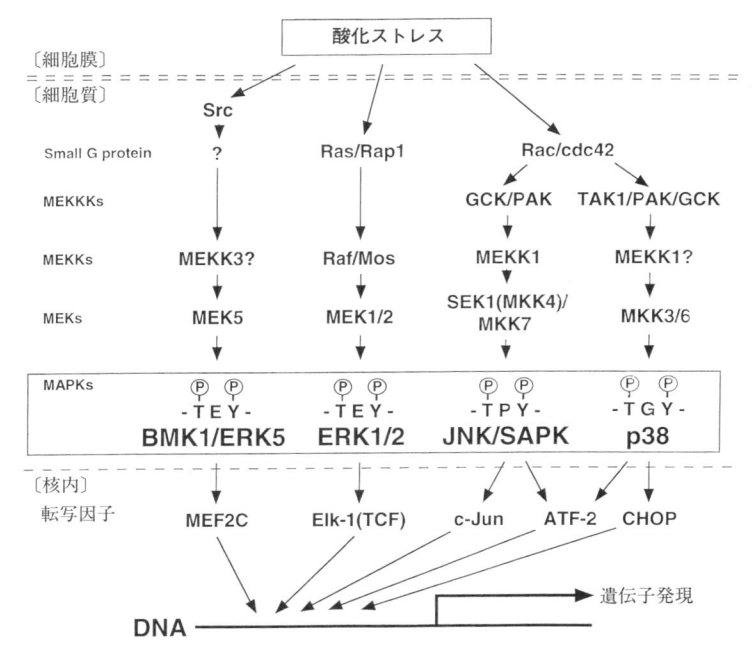

図8.11 酸化ストレスによるMAPキナーゼ活性化の細胞内情報伝達経路（文献[3]より転載）

/ERK5，ERK1/2，JNK/SAPK，p38の4つのファミリーに分けられている（図8.11）．以前は，ERK familyは増殖因子で活性化され細胞の分化や増殖に，JNKやp38は炎症性サイトカインやストレスによって活性化されアポトーシスやストレス応答遺伝子の発現にかかわると考えられていたが，最近ではこれら4つのMAPキナーゼのすべてが酸化ストレスに感受性があることが明らかになりつつある．筆者らも，培養ラット大動脈平滑筋細胞において，H_2O_2によってERK1/2，JNK，p38の3つのMAPキナーゼがすみやかにかつ強力に活性化されるのを見いだした[11]．筆者らの検討では，このうちJNKの活性化が，Src チロシンキナーゼとアダプタータンパクCasのリン酸化を介していることが明らかとなった[11]．MAPキナーゼの活性化は，その下流にある種々のタンパク質リン酸化酵素や転写因子の活性化を導き，細胞の分化や増殖，アポトーシスなどの形質の変換につながることが知られている．事実筆者らも，血管収縮性ペプチドのエンドセリンが培養ヒト冠動脈平滑筋細胞でERK1/2を活性化させ，転写因子Activator Protein-1の活性化を介して細胞増殖を引き起こすことを見いだしている[12]．

8.2.4　動脈硬化予防因子としてのフラボノイド

上述したように，ROSによる酸化ストレスは血管平滑筋細胞や線維芽細胞の増殖や，血管内皮細胞のアポトーシスを引き起こし，動脈硬化をはじめとする血管リモデリングに深くかかわっていることが明らかとなってきた．そしてアンジオテンシンIIやエンドセリンなどの脈管作動物質がアゴニストとしてROS産生の刺激となること，リモデリングの細胞内機構にMAPキナーゼが重要な役割を果たしていることが明らかになりつつある．それでは動脈硬化の食品予防因子あるいは治療薬としての抗酸化フラボノイドの可能性はどうであろうか．この検討の背景となったのは，"フレンチ・パラドックス"という事象である[13]．これは，フランス人は，肉や乳製品などの動物性脂肪の摂取量が多いにもかかわらず心筋梗塞や狭心症などの冠動脈疾患の罹患率が低いが，これはフランス人が愛飲する赤ワインに含まれるポリフェノールの抗酸化作用によるのではないかという仮説である．抗酸化フラボノイドは赤ワインに多く含まれ，その多くは複数の水酸基を持ったポリフェノールである．そして筆者らは最近，ケルセチンが，培養血管平滑筋細胞でのアンジオテンシンII刺激によるJNK活性化を特異的に抑制することを見いだした（図8.12）[14]．その細胞内機構として，アダプタータンパクShcのチロシンリン酸化と，phosphatidylinositol 3-kinase（PI3-K）の活性化が関与して

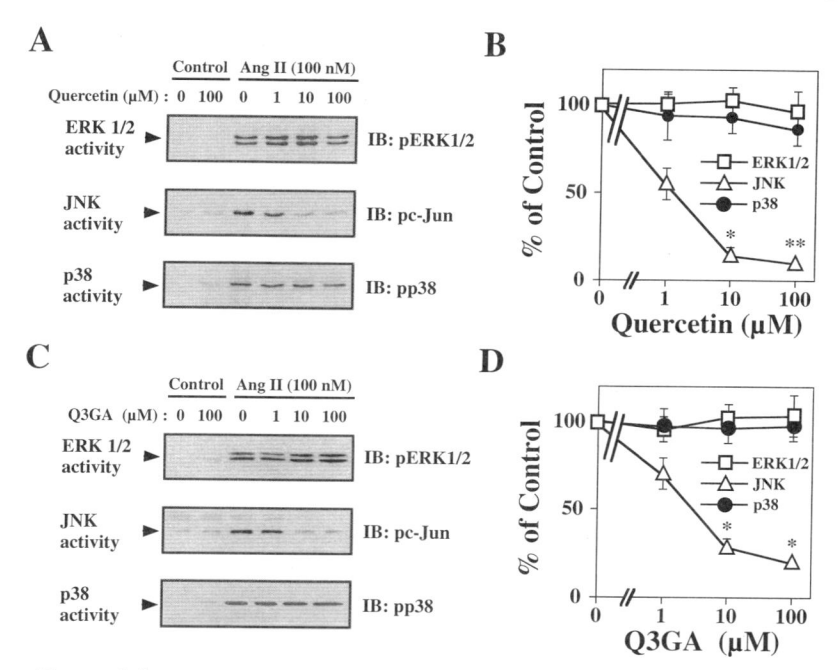

図 8.12 培養ラット大動脈平滑筋細胞におけるアンジオテンシン II 刺激による MAP キナーゼ（ERK1/2, JNK, p38）活性化に対するケルセチン（A, B）とケルセチングルクロン酸抱合型（Q3GA）（C, D）の影響

いることが示唆された．また，少なくとも *in vitro* ではケルセチンとケルセチングルクロン酸抱合型は，JNK活性化を同程度に抑制し（図8.12），両者ともに転写因子Activator Protein-1の活性化と細胞肥大を抑制することが明らかになった[15]．筆者らの報告以外にも，ケルセチンがERK1/2活性化の阻害を介して，炎症性サイトカインの1つであるTNF-α刺激による血管平滑筋細胞の増殖を抑制することが報告されている[16]．またフラボノイドの1つ，エピガロカテキンガレート（EGCG）もJNK活性化の抑制を介してアンジオテンシンII刺激による血管平滑筋細胞の肥大を抑制することが知られている（Ahn HYら，私信）．これらの知見は，抗酸化フラボノイドの動脈硬化抑制作用を示唆するものである．ポリフェノールに関しては，赤ワインから抽出したポリフェノールが，培養血管平滑筋細胞の増殖を抑制することが報告されている[17]．また，ブドウの果皮に含まれるポリフェノールの1つレスベラトロールがPI3-K/Akt経路の活性化を阻害して，血管平滑筋細胞の肥大を抑制したとの報告もある[18]．

8.2.5　その他の抗酸化剤の動脈硬化抑制作用

In vitro では，フラビン含有酵素阻害剤のDPI（diphenylene iodonium）やH_2O_2スカベンジャーのカタラーゼの過剰発現が，アンジオテンシンⅡ刺激によるp38を介した血管平滑筋細胞肥大を抑制するとの報告がある[19]．また，細胞内の還元型グルタチオン供与体のN-アセチルシステイン（NAC）とDPIが，エンドセリンによる血管平滑筋細胞でのROS産生，JNK活性化と細胞増殖を抑制したとの報告もある[20]．筆者らも，培養血管平滑筋細胞でNAC，DPI以外にも水溶性ビタミンEアナログのTrolox CとビタミンC（アスコルビン酸）がアンジオテンシンⅡによるJNK，p38活性化を抑制することを見いだしている[21]．臨床的には大規模臨床試験で，ビタミンEの冠動脈疾患二次予防効果を示したCHAOS[22]や高脂血症治療薬プロブコールによるPTCA後の再狭窄予防効果を示したMVP trial[23]などがある．また最近になり，腎血管性高血圧患者で，大量のビタミンCの投与により血管内皮機能が改善するという報告がなされた[24]．これは一部の高血圧に酸化ストレスが関与する可能性を示唆するものである．しかし，GISSI-3 study[25]やHOPE study[26]などはビタミンEは冠動脈疾患二次予防に効果がなかったという報告であり，最近のイギリスでのHeart Protection Study（HPS）でも，高リスク患者でビタミンE，ビタミンC，β-カロテンの併用投与で効果がなかったとされている[27]．したがって，抗酸化剤が心血管病の予防や治療に有効であるとのEvidenceが確立されたとはいい難い状況である．それでは抗酸化剤が，*in vitro* で効果を示しても臨床的に効果がない場合があるのはどうしてであろうか．人種差，投与量などの問題のほかにも，吸収・代謝を考えた *in vivo* での実験と臨床的検証が今後重要になるであろう．

8.2.6　今後の研究の方向性

以上，心血管病における酸化ストレスの関与とMAPキナーゼの役割，さらにそれに及ぼす抗酸化剤の効果についてごく簡単に解説した．詳しくは本節で挙げたいくつかの総説[1〜3]を参照いただきたい．今後の研究の方向性としては，抗酸化フラボノイドの *in vivo* での効果の確認と臨床的Evidenceの確立であろう．2002年のAmerican Heart Associationの学術集会でも，ココアやチョコレートに含まれるエピカテキンやブドウの果皮から抽出したプロシアニジンなどの心血管イベント抑制効果の可能性が議論されていた．しかし，これらの効果も前向きの大規模臨床試験で検証されたものはなく，今後の検討の課題である．もう1つは，

吸収・分布・代謝を考えた in vivo での抗酸化剤の薬理学的研究であろう．In vitro で効果があっても in vivo で効果のない抗酸化剤も多く，そのメカニズムを明らかにしていくことは "Bench" のデータから "Bedside" への応用を考えるうえで重要と思われる．より効果の高い抗酸化フラボノイドが発見・開発されれば，その投与法を考えることによって，食品予防因子としての働きばかりでなく積極的な治療薬としての抗酸化フラボノイドの可能性も広がるものと思われる．

〔吉栖正典・土屋浩一郎・玉置俊晃〕

文　献

1) Abe, J., Berk, B.C.：Reactive oxygen species as mediators of signal transduction in cardiovascular disease. *Trends Cardiovasc. Med.*, **8**：59-64, 1998.
2) Griendling, K.K., Sorescu, D., Ushio-Fukai, M.：NAD(P)H oxidase：role in cardiovascular biology and disease. *Circ. Res.*, **86**：494-501, 2000.
3) Yoshizumi, M., Tsuchiya, K., Tamaki, T.：Signal transduction of reactive oxygen species and mitogen-activated protein kinases in cardiovascular disease. *J. Med. Invest.*, **48**：11-24, 2001.
4) Carr, A.C., McCall, M.R., Frei, B.：Oxidation of LDL by myeloperoxidase and reactive nitrogen species：reaction pathways and antioxidant protection, Arterioscler. Thromb. *Vasc. Biol.*, **20**：1716-1723, 2000.
5) Griendling, K.K., *et al.*：Modulation of protein kinase activity and gene expression by reactive oxygen species and their role in vascular physiology and pathophysiology, Arterioscler. Thromb. *Vasc. Biol.*, **20**：2175-2183, 2000.
6) Ushio-Fukai, M., *et al.*：p22phox is a critical component of the superoxide-generating NADH/NADPH oxidase system and regulates angiotensin II-induced hypertrophy in vascular smooth muscle cells. *J. Biol. Chem.*, **271**：23317-23321, 1996.
7) Suh, Y.A., *et al.*：Cell transformation by the superoxide-generating oxidase Mox1. *Nature*, **401**：79-82, 1999.
8) Lambeth, J.D., *et al.*：Novel homologs of gp91phox. *Trends Biochem. Sci.*, **25**：459-461, 2000.
9) Lassegue, B., *et al.*：Novel gp91(phox) homologues in vascular smooth muscle cells：nox1 mediates angiotensin II-induced superoxide formation and redox-sensitive signaling pathways. *Circ. Res.*, **88**：888-894, 2001.
10) Kyaw, M., *et al.*：Antioxidants inhibit endothelin-1(1-31)-induced proliferation of vascular smooth muscle cells via the inhibition of mitogen-activated protein (MAP) kinase and activator protein-1 (AP-1). *Biochem. Pharmacol.*, **64**：1521-1531, 2002.
11) Yoshizumi, M., *et al.*：Src and Cas mediate JNK activation but not ERK1/2 and p38 kinases by reactive oxygen species. *J. Biol. Chem.*, **275**：11706-11712, 2000.
12) Yoshizumi, M., *et al.*：Effect of endothelin-1(1-31) on extracellular signal-regulated kinase and proliferation of human coronary artery smooth muscle cells. *Brit. J. Pharmacol.*, **125**：1019-1027, 1998.
13) Renaud, S., de Lorgeril, M.：Wine, alcohol, platelets, and the French paradox for coronary heart disease. *Lancet*, **339**：1523-1526, 1992.
14) Yoshizumi, M., *et al.*：Quercetin inhibits Shc- and phosphatidylinositol 3-kinase-mediated c-Jun N-terminal kinase activation by angiotensin II in cultured rat aortic smooth muscle cells. *Mol. Pharmacol.*, **60**：656-665, 2001.
15) Yoshizumi, M., *et al.*：Quercetin glucuronide prevents VSMC hypertrophy by angiotensin II via the inhibition of JNK and AP-1 signaling pathway. *Biochem. Biophys. Res. Commun.*, **293**：1458-1465,

2002.
16) Moon, S.K., *et al.*：Quercetin exerts multiple inhibitory effects on vascular smooth muscle cells：role of ERK1/2, cell-cycle regulation, and matrix metalloproteinase-9. *Biochem. Biophys. Res. Commun.*, **301**：1069-1078, 2003.
17) Iijima, K., *et al.*：red wine polyphenols inhibit proliferation of vascular smooth muscle cells and downregulate expression of cyclin A gene. *Circulation*, **101**：805-811, 2000.
18) Haider, U.G.B., *et al.*：Resveratrol supresses angiotensin II-induced Akt/protein kinase B and p70 S6 kinase phosphorylation and subsequent hypertrophy in rat aortic smooth muscle cells. *Mol. Pharmacol.*, **62**：772-777, 2002.
19) Ushio-Fukai, M., *et al.*：p38 mitogen-activated protein kinase is a critical component of the redox-sensitive signaling pathways activated by angiotensin II. Role in vascular smooth muscle cell hypertrophy. *J. Biol. Chem.*, **273**：15022-15029, 1998.
20) Fei J, *et al.*：Endothelin-1 and smooth muscle cells：induction of Jun amino-terminal kinase through an oxygen radical-sensitive mechanism. *Arterioscler. Thromb. Vasc. Biol.*, **20**：1244-1249, 2000.
21) Kyaw, M., *et al.*：Antioxidants inhibit JNK and p38 MAPK activation but not ERK 1/2 activation by angiotensin II in rat aortic smooth muscle cells. *Hypertens. Res.*, **24**：251-261, 2001.
22) Stephens, N.G., *et al.*：Randomised controlled trial of vitamin E in patients with coronary disease：Cambridge Heart Antioxidant Study（CHAOS）. *Lancet*, **347**：781-786, 1996.
23) Tardif, J.C., *et al.*：Probucol and multivitamins in the prevention of restenosis after coronary angioplasty, Multivitamins and Probucol Study Group. *N. Engl. J. Med.*, **337**：365-372, 1997.
24) Higashi, Y., *et al.*：Endothelial function and oxidative stress in renovascular hypertension. *N. Engl. J. Med.*, **346**：1954-1962, 2002.
25) GISSI-Prevenzione Investigators：Dietary supplementation with n-3 polyunsaturated fatty acids and vitamin E after myocardial infarction：results of the GISSI-Prevenzione trial. *Lancet*, **354**：447-455. 1999.
26) The Heart Outcomes Prevention Evaluation Study Investigators：Vitamin E supplementation and cardiovascular events in high-risk patients. *N. Engl. J. Med.*, **342**：154-160, 2000.
27) Heart Protection Study Collaborative Group：MRC/BHF Heart protection study of antioxidant vitamin supplementation in 20,536 high-risk individuals：a randomised placebo-controlled trial. *Lancet*, **360**：23-33, 2002.

9. 茶の免疫調節作用

茶（*Camellia sinensis*）はツバキ科の常緑樹で，元来，中国で薬用とされてきた．日本でも鎌倉時代，茶が薬として珍重されていたようすを記した本が残されている．伝承の効用として，熱冷まし，眠気覚まし，利尿，咳止め，酔い覚ましなどが知られている．その後，茶の機能性に関する研究が著しく進歩し，抗がん作用，血圧上昇抑制，血中コレステロール低下作用，血糖低下，抗酸化，抗菌活性とさまざまな機能が報告され，その幅広い生理作用が注目されている（表9.1）[1]．

茶葉中には，カフェイン（苦味），カテキン類（渋味），テアニンなどのアミノ酸（旨味），各種ビタミン，フラボノール，多糖類，クロロフィル・アントシアン・カロチンなどの色素，微量金属類などが含有されている．その中で特にこれまで数多くの生理機能が報告されているのがカテキン類である．緑茶に含まれているカテキン類の中で特に含量が高いのがエピガロカテキンガレート（epigallocatechin-3-*O*-gallate：EGCG）であり，生理活性においてもこのEGCGの活性が他のカテキンに比べ高い場合が多い．ここでは，EGCGの抗アレルギー的作用をはじめとする緑茶成分の免疫調節作用について紹介する．

表9.1 茶成分とその生体調節機能

茶成分	生理機能
カテキン類	抗がん作用，抗酸化作用，血中コレステロール低下作用，血圧上昇抑制作用，抗菌作用
カフェイン	覚醒作用，利尿作用
フラボノール	口臭予防
ビタミンC	抗壊血病，抗酸化作用
ビタミンE	抗酸化作用
フッ素	虫歯予防

9.1 抗体の多様性獲得とカフェイン

9.1.1 抗体の多様性獲得機構

免疫は体外から侵入する異物の攻撃から身を守るために欠かせない生体防御機構であり，外来異物（抗原）を排除するための抗体産生はそうしたシステムの根幹の1つである．抗体（免疫グロブリン；Ig）は重鎖と軽鎖から構成される生体

防御タンパク質であり，その異物（抗原）認識能は重鎖および軽鎖のN末端側にそれぞれ存在する可変領域の組み合わせによって決定される．こうした抗体の多様性は，重鎖におけるvariable（VH），diversity（D），joining（JH）の3領域と軽鎖におけるVLとJLの2つの領域の遺伝子再構成によって生み出される[2]．この再構成はいわゆるV（D）J組み換えとして知られ，数あるV遺伝子の中からランダムに重鎖および軽鎖それぞれについて1つのV遺伝子が組み換わる．抗体遺伝子は，こうした遺伝子再構成を受けてはじめて機能的分子を産生できる活性型遺伝子になる（図9.1）．V（D）J組み換えは部位特異的DNA二本鎖切断とそのDNA切断修復の各プロセスからなる．部位特異的DNA二本鎖切断には，recombination activating gene（RAG)-1およびRAG-2の2つのDNA切断酵素と組み換え領域における胚型転写が必要とされている[3]．後半のDNA結合プロセスで

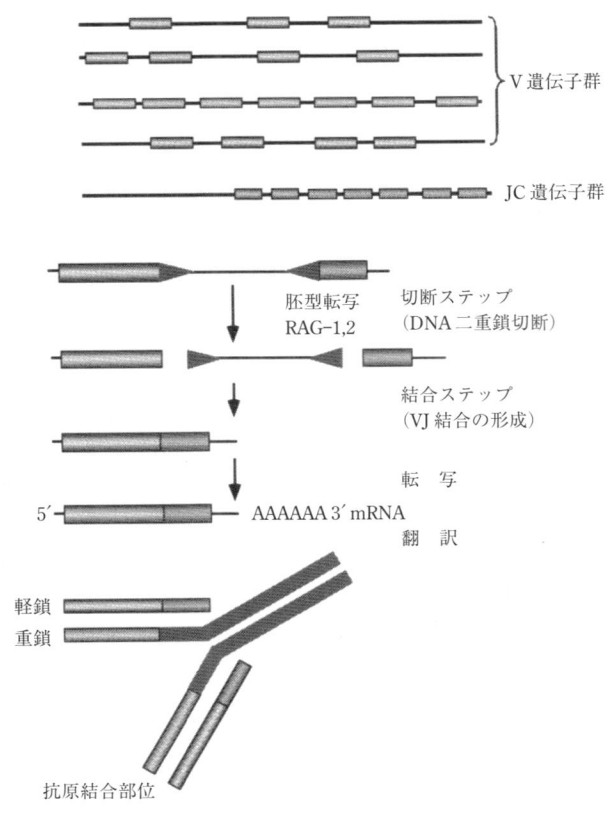

図9.1 抗体の構造と抗体（軽鎖）遺伝子の組み換え

は,非相同性DNA二本鎖切断端結合に関与する酵素群がかかわっている.こうした組み換えはB細胞の分化に対応して順序正しく遂行される.まず,proB細胞において重鎖の再構成が,次のpreB細胞では軽鎖の再構成が起こり未熟B細胞へと分化する.未熟B細胞は重鎖と軽鎖から構成される免疫グロブリンを抗原受容体として細胞膜上に発現し,骨髄を出てリンパ節や脾臓に移り成熟B細胞へと分化する.その後,抗原とT細胞に結合することにより活性化・増殖し,抗体産生細胞へと分化し抗体を分泌するようになる.つまり遺伝子再構成は未熟なB細胞においてのみ起こり,再構成に成功した成熟B細胞や抗体産生細胞ではさらなる組み換えは完全に抑制されている.このシステムは,1つのB細胞は1種類の抗体分子しか産生しないという免疫的制御の根幹をなすものである.

ところが最近,異物(抗原)との反応性の低い分子を反応性のより高い抗体分子へ作り換えたり,自己を異物として認識し攻撃してしまう危険な抗体を,自己に反応しない安全な抗体分子に変化させるために,軽鎖遺伝子のさらなる組み換えが成熟したB細胞においても起きることがわかってきた[4].Light chain shifting (LCS) はそうした現象の1つであり[5],LCSにより,本来の抗原特異性や親和性が低下もしくは消失したりする一方で,反応性が向上する場合が観察されている[6,7].LCSでは$V_{\lambda 4}$,$V_{\lambda 6}$,$V_{\lambda 8}$,$V_{\lambda 10}$といった利用頻度の低いV遺伝子が優先的に発現したり,可変領域に重鎖可変領域の多様性の増大に関与するN領域を有する軽鎖が発現するといった特徴がある[8].N領域を有する軽鎖は生体内では非常にマイナーな存在であり,その生理的機能は不明である.

9.1.2　カフェインによる抗体の多様性形成促進作用

筆者らはLCSの誘導にかかわる細胞内シグナル伝達の検討過程において,茶の主要成分であるカフェインに強力なLCS誘導活性があることを見いだした[9].カフェインはメチルキサンチンの一種であり,多様な生理活性を有することが知られている.サイクリックAMP分解酵素であるホスホジエステラーゼを阻害することによる細胞内サイクリックAMP濃度の上昇は,カフェインの有する主要な活性の1つである.カフェインが未熟B細胞における抗体遺伝子の組み換えを促進することが報告されており,当初,カフェインによるLCSの誘導も細胞内サイクリックAMP濃度の上昇によるものではないかと考えられた.しかしながら,アデニルシクラーゼの活性化や直接的な細胞内サイクリックAMP濃度の上昇では,LCSは誘導されなかった.そこで,カフェインのセリン・スレオニンプロテ

インフォスファターゼ阻害活性に着目し，強力なプロテインフォスファターゼ特異的阻害剤であるオカダ酸の影響を検討したところ，カフェインと同様，オカダ酸はLCSを誘導することが明らかになった[9]．一方，カフェインによるフォスファターゼ活性の阻害度はオカダ酸とほぼ同レベルであったが，LCSの誘導活性ははるかに高いものであった（図9.2）．さらに，この誘導は抗体遺伝子組み換え開始段階である部位特異的DNA切断末端の形成促進によるものであった（図9.3）．これらの結果は，LCSの誘導にプロテインフォスファターゼが一部関与するものの，カフェインの有する他の生理活性も関与していることを示唆している．

これに関して，筆者らはカフェインがpoly (ADP-ribose) polymerase (PARP) 阻害活性を有することに着目し，LCS誘導におけるPARPの関与について検討した．PARP特異的阻害剤である6-phenanthridinoneや4-hydroxyquinazoline (4-HQ)

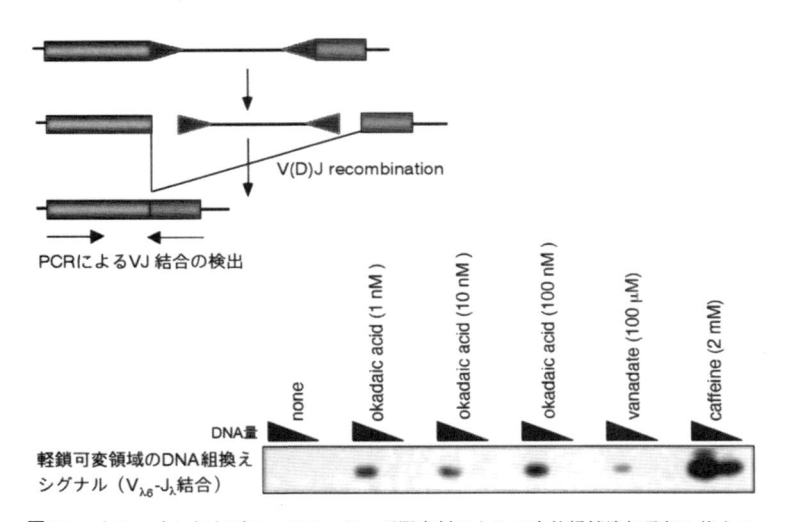

図9.2 カフェインおよびフォスファターゼ阻害剤による二次的軽鎖遺伝子組み換えの誘導（文献[9] より）

カフェインおよびオカダ酸処理したHB4C5細胞よりDNAを回収し，軽鎖遺伝子（$V_{\lambda 6}$）の組み換えシグナルをPCRにより検出．

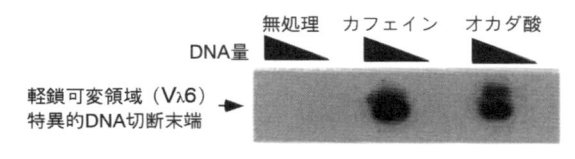

図9.3 カフェインによる抗体遺伝子部位（$V_{\lambda 6}$）特異的DNA切断の活性化（文献[9] より）

はいずれも軽鎖遺伝子組換えを誘導した.また,PARPのDNA結合領域遺伝子(PARP-DBD)発現による内在性PARP活性を阻害したところ,同様にLCSが誘導された.さらに,部位特異的DNA切断末端 (signal broken end) の形成についても検討した結果,4-HQはカフェインと同様に軽鎖遺伝子座におけるsignal broken end形成を誘導した[10].以上の結果より,LCSの誘導にはPARP活性の阻害による軽鎖遺伝子座におけるDNA切断の導入,すなわち組み換え開始段階の活性化が関与していることが示唆された.また,この活性化機構に関して,DNA切断の開始に必須であることが最近明らかとなったヒストンのアセチル化を,カフェインが組み換え部位特異的に誘導することも見いだされた[11].

カフェインは緑茶はもちろんのこと,コーヒーやココアなどの飲料にも含まれており,その鎮痛作用や中枢神経系の興奮作用はよく知られた効能である.最近では,抗がん剤の効果を増幅させる作用も報告されており[12],今後も注目すべき機能性成分である.

9.2 抗アレルギー作用

9.2.1 アレルギーとは

抗体は生体防御に欠かせない分子であるが,その過剰な産生は時として自己を障害する場合がある.こうした過剰な免疫応答に基づく障害反応はアレルギーと呼ばれるが,近年のアレルギー患者数の増加および症状の重篤化が問題となっている.生体内で起こる免疫反応には,抗体が関与する液性免疫と抗体が関与しない細胞性免疫があり,I型からIII型アレルギー反応は前者に該当する.一方,IV型アレルギー反応は抗体とは無関係にアレルゲン特異的に反応し,活性化されたT細胞によって引き起こされる反応で,症状が現れるまでに数日を要するため遅延型と呼ばれる.接触性皮膚炎や膠原病などがこのタイプに属する.花粉症などの環境アレルギーはI型アレルギーにより発症するが,食物アレルギーではI型アレルギーに加え,II型およびIV型アレルギーの関与が疑われている.アレルゲンが生体内に侵入すると,アレルゲン特異的抗体の産生が誘導されるが,I型アレルギーの発症には特にIgE型の抗体が重要な役割を果たす[13].B細胞により産生されたIgEは肥満細胞および好塩基球の細胞膜上に存在する高親和性IgE受容体に結合する.そこに,アレルゲン物質が再び侵入して肥満細胞や好塩基球の細胞膜上のIgEを架橋すると,ヒスタミンあるいはロイコトリエン(LT)等のメディエーターが放出され,アレルギーの発症に至る.こうした一連の反応を図9.4

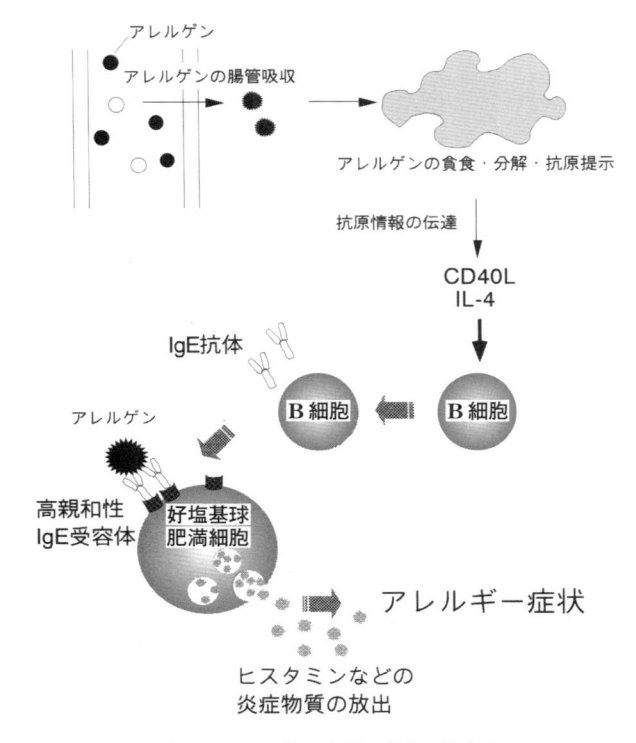

図9.4 アレルギー（I型）反応の概略図

に模式的に示した．

9.2.2 IgEの産生を抑制する茶葉成分

IgEは生体防御にかかわるタンパク質である免疫グロブリンの一種である．健常人ではIgEの産生はごくわずかであるが，アレルギー患者では過剰な産生が観察され，IgEの過剰産生は花粉症や食物アレルギーをはじめとするさまざまなアレルギー性疾患の発症原因の1つとされている．IgE抗体の過剰発現には，遺伝因子と環境因子が関与していると考えられている．遺伝因子に関しては遺伝学的手法を用いた解析に基づき，連鎖を示す複数の遺伝子がその候補に挙げられている．環境因子に関してはアレルゲン自体の性状に加え，日常摂取しているさまざまな食事成分が関与していることが明らかにされつつある．IgEの産生機構は下記に述べるように比較的よく理解されている．

免疫グロブリン分子はその重鎖の定常領域の構造により，IgM, IgD, IgG, IgE,

IgAの大きなサブクラスに分類されている．重鎖定常領域は免疫グロブリンの生物学的活性（細胞への結合や補体結合能）を発現するための重要な領域である．成熟B細胞にまで分化した直後のB細胞はIgM型の免疫グロブリン分子を産生している．その後，サイトカインに応答可能な状態へと活性化されたB細胞は，サイトカインの刺激に応じて重鎖の可変領域の配列を変化させることなく，他のクラスの重鎖定常領域に遺伝子を組み換える．この現象はクラススイッチと呼ばれ，IgE型抗体もこの組み換えによってはじめて産生される[14]．IgEクラススイッチではDNAの組み換えに先立ち，IgE重鎖定常領域（Cε）の上流に存在するI領域から定常領域に至る一次転写物が転写され，スプライシングによりI領域とCεからなるgermline転写物（εGT）が産生される[15]．その後，IgM重鎖定常領域のS領域（Cμ）とCεのS領域の間のDNA配列は染色体から除かれ，可変領域のすぐ上流に引き寄せられて可変領域のプロモーターから成熟型のCε転写が起こる．タンパク質に翻訳されることのないεGT発現の役割として，この転写により組み換えの標的となる定常領域付近の染色体構造が開かれ，組み換えが容易になることが考えられている．実際，特定のI領域をノックアウトさせたマウスではgermline重鎖の転写が損なわれ，IgEが産生されないことが明らかにされている[16]．IgE産生に必須であるεGTの発現は，インターロイキン（IL）-4やIL-13によって誘導される[17]．この両サイトカインはB細胞の膜表面上に発現するそれぞれの受容体に結合し，その受容体を架橋することにより受容体の細胞質側に結合するJAKキナーゼが相互リン酸化され活性化する[18]．活性化されたJAKは受容体をチロシンリン酸化し，このチロシンリン酸化残基に転写因子STAT6が結合する．受容体に会合したSTAT6はJAKによりリン酸化され，リン酸化STAT6はホモ二量体を形成し，核内に移行してgermline Cεのプロモーター領域に結合し，εGT発現が誘導される（図9.5）．筆者らは，IgE産生（クラススイッチ）に必須であるIL-4誘導性のεGT発現を阻害する活性を指標に，茶葉成分の評価を行った．

ヒト成熟B細胞株DND39では，IL-4の刺激によりカフェインがεGTを発現させることが知られている[19]．そこで，DND39細胞をIL-4，および種々の溶媒を用いて抽出した茶葉成分の存在下でそれぞれ48時間培養し，εGT発現をRT-PCRおよびサザンハイブリダイゼーション法で検出した．その結果，カフェイン画分やフラボノール画分にはεGT発現を抑制する活性はみられないが，カテキン画分にεGT発現抑制活性が存在することが明らかとなった．そこでこのカテキン画分をカラムを用いて分画し，各画分のεGT発現に及ぼす影響を検討した結果，1つ

の画分に強い抑制活性が認められた．NMRによる構造解析の結果，この画分中の成分はストリクチニンであることが明らかとなった（図9.6）．ストリクチニンは健常人由来の末梢血単核細胞においてもIL-4誘導性のεGT発現を抑制した．また，アトピー患者由来末梢血単核細胞はIL-4を新たに外から与えない状況下においてもεGTが発現していたが，こうした発現に対しても顕著に抑制した（図9.7）．筆者らは，ストリクチニンがグルコースにガロイル基が結合した構造であることから，同じくガロイル基を有する茶カテキンのIL-4誘導性εGT発現に対する影響も検討したが，阻害作用は認められなかった（図9.8）．こうした*in vitro*

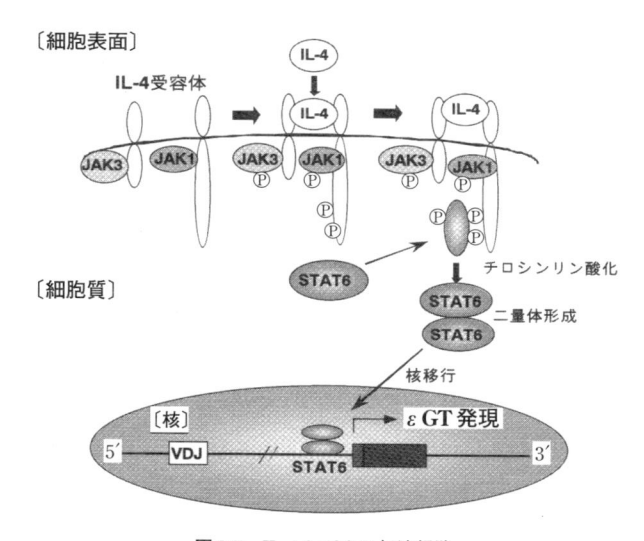

図9.5 IL-4シグナル伝達経路

IL-4シグナル伝達経路のうち，JAK-STAT経路について示す．IL-4レセプターはIL-4α鎖とγc鎖からなる．このレセプターにIL-4が結合することによって，JAKファミリーの相互リン酸化，STAT6分子のチロシンリン酸化を起こす．

Strictinin : 1-*O*-galloyl-4,6-(-)-hexahydroxydiphenoyl-β-D-glucose

図9.6 ストリクチニン（strictinin）の構造

9.2 抗アレルギー作用

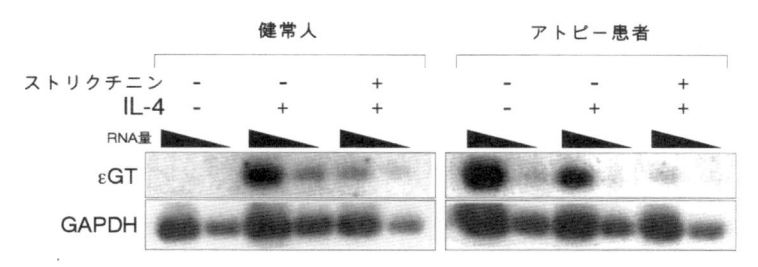

図 9.7 健常人およびアトピー患者由来末梢血単核細胞における IL-4 誘導性 εGT 発現に対するストリキニンの影響（文献[20]より）

健常人およびアトピー患者由来の末梢血単核細胞をそれぞれ IL-4 およびストリキニンで 48 時間刺激後，εGT 発現量を測定．

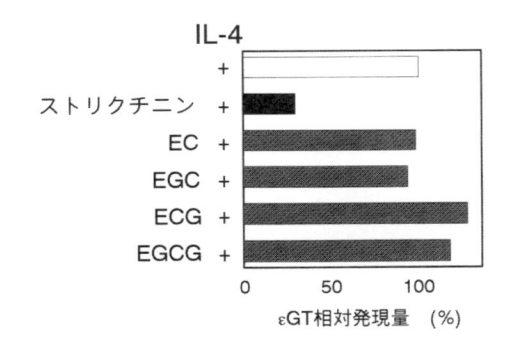

図 9.8 IL-4 誘導性 εGT 発現に対する茶カテキンの影響

DND39 細胞を IL-4 および各種茶カテキンで 48 時間刺激後，εGT 発現量を測定．IL-4 単独刺激による発現量を 100％としたときの相対値で表記．

における細胞実験の結果から，ストリキニンは IgE の産生を阻害する可能性が示唆されたため，次に *in vivo* に対する検討を行った．アレルゲンに対する IgE 抗体は，アレルゲンを用いてマウスに免疫することで強制的に作らせることができる．そこで，食物アレルギーの主要なアレルゲンである卵白アルブミンをアルミニウムアジュバントとともに感作すると同時に，ストリキニンを経口投与し，4 週間後における血清中の卵白アルブミンに対する IgM, IgG, IgE 量を測定した（図 9.9）．その結果，卵白アルブミン特異的 IgM および IgG 量に対してはストリキニン投与の影響はほとんどなかったが，ストリキニンを飲ませたマウスにおける IgE 量は，飲ませなかったマウスに比べ顕著に少なかった[20]．つまり，ストリキニンはアレルゲン特異的な IgE の産生を特異的に抑制することが示唆された．

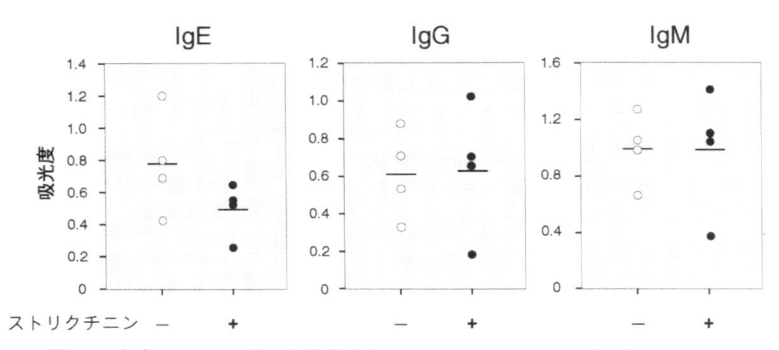

図9.9 卵白アルブミン特異的抗体産生に対するストリクチニン経口投与の効果（文献[20]より）

卵白アルブミンを感作したマウスにストリクチニンを経口投与し、血清中の卵白アルブミン特異的抗体価（吸光度）を酵素抗体法（ELISA）法を用いて測定。

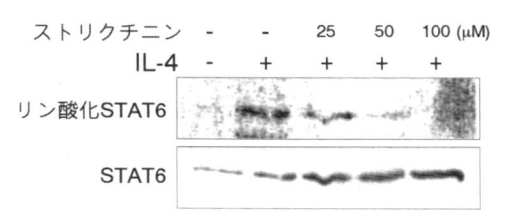

図9.10 IL-4誘導性STAT6リン酸化に対するストリクチニンの影響（文献[20]より）

ヒトB細胞株DND39をIL-4とストリクチニンと共に48時間刺激後，抗STAT6抗体で免疫沈降した．沈降物をSDS-PAGEで展開し，抗リン酸化チロシン抗体を用いたウエスタンブロットを行った（上段）．抗体を除去後，同じ膜を抗STAT6抗体でウエスタンブロットした（下段）．

ストリクチニンは抗原特異的IgEの産生を抑制し，その作用はIL-4誘導性のε GT発現阻害であることが推定されたことから，筆者らはさらにストリクチニンによるε GT発現の阻害機構について検討した．図9.5に示したように，IL-4はB細胞膜表面上に発現するIL-4受容体に結合し，JAK-STAT経路を活性化する[21]．この経路により，STAT6はリン酸化されホモ二量体を形成し，ε GT発現が誘導される．そこでまず，STAT6のチロシンリン酸化に対する影響を検討した．DND39をIL-4で刺激後，STAT6を抗STAT6抗体で免疫沈降により回収し，抗リン酸化チロシン抗体を用いたウエスタンブロットを行った．チロシンリン酸化STAT6はIL-4刺激により誘導されるが，ストリクチニンは濃度依存的にこのリン酸化を阻害した（図9.10）．さきほどにも述べたように茶カテキンはIL-4誘導性のε GT発現を阻害しないが，STAT6のリン酸化に対しても影響を及ぼさな

った[22]．以上の結果より，ストリクチニンはSTAT6のチロシンリン酸化を阻害することによりIL-4誘導性のεGT発現を抑制し，IgEの産生を抑える可能性が示された[20]．ストリクチニンによるSTAT6リン酸化阻害がどのようにして起こるかは現時点では不明であるが，STAT6をリン酸化するJAK3の活性化も阻害されることから，シグナル伝達系の初期に作用しているものと思われる[23]．ストリクチニンはDND39細胞の膜上に結合することから[24]，何らかの膜タンパク質と結合することでその作用を発揮するのではないかと考えられる．

抗アレルギー薬剤の多くは，ヒスタミンなどの炎症物質の放出やそれによって引き起こされる炎症反応をブロックすることでアレルギー反応を防ぐ対症療法的薬剤である．これに対し，IgEの産生を抑えることができればアレルギーの治療や予防につながることが期待できる．現在，STAT6はIgE産生阻害薬開発の際の有望なターゲットとなっている．ストリクチニンによるSTAT6リン酸化阻害作用の解析は，IgE阻害薬を開発するうえでも有益な情報を提供するものと考えられる．

9.2.3 茶成分による炎症物質放出抑制作用

食物アレルギーでは，ヒスタミンやロイコトリエン等のケミカルメディエーターが放出され，炎症が惹起されることから，IgE産生の抑制活性と同様，ケミカルメディエーターの産生・放出阻害活性は重要な抗アレルギー活性の指標である．初期に炎症反応の浮腫に関連するヒアルロニダーゼに対する茶カテキンの阻害作用が報告されて以来[25]，I型アレルギーに対する茶成分の効果が検討されている．ラットの肥満細胞からのヒスタミン遊離抑制活性では，エピガロカテキンガレート（EGCG），エピカテキンガレート（ECG）やエピガロカテキン（EGC）に抑制活性がある一方，エピカテキン（EC）やカテキン（C）にはそうした活性がほとんどないことが報告されている[26]．これまでに筆者らは，ヒト好塩基球細胞株KU812を用いて種々の茶成分を検討した結果，IgE受容体架橋刺激やカルシウムイオノフォアで惹起したヒスタミン放出に対しECGおよびEGCGに阻害作用があることを見いだした（図9.11）[27]．ECGおよびEGCGの構造上の特徴として，ガロイル基の存在がある（図9.12）．そこで，類似の構造を有する茶ポリフェノールの脱顆粒抑制作用を検討した結果，EGCG同様に，ガロイル基を保持したgallocatechin gallate, epiafzelechin gallate, theasinesin Aなどに抑制作用が認められた．

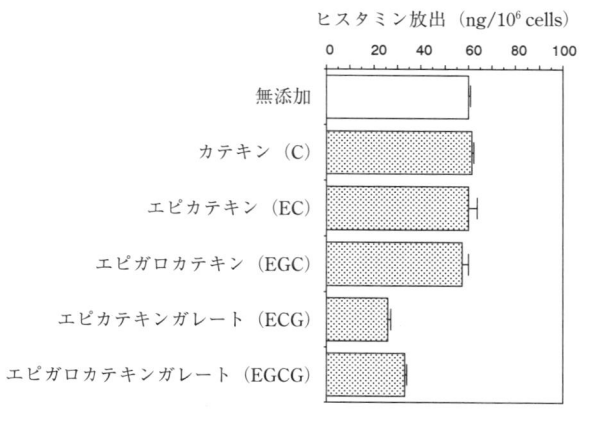

図9.11 ヒスタミン放出に対する茶カテキンの効果(文献27)より)

KU812細胞をカルシウムイオノフォアA23187で刺激することによって放出されるヒスタミン量に対する影響を測定.

図9.12 茶カテキンの構造

	R_1	R_2
エピカテキン (EC)	H	OH
エピガロカテキン (EGC)	OH	OH
エピカテキンガレート (ECG)	H	ガロイル基
エピガロカテキンガレート (EGCG)	OH	ガロイル基

　脱顆粒はミオシン軽鎖のセリンリン酸化によって惹起され,そのリン酸化レベルはおもにカルシウム-カルモジュリン依存性キナーゼであるミオシン軽鎖キナーゼとミオシン脱リン酸化酵素によって調節されている.そこで,ミオシン軽鎖のセリンリン酸化に対するEGCGやECGの作用を検討したところ,カルシウム流入によって著しく増大するリン酸化が,これらカテキンにより阻害されることが明らかとなった[28].

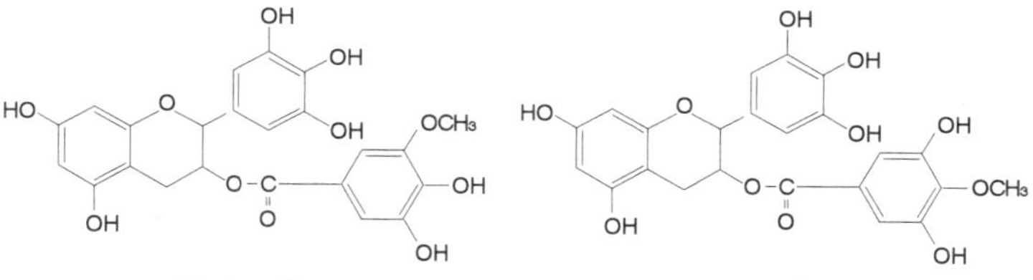

9.2 抗アレルギー作用

図9.13 メチル化カテキンの構造

Epigallocatechin 3-O-(3-O-methyl) gallate (EGCG3″Me) および epigallocatechin 3-O-(4-O-methyl) gallate (EGCG4″Me) の構造.

　最近，煎茶のほとんどを占める"やぶきた"ではなく，紅茶系品種"べにほまれ"や台湾系統の茶に，強い抗アレルギー作用があることがマウス肥満細胞株やマウスを用いたアレルギー反応試験（AW法）により明らかにされている[29,30]．そこで，上記のヒト好塩基球細胞株KU812を用い，この細胞からのヒスタミン放出抑制活性を指標に，"べにほまれ"より放出抑制成分の探索を行った．ODSカラムを用いて分画して得られた各画分を検討したところ，1つの画分に強い放出抑制活性が認められた．そこでこの画分に含まれる成分の構造を解析したところ，epigallocatechin 3-O-(3-O-methyl) gallate (EGCG 3″Me)であることが明らかとなった[31]．この物質はEGCGのガロイル基の3位がメチルエーテル化されたもので，"やぶきた"には全く含まれない成分である（図9.13）．また，EGCG 3″Meの抑制活性はEGCGを若干上回る傾向にあった．このEGCG 3″Meに関してはepigallocatechin 3-O-(4-O-methyl) gallate (EGCG 4″Me)とともにI型アレルギーに対する抑制効果が，マウスの経口投与実験から確かめられている[30,32,33]．EGCG 3″MeやEGCGを多く含む"べにほまれ"などのアッサム系品種は，日本で作り出された品種（茶の農林一号）であり，系統維持がしっかりされていることを考慮すると，こうした品種の茶は"抗アレルギー茶"の開発対象の品種として有望であろう[29]．最近では"べにほまれ"以外の品種にもメチル化EGCGが含まれる品種が報告されている[34]．

　IV型アレルギーに対する効果として，オキサゾロン誘発皮膚炎検定法により，EGCG 3″Meを含む茶カテキンの効果が報告されている[35]．それによると，EGCG 3″MeおよびEGCG 4″Meはハイドロコルチゾンよりやや弱いながらも有意な抑制活性を示す．メチル化カテキンの高い抗アレルギー性は吸収率の高さや血中で

9.2.4 IgE受容体の発現を抑制する茶成分

IgEの高親和性受容体FcεRIは，IgEによって媒介されるI型アレルギー反応の効果相を担う肥満細胞や好塩基球にその発現が限定されている．FcεRIは細胞外ドメインを主体とする1つのα鎖，細胞内ドメインを主体とするβ鎖1個，S-S結合によってホモダイマーを形成するγ鎖2個から構成される四量体構造をとっている（図9.14）．α鎖はIgEと特異的に結合し，この結合にはβ鎖やγ鎖は関与していない．α鎖の細胞膜上での発現には，マウスやラットの場合β鎖とγ鎖の両鎖を必要とするが，ヒトの場合は必ずしもβ鎖は必要とされておらず，$\alpha\beta\gamma_2$型の基本構造以外に，$\alpha\gamma_2$型の構造も存在する．α鎖に結合したIgEによるシグナル伝達は，β鎖およびγ鎖によって担われている．FcεRIの凝集を介した肥満細胞や好塩基球の活性化が，I型アレルギーの発症に必須であることは，α鎖の遺伝子をノックアウトしたマウスではIgE依存的な炎症反応が惹起されないことからも明らかである[36]．FcεRIの発現を低下させることはIgE-抗原複合体によるアレルギー反応の抑制につながると考えられる．そこで筆者らは，FcεRIの発現抑制活性を指標とし，茶成分の評価を行った．

茶の主要なカテキン成分であるC，EC，EGC，ECG，EGCGのFcεRI発現に対する影響を検討した結果を図9.15に示した．KU812細胞を各カテキンを添加した培地中で24時間培養した後細胞を回収し，細胞表面におけるFcεRIの発現量

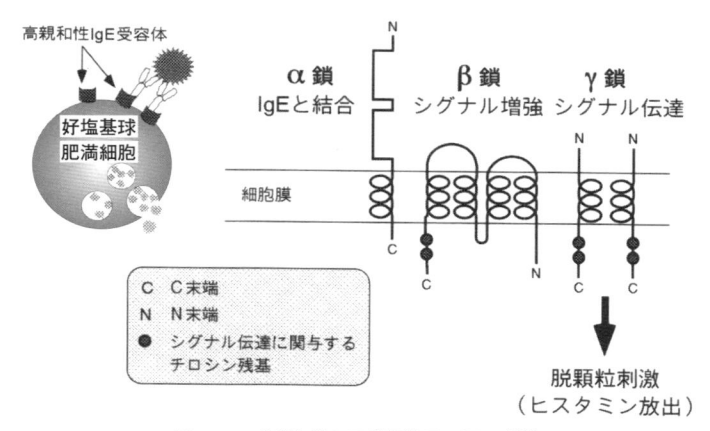

図9.14 高親和性IgE受容体FcεRIの構造

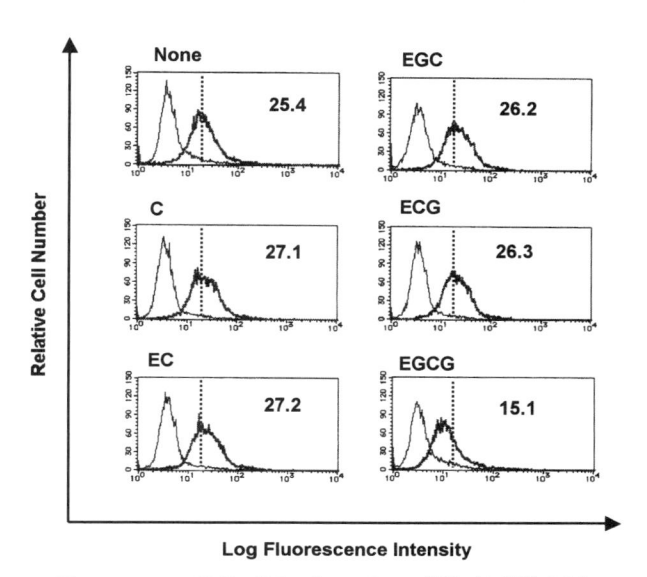

図 9.15 FcεRI 発現に対する茶カテキンの影響（文献[37]より）
KU812 細胞表面における FcεRI 発現に対する茶カテキンの影響（50μM，24h 処理）を
フローサイトメーターを用いて測定．

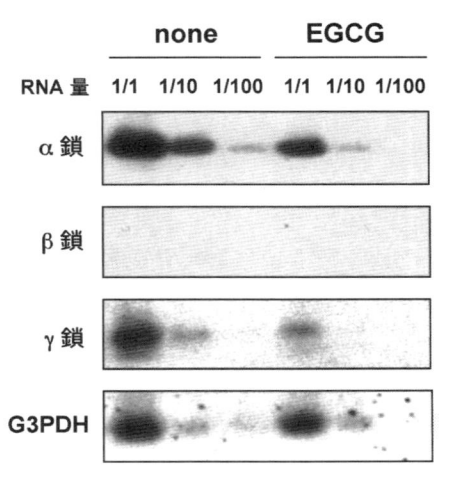

図 9.16 FcεRI 各サブユニットの遺伝子発現に対する EGCG の影響（文献[37]より）
EGCG 処理 24 時間後の α 鎖，β 鎖，γ 鎖の mRNA 発現量を RT-PCR 法にて測定．

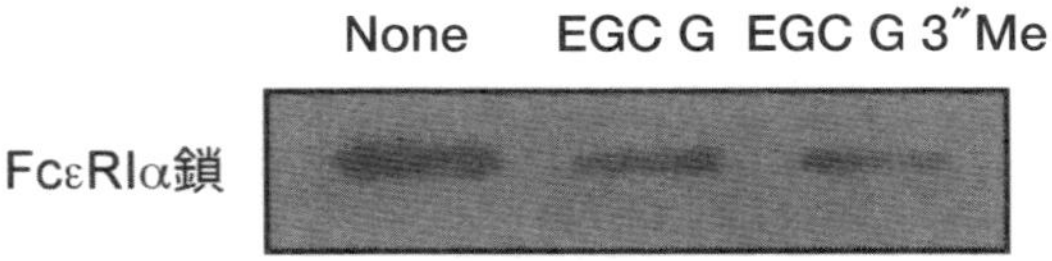

None　　EGCG　EGCG 3″Me

FcεRIα鎖

図9.17 FcεRIα鎖タンパク発現に対するEGCGおよびEGCG3″Meの影響（文献[37]より）

EGCG処理24時間後のKU812細胞よりFcεRIα鎖タンパクを抗FcεRIα鎖抗体で免疫沈降にて回収．

をフローサイトメーターを用いて解析した．その結果，EGCGのみにFcεRIの発現抑制活性が認められた．この発現低下作用がタンパクレベルでの発現低下によるものかどうかを検討するために，EGCG処理後のα鎖タンパク質の量を検討したところ，顕著な減少が観察された．次に，α鎖タンパク量の低下が，転写レベルの制御によるものかを検討するため，β鎖およびγ鎖とともにα鎖のmRNA発現量を検討した（図9.16）．その結果，α鎖およびγ鎖のmRNA量がEGCGにより低下することが明らかとなった[37]．これらの結果から，EGCGはFcεRIのα鎖およびγ鎖のmRNA発現を抑制することで，FcεRIの発現を低下させる可能性が示唆された．FcεRIの発現を低下させる因子としてグルココルチコイドが最近報告されているが[38]，発現抑制活性を有する食品成分としての同定は，このEGCGの例が初めてである．また，茶成分ではないがEGCGと同じガロイル化合物であるpentagalloyl glucoseにもFcεRIの発現低下作用があることを見いだしたが，その作用はmRNAの発現低下によるものではなかった[39]．

さきほどふれたように，強力な抗アレルギー成分として同定されたものにEGCG3″Meがある[30,31]．このEGCG3″MeのFcεRI発現に対する効果を検討したところ，EGCG同様に発現抑制作用を示した（図9.17）[40]．つまり，ガロイル基のメチル化はEGCGのFcεRI発現抑制活性を妨げないことを示唆している．

EGCGによるFcεRIの発現抑制に関与する細胞内シグナルを検討したところ，MAPキナーゼの一種であるERK活性の低下を引き起こすMEK阻害剤PD98059によってもFcεRIの発現低下が誘導されることが明らかとなった．さらにこの作用がEGCG同様にα鎖およびγ鎖のmRNA量の低下によるものであったことから，EGCGのERK活性への影響を検討した結果，ERKの活性の指標であるリン酸化の低下がEGCGにより誘導された．以上の結果は，EGCGによるFcεRIの発現抑制作用にERK活性の低下が関与していることを示唆している．

9.3 茶成分の機能性と細胞膜表面への結合性との関係

EGCG，メチル化カテキンやストリクチニンは上記のような抗アレルギー活性を示すが，水溶性のこれら成分が細胞に対してどのように相互作用するのかは明らかでない．そこで，ストリクチニンや各種カテキンとヒトB細胞株や好塩基球株との細胞膜上での相互作用を，表面プラズモン共鳴バイオセンサーを用いて検討した．試験に供した茶カテキンの中で，C，ECおよびEGCは細胞表面への結合性が認められなかったのに対し，ストリクチニン，ECG，EGCG，メチル化EGCGは高い結合性を示したことより，これら機能性茶成分は標的細胞表面に結合することによりその生理活性を発揮する可能性が示された．結合性を示した3つの成分はいずれもガロイル基を有していることから，その細胞表面への結合にガロイル基の関与が示唆された．そこで，pyrogallolの細胞表面への結合性を検討したところ，いずれの細胞に対しても結合性を示した．つまり，これら茶ポリフェノールの細胞表面への結合にガロイル基を介した部分があることが示された．一方，pyrogallol自体はヒスタミン放出[41]やSTAT6リン酸化[42]に対してなんら影響を及ぼさない．これらポリフェノールの細胞表面への結合性と機能性との関係を表9.2にまとめた．

これまで述べてきた結果から，茶ポリフェノールの抗アレルギー作用に細胞表面への結合が重要である一方，その作用はそれぞれ異なることから，表面上に存在する結合相手（場所）が重要であることを示唆している．そこで，最近細胞表面に存在するさまざまなシグナル伝達分子の機能発現の場として知られるマイクロドメインラフトに着目し，EGCGの結合性とその作用との関係を検討した．ラフトはコレステロールリッチなドメインであり（図9.18），その構造はメチルβシクロデキストリン（MβCD）の作用により壊すことができる．そこでMβCDを作用させたKU812細胞におけるEGCGの細胞表面結合性，ヒスタミン放出抑制作用，ならびにFcεRI発現抑制作用に対する影響を調べた結果，結合性，放出

表9.2 茶ポリフェノールの細胞表面結合性と抗アレルギー作用との関係

	C	EC	EGC	ECG	EGCG	Pyrogallol	ストリクチニン
細胞表面結合性	−	−	−	+	+	+	+
FcεRI発現抑制活性	−	−	−	−	+	−	ND
ヒスタミン遊離阻害活性	−	−	−	+	+	−	ND
STAT6リン酸化阻害活性	−	−	−	−	−	−	+

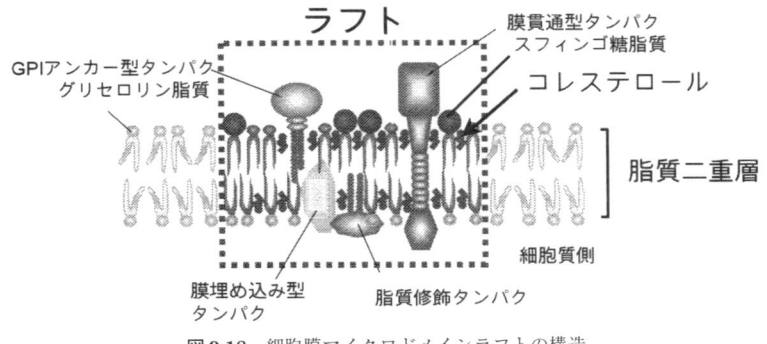

図9.18 細胞膜マイクロドメインラフトの構造

抑制作用, 発現低下作用のいずれもが顕著に阻害された. また, EGCGによるERK活性の低下作用もMβCD処理により阻害された. そこで, EGCGのラフトへの結合を直接調べるために, EGCG処理をした細胞からラフト画分を調製し, EGCGの局在を検討した. その結果, ラフト画分にEGCGが局在し, 非ラフト画分にはほとんど存在しないこと, また, MβCD処理によりラフトへの局在が低下することが明らかとなった[43),44)]. 以上の結果から, EGCGは細胞膜上に存在するラフトに結合し, ヒスタミン放出阻害やFcεRI発現抑制といった抗アレルギー作用を発揮しているものと思われる.

EGCGは活性の強さと存在量の多さから茶の機能性の中心を担う成分として数多くの研究がなされている. 特にEGCGの抗腫瘍メカニズムに関する研究は進んでいる. ただ, これらの研究の多くは, 実際に茶を飲んだ際に血中で検出されるレベル ($1\mu M$程度) に比べると[45)], はるかに高い濃度を用いて得られた結果である. 食品としての茶の機能性メカニズムを明らかにしていくには生理的濃度を常に念頭においておかなくてはならない. 茶成分の生理的作用を細胞レベルで理解するには, EGCGを含めて機能性成分が直接作用するmolecular targetを明らかにすることが今後不可欠となるであろう. ラフトに存在すると考えられるEGCG結合分子もその1つと思われる.

また, 食品の機能性を評価するうえで考慮しなければならないことは, 食品がさまざまな成分からなる複合系であることである. 共存する成分によって機能性成分の作用が阻害を受ける場合も考えられるが, 一方では活性が増強される可能性もある[46)]. 緑茶は日本型食生活に欠かせない存在であり, 今後, 他の食品成分

とり組み合わせ効果も明らかにされる必要があると思われる． 〔立花宏文〕

文　献

1) 村松敬一郎, 他編：茶の機能－生体機能の新たな可能性, 学会出版センター, 2002.
2) Tonegawa, S.: Somatic generation of antibody diversity. *Nature*, **302** : 575-581, 1983.
3) Rajewsky, K.: Clonal selection and learning in the antibody system. *Nature*, **381** : 751-753, 1996.
4) Hertz, M., et al.: V(D) J recombinase induction in splenic B lymphocytes is inhibited by antigen-receptor signaling. *Nature*, **394** : 292-295, 1998.
5) Tachibana, H., Haruta, H., Yamada, K.: Light Chain Shifting : Identification of a human plasma cell line actively undergoing light chain replacement. *Blood*, **93** : 198-207, 1999.
6) Tachibana, H., Kido, I., Murakami, H.: Heterogeneous expression of human antibody λ light chains by concanavalin A-resistant hybridomas leads to changed antigen binding. *J. Biol. Chem.*, **269** : 29061-29066, 1994.
7) Thongpassano, S., et al.: Improvement of antigen binding ability of human antibodies by light chain shifting. *Cytotechnology*, **25** : 155-164, 1997.
8) 立花宏文：ヒト抗体の機能発現とその多面的制御に関する研究. 日本農芸化学会誌, **72** : 1171-1180, 1998.
9) Tachibana, H., et al.: Induction of light chain replacement in human plasma cells by caffeine is independent from both the upregulation of RAG protein expression and germ line transcription. *J. Biol. Chem.*, **275** : 5927-5933, 2000.
10) 永廣優佳, 他：ヒト抗体産生細胞の軽鎖遺伝子組換え誘導におけるPARPの関与. 平成13年度日本農芸化学会大会講演要旨集, p.336, 2001.
11) 浪崎博史, 他：カフェインの新たな機能性：ヒストンアセチル化誘導を介したヒト抗体軽鎖遺伝子発現の制御. 平成15年度日本農芸化学会大会講演要旨集, p.223, 2003.
12) Yao, S.L., et al.: Selective radiosensitization of p53-deficient cells by caffeine-mediated activation of p34cdc2 kinase. *Nature Med.*, **2** : 1140-1143, 1996.
13) Corry, D.B., Kheradmand, F.: Induction and regulation of the IgE response. *Nature*, **402** : supp. B18, 1999.
14) Shapira, S.K., et al.: Molecular analysis of the induction of immunoglobulin E synthesis in human B cells by interleukin 4 and engagement of CD40 antigen. *J. Exp. Med.*, **175** : 289-292, 1992.
15) Gauchat, J.F., et al.: Structure and expression of germline epsilon transcripts in human B cells induced by interleukin 4 to switch to IgE production. *J. Exp. Med.*, **172** : 463-473, 1990.
16) Jung, S., Rajewsky, K., Radbruch, A.: Shutdown of class switch recombination by deletion of a switch region control element. *Science*, **259** : 984-987, 1993.
17) Jiang, H., Harris, M.B., Rothman, P.: IL-4/IL-13 signaling beyond JAK/STAT. *J. Allergy Clin. Immunol.*, **105** : 1063-1070, 1998.
18) Leonard, W.J., O'Shea, J.J.: JAKS AND STATS : Biological Implications. *Annu. Rev. Immunol.*, **16** : 293-322, 1998.
19) Ichiki, T., Takahashi, W., Watanabe, T.: The effect of cytokines and mitogens on the induction of C ε germline transcripts in a human Burkitt lymphoma B cell line. *Int. Immunol.*, **4** : 747-754, 1992.
20) Tachibana, H., et al.: Identification of an inhibitor for interleukin 4-induced ε germline transcription and antigen-specific IgE production in vivo. *Biochem. Biophys. Res. Commun.*, **280** : 53-60, 2001.
21) Quelle, F.W., et al.: Cloning of murine Stat6 and human Stat6, Stat proteins that are tyrosine phosphorylated in responses to IL-4 and IL-3 but are not required for mitogenesis. *Mol. Cell. Biol.*, **15** : 3336-3343, 1995.
22) Tachibana, H., et al.: Strictinin inhibits interleukin 4-induced STAT6 activation and antigen-specific IgE production. *Proceedings on 2001 International conference on O-cha(tea) culture and science*, 2002.
23) 中山和子, 他：抗アレルギー茶葉成分strictininのIgE産生抑制機構. 平成15年度日本農芸化学会

大会講演要旨集,p.225, 2003.
24) 立花宏文,他:茶葉成分strictininによるIgEクラススイッチ抑制.平成12年度日本農芸化学会大会講演要旨集,p.283, 2000.
25) Kakegawa, H.: Inhibitory effects of tannins on hyaluronidase activation and on the degranulation from rat mesentery mast cells. *Chem. Pharm. Bull.*, **33**: 5079-5082, 1985.
26) Ohmori, Y.: Antiallergic constituents from oolong tea stem. *Biol. Pharm. Bull.*, **18**: 683-686, 1995.
27) Tachibana, H., *et al.*: Effect of tea polyphenols on degranulation in human mature basophils differentiated with IL-4. "Animal Cell Technology: Challenges for the 21st century"(Ikura, *et al.* ed.), pp.301-305, Kluwer Academic Publishers, 1999.
28) 梅田大介,他:緑茶カテキンのヒスタミン放出抑制活性におけるミオシン軽鎖の関与.平成15年度日本農芸化学会大会講演要旨集,p.22, 2003.
29) 山本万里,佐野満昭,立花宏文:茶葉から新たに見いだした抗アレルギー物質.バイオサイエンスとインダストリー,**57**: 41-42, 1999.
30) Sano, M., *et al.*: Novel antiallergic catechin derivatives isolated from oolong tea. *J. Agric. Food Chem.*, **47**: 1906-1910, 1999.
31) Tachibana, H., *et al.*: Identification of a methylated epigallocatechin gallate as an inhibitor of degranulation in human basophilic KU812 cells. *Biosci. Biotech. Biochem.*, **64**: 452-454, 2000.
32) 佐野満昭,他:茶成分の抗アレルギー作用. *Fragrance J.*, **4**: 46-52, 2000.
33) Sano, M., *et al.*: Inhibitory effects of O-methylated catechin derivatives on mouse type-I allegy. *Proceedings of 2001 international conference on o-cha(tea) culture and science*, pp.155-158, 2002.
34) 山本(前田)万里,他:茶の品種,摘採期と製造法による抗アレルギー性カテキンEGCG3″Meの変動.日本食品科学工学会誌,**48**: 64-68, 2001.
35) Suzuki, M.: Inhibitory effects of tea catechins and O-methylated derivatives of (-)-epigallocatechin-3-O-gallate on mouse type IV allergy. **48**: 5649-5653, 2000.
36) Dombrowicz ,D., *et al.*: Abolition of anaphylaxix by targeted disruption of the high affinity immunoglobulin E receptor FcεRI α chain gene. *Cell*, **75**: 969-976, 1993.
37) Fujimura, Y., Tachibana, H., Yamada, K.: A tea catechin suppresses the expression of the high affinity IgE receptor FcεRI in the human basophilic KU812 cells. *J. Agric. Food Chem.*, **49**: 2527-2531, 2001.
38) Yamaguchi, M., *et al.*: Regulation of mouse mast cell surface FcεRI expression by dexamethasone. *Int. Immunol.*, **13**: 843-851, 2001.
39) 矢野知美,立花宏文,山田耕路:ヒト好塩基球様細胞株KU812の高親和性IgE受容体発現における1,2,3,4,6-penta-O-galloyl-beta-D-glucoseの抑制効果.平成15年度日本農芸化学会大会講演要旨集,p.224, 2003.
40) Fujimura, Y., Tachibana, H., Yamada, K.: Antiallergic tea catechin, (-)-epicatechin-3-O-(3-O-methyl) gallate, suppresses FcεRI expression in the human basophilic KU812 cells. *J. Agric. Food Chem.*, **50**: 5729-5734, 2002.
41) Kiyohara, Y., Tachibana, H., Yamada, K.: Degranuration inhibition of human basophilic KU812 cells by green tea catechins and their cell surface binding. *Proceedings of 2001 international conference on o-cha(tea) culture and science*, pp.188-191, 2002.
42) 中尾佳代,他:茶葉成分StrictininのIgE産生抑制における構造活性相関.平成14年度日本農芸化学会大会講演要旨集,p.100, 2002.
43) 立花宏文:茶成分の免疫調節機構.平成15年度日本栄養・食糧学会大会講演要旨集,p.21, 2003.
44) Fujimura, Y., Tachibana, H., Yamada, K.: Lipid raft-associated catechin suppresses the FcεRI expression by inhibiting phosphorylation of the extracellular signal-regulated kinase 1/2. *FEBS Lett.*, **556**: 204-210, 2004.
45) Kim, S., *et al.*: Plasma and tissue levels of tea catechins in rats and mice during chronic comsumption of green tea polyphenols. *Nutr. Cancer*, **37**: 41-48, 2000.
46) 古賀聖士,立花宏文,山田耕路:レチノイン酸によるEGCgの細胞表面結合性の増大とその細胞増殖抑制活性の増強.日本農芸化学会大会講演要旨集,p.116, 2002.

10. 香辛料の機能性

　我々人類が香辛料（スパイスおよびハーブ）を使用した歴史は古く，原始狩猟時代に遡る．その種類は500種を超える．国や地域の違い，民族，宗教，風習などにかかわる固有のものを含めるとその数倍にもなる．香辛料は植物の種子・果実・根塊・葉・木皮・花・蕾などの部分から調製されたものである．おもに熱帯産，亜熱帯産の植物で，特に香辛系香辛料が多い．温帯に産するハーブ類は香草系香辛料で，これらを総称して香辛料と呼ぶ．香辛料は特有の風味を有し，食品に香り，味，色を付与して嗜好性を豊かにする機能特性を有する．いわゆる食品の第二機能である．一方香辛料には，元来肉類や魚介類の風味の低下や腐敗を防止する目的で選抜され，用いられてきたものがある．また薬草，民間薬として利用されてきたものも多い（食品の第三機能）[1,2]．紀元前から伝わる古代中国の本草書『神農本草経』，インドの『アーユルベーダの教え』，ヨーロッパにで伝承されてきた植物誌 *De Materia Medica* などのなかに，いくつもの香辛料が記載されており，今に伝えられている．これはまさに香辛料が人々の健康に重要な役割を果たしてきた証であり，いわゆる医食同源，薬食同源の言葉がふさわしい．現在広く用いられている香辛料を植物学的見地から分類すると，表10.1（次頁）のようになる．

　本章では，香辛料の持つ食嗜好機能，食品保存機能（抗菌性），抗酸化機能および生体調節にかかわる機能などについて述べる．

10.1　嗜好性にかかわる機能

　香辛料は食品に香り，味を付与してわれわれの食欲を増進するとともに，彩にも用いられ視覚的にも豊かな嗜好的効果を高めている．食生活の多様化に伴い新しい加工食品が日々増加する今日，香辛料の種類と使用量は増大し，バラエティに富む食品を味わう機会が多くなった．

10.1.1　香気成分

　香辛料の香りには食品に香りづけをし（賦香作用），肉や魚介類などの匂いを

表10.1 香辛料の植物学的分類

門	網	目	科	植物名
被子植物	双子葉網	こしょう目	コショウ科	クベバ・コショウ・ジャワナガコショウ・ナガコショウ・ベトル
		たで目	タデ科	スイバ・タデ・ルバーブ
		きんぽうげ目	モクレン科	スターアニス
			ニクズク科	ナツメグ・メース・パプアナツメグ・パプアメース
			クスノキ科	カシア・サッサフラス・シナモン・ベイリーブス
	離弁花亜網	けし目	フウチョウソウ科	ケーパー
			アブラナ科	ウォータークレス・ホースラディッシュ・マスタード・ワサビ
		ばら目	マメ科	タマリンド・フェヌグリーク・リコリス
		ふうろそう目	ミカン科	サンショウ・ナンヨウザンショウ・スダチ・ルー
		あおい目	アオイ科	マーシュマロウ・ローゼル
		てんにんか目	フトモモ科	オールスパイス・クローブ
		傘形花目	セリ科	アニス・キャラウェイ・クミン・コリアンダー・セロリ・チャービル
				ディル・パセリ・フェンネル・ボタンボウフウ
	合弁花亜網	管状花目	シソ科	オレガノ・シソ・セイボリー・セージ・タイム・バジル・ヒソップ
				ミント・メリッサ・ローズマリー
			ナス科	トウガラシ・キダチトウガラシ・パプリカ
			ゴマ科	ゴマ
		ききょう目	キク科	カモミール・キバナオランダセンニチ・タラゴン・チコリ・ヤロウ
				ヨモギ・リュウキュウヨモギ
	単子葉網	ゆり目	ユリ科	アロエ・エシャロット・オニオン・ガーリック・チャイブ・ニラ・ネギ
				ギョウジャニンニク
			アヤメ科	サフラン
		しょうが目	ショウガ科	ウコン・カルダモン・ショウガ・ポンツクショウガ
		らん目	ラン科	バニラ

和らげ，消臭する（矯臭作用）効果がある．ローズマリー，セージ，オレガノ，ガーリックなど多くの種類には両方の作用がある．香り成分は精油（エッセンシャルオイル）と呼ばれ，おもに水蒸気蒸留法によって集められる．最近では二酸化炭素を用いた超臨界流体抽出法やヘッドスペース捕集法などでも精油が得られている．香辛料の香気は無数の化合物から構成されており，その中に個々の香辛料を特徴づける固有の成分が含まれている．シソ科に属するミント類やローズマ

リー，セージにはメントール（1）（以下，物質名の後に図中の化学構造式と対照できるようナンバーを付した），ピネン（2），1,8-シネオール（3）などのモノテルペン化合物が多い．コショウ，セージにはβ-カリオフィレン（4），ショウガにはジンギベレン（5）のセスキテルペンが含まれている．シナモンの特徴的香気はシンナムアルデヒド（6）で，フトモモ科のクローブ，オールスパイスにはオイゲノール（7），オイゲノールアセテート，p-シメン（8）などの芳香族化合物がある．クミンにはクミンアルデヒド（9）がある．タイムはチモール（10），カルバクロール（11）のフェノール類が主成分である[3,4]．ハーブ類のなかには，例えばラベンダーやカモミールのように鎮静効果があるものが古くから知られている．ラベンダー，カルダモンの香気成分であるリナロール（12）には睡眠促進効果が認められている．一方，ジャスミンやミント，クローブのように興奮，覚醒効果を発現するものもある．鳥居らは脳の事象関連電位の情動変化による随伴性陰性変動（contingent negative variation：CNV）の波形変化を調べ，脳波から見た香気成分の作用を観察している[5]．香辛料のなかでもマジョラムは強い鎮静

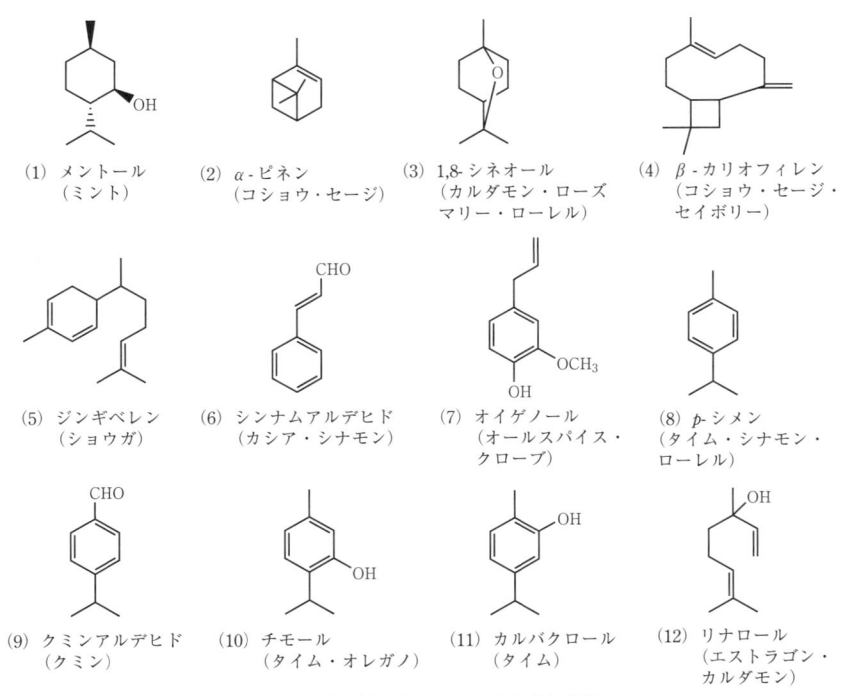

(1) メントール（ミント）
(2) α-ピネン（コショウ・セージ）
(3) 1,8-シネオール（カルダモン・ローズマリー・ローレル）
(4) β-カリオフィレン（コショウ・セージ・セイボリー）
(5) ジンギベレン（ショウガ）
(6) シンナムアルデヒド（カシア・シナモン）
(7) オイゲノール（オールスパイス・クローブ）
(8) p-シメン（タイム・シナモン・ローレル）
(9) クミンアルデヒド（クミン）
(10) チモール（タイム・オレガノ）
(11) カルバクロール（タイム）
(12) リナロール（エストラゴン・カルダモン）

図10.1 香辛料に含まれるおもな香気成分

効果を示し，ミント，バジル，クローブは興奮やリフレッシュ感を与える．ローズマリー，ネロリ，レモングラスは双方の効果を発揮する成分を含んでいる．またスウィートフェンネルには精神的疲労の軽減，予防の効果も認められている．ハーブやそれらの精油を嗅ぐことによって心身を健やかにするアロマテラピー（芳香療法），アロマコロジーも広がりつつある．

香辛料の消臭効果に関する研究も多く，種々の環境において実用化されている．メチルメルカプタンに対する消臭効果をスクリーニングしたところ，タイムから強力な消臭活性を有するビフェニル構造を持つチモール2量体（後述，図10.5の38〜40）を見いだした[6,7]．

10.1.2 呈味成分

香辛料のもう1つの特徴は辛味性である[8]．コショウ，トウガラシ，ショウガ，マスタード，ワサビ，サンショウなどの辛味の強いものが多い．味覚を刺激するとともに食欲増進，唾液分泌促進，消化促進，発汗作用などの生理的機能も発揮する．味覚は嗅覚とも相互にかかわり，総合的にフレーバーとして知覚される．この風味の代表的香辛料はコショウである．

コショウの種類は非常に多く，コショウ属には700種もあるといわれる．最もポピュラーな黒（白）コショウ（*Piper nigrum*）のほかにナガコショウ（*P. longum*），ジャワナガコショウ（*P. retrofractum*），クベバ（*P. cubeba*），ベトル（*P. betle*），ハイゴショウ（*P. sarmetosum*），カバ（*P. methysticum*）などが香辛料，嗜好品として使用されている．コショウの辛味の主成分はピペリン（13）である．

トウガラシ（*Capsicum annuum*）の辛味成分のカプサイシン（14）には体内のグリコーゲンや脂肪を燃焼して体熱を上昇させる作用（体熱産生作用）がある[9]．著者らはキダチトウガラシ（*C. frutescens*）から抗酸化性化合物としてカプサイシンと辛味のない新規化合物カプサイシノール（15）を見いだした[10]．古旗らは辛味を発現しないCH-19と名付けられた品種から無味のカプシエイト（16）と命名された無辛味のエステルを報告した[11]．化合物15，16ともカプサイシン（14）と同じ炭素数の側鎖アシル部分をもち，ベンジル基も同じである．

ショウガ（*Zingiber officinalis*）の辛味はジンゲロール（17），ショウガオール（18）およびそれらの類縁化合物である．一方ワサビ，マスタードの辛味の主成分はアリルイソチオシアネート（19）である（図10.2）．

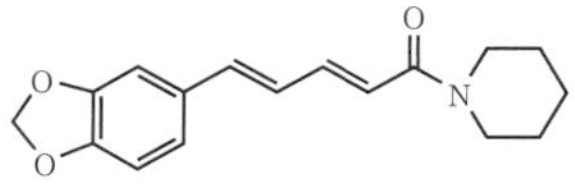

(13) ピペリン（コショウ）
(14) カプサイシン（トウガラシ） 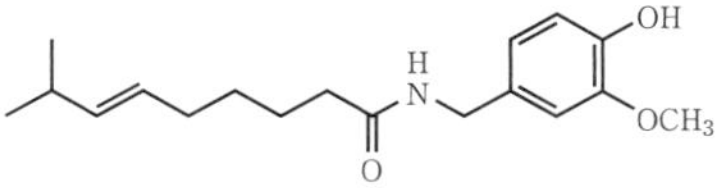
(15) (−)-カプサイシノール（無味）（キダチトウガラシ） 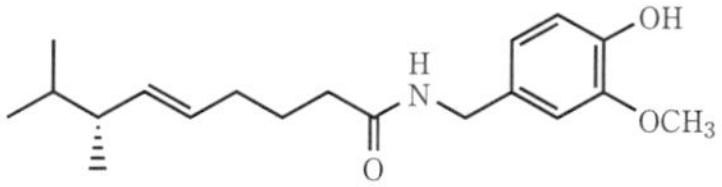
(16) カプシエイト（無味）（トウガラシCH-19スウィート） 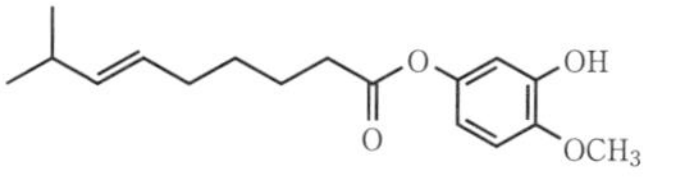
(17) [6]-ジンゲロール（ショウガ） 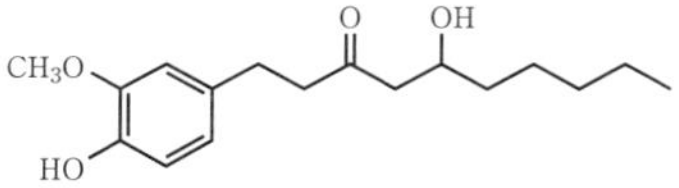
(18) [6]-ショウガオール（ショウガ） 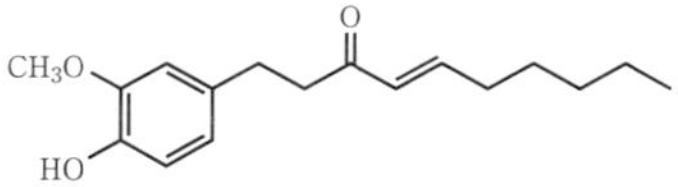
(19) アリルイソチオシアネート（ワサビ，マスタード） 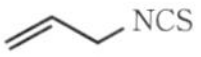

図10.2 香辛料のおもな辛味成分

辛味以外の味では，スイバ，タマリンド，柑橘類が酸味を呈し，苦味を呈するものにタラゴン，チコリやフェヌグリークがある．

10.1.3 色素成分

食品の色付けに用いられるおもな香辛料にウコン（ターメリック，*Curcuma domestica*）がある[4]．ウコンはショウガ科に属し，乾燥した根茎粉末を20種ほどの香辛料と混合してカレー粉を作る．その黄色色素はクルクミン（20）を主成分とするクルクミノイドである．ウコンは古くからインドや東南アジアで広く民間薬としても用いられてきた．インドネシアのジャムウやアーユルヴェーダの処方では抗炎症，解熱，抗アレルギー，皮膚疾患薬として用いられている．クルクミンは抗酸化性の高い化合物で，さらに抗炎症，発がん抑制にすぐれた効果がある．

サフラン（*Crocus sativus*）はパエリアなどの地中海地方の料理によく用いられている最も高価な香辛料である．その黄色色素はクロシン（21）と呼ばれるジテルペン配糖体で，薬用にも用いられてきた．

パプリカ（*Capsicum annuum* var. *cuneatum*）は甘トウガラシの1種でナス科に属する．その赤色はカプサンチン（22）を主成分とするカロテノイドで，β-カ

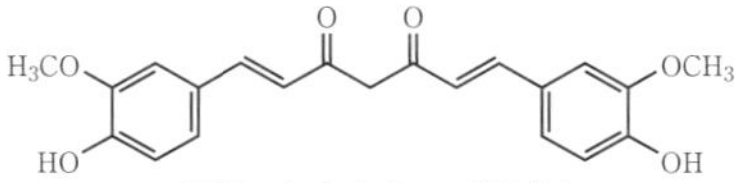

(20) クルクミン［黄色］
(ウコン)

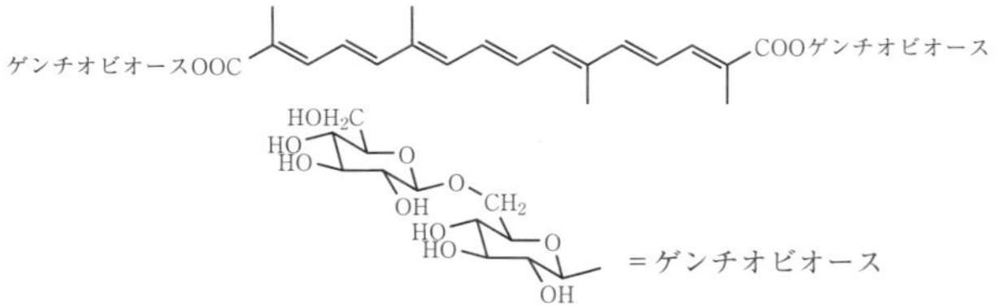

(21) クロシン［黄色］
(サフラン)

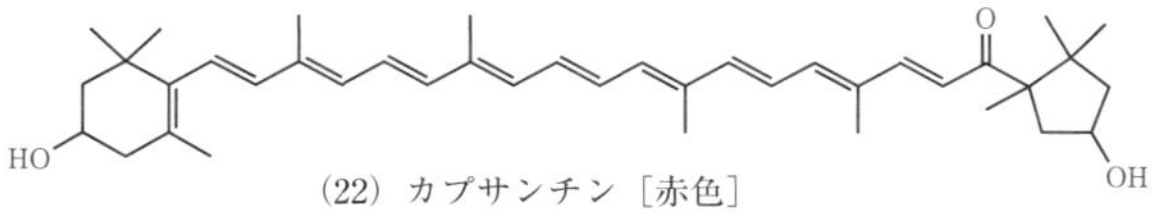

=ゲンチオビオース

(22) カプサンチン［赤色］
(パプリカ)

図 10.3　香辛料に含まれるおもな色素成分

ロテンも多い．辛味のあるトウガラシの赤色も同じカロテノイドによる．

10.2　食品保存に有効な機能（抗菌機能）

　日常の調理や食品の加工，流通，貯蔵などの食環境には食品の腐敗や変質を引き起こす微生物や，有毒物質を産生して食中毒を誘発する微生物が多数存在している．これらの諸現象を抑制する工夫や手段は多々あるが，香辛料にも食品の"shelf life"（日持ち）を延長させ，保存性を高める機能がある．

　古来より，ミントやクローブ，セージ，ワサビなどは食品の保存期間を延長することが経験的に知られており，19世紀の後半から香辛料の抗菌性についての研究が広く行われるようになった．これまでの数多くの報告をまとめると，香辛料の精油の中ではマスタード油，シナモン油，クローブ油，タイム油，オレガノ油，ガーリック油などに高い保存効果が見いだされ，アリルイソチオシアネート(19)，シンナムアルデヒド(6)，オイゲノール(7)，チモール(10)などの香気成分に強い抗菌性が明らかにされてきた（表10.2）[13]．筆者らはフィリピンではコショウ属の1種のハイゴショウ（*Piper sarmentosum*）の葉で魚を包んでいたという話を聞き，その葉の抗菌性を調べたところ抗菌性の強い数種のフェニルプロパノイドを単離することができた[14]．またパプアメース（*Myristica argentea*）からは虫歯

10.2 食品保存に有効な機能（抗菌機能）

表10.2 香辛料の抗菌成分の例[13]

抗菌成分	対象菌	香辛料名
アリシン	大腸菌，赤痢菌，コレラ菌など	ニンニク
アリルイソチオシアネート	黄色ブドウ状球菌（食中毒菌），サルモネラ菌（食中毒菌），大腸菌，酵母類，カビ類など	カラシ ワサビ
オイゲノール	枯草菌（腐敗菌），黄色ブドウ状球菌，サルモネラ菌，大腸菌など	オールスパイス クローブ
ジンゲロール	枯草菌	ショウガ
シンナムアルデヒド	サルモネラ菌，*Aspergillus*属カビなど	シナモン
チモール	枯草菌，黄色ブドウ状球菌，サルモネラ菌，大腸菌，*Aspergillus*属カビなど	オレガノ
ペリルアルデヒド	カビ類	シソ
ポリゴジアール	*Candida albicans*（カンディダ症病原菌）	タデ
ロスマノール	枯草菌，黄色ブドウ状球菌	ローズマリー

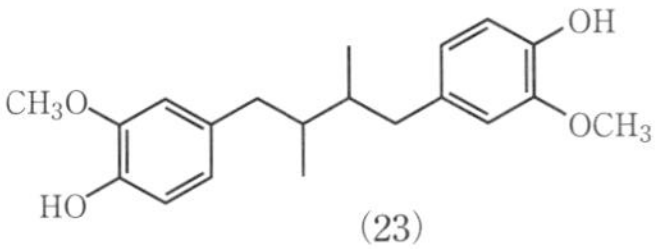

(23) パプアメース
(24) メース 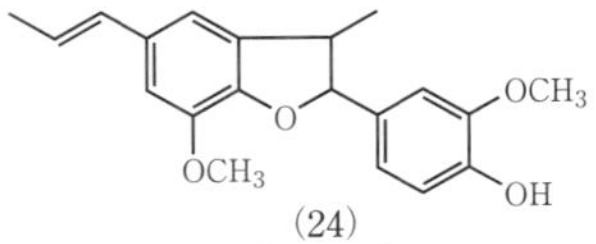
(25) マラバリコンC （ナツメグ） 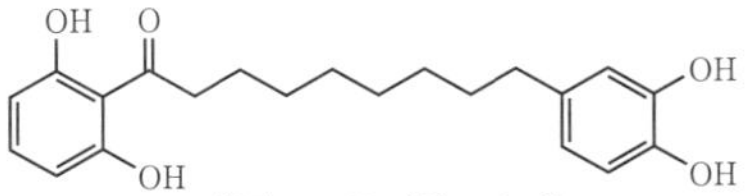
(26) モノミリスチン酸グリセロール （ナツメグ） 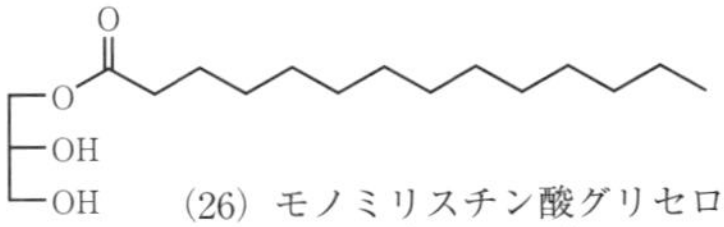
(27) リコリシジン （リコリス） 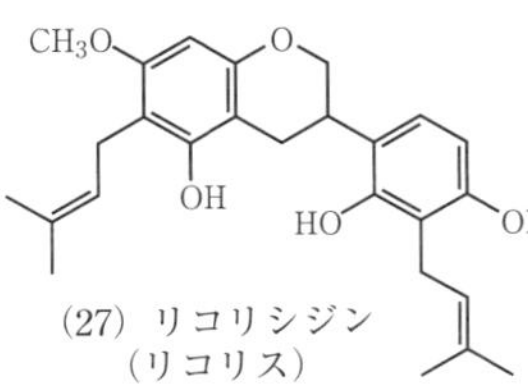
(28) グリシロール （リコリス） 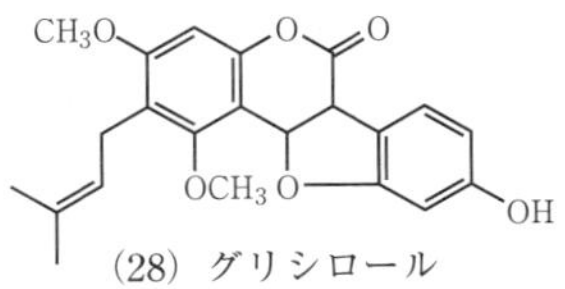
(29) ファルネソール 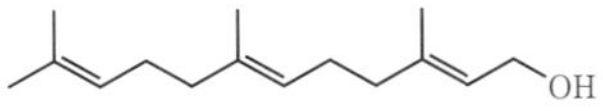
(30) ネロリドール 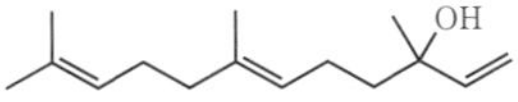
(31) ヴィリジフロロール 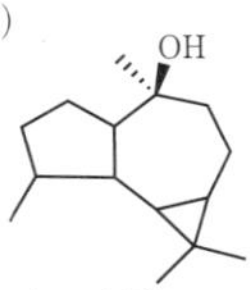

図10.4 香辛料のおもな抗菌成分

菌に対して生育抑制活性の強い新しいリグナン類（23）を見いだした[15]．同属のメース（*M. fragrance*）からも別の構造のリグナン類（24）がみつけられた[16]．

食品微生物ではないが，最近筆者らは，咽頭炎を発症させる上気道細菌（*Streptococcus pyogenes, Haemophilus influenzae, Moraxella catarrhalis*）に対する抗菌性を測定し，セージ，オールスパイス，黒コショウ，クベバ，バジルなどの精油に強い活性を認めた[17]．ナツメグオレオレジンからはマラバリコンC（25），モノミリスチン酸グリセロール（26）など，リコリス（甘草）オレオレジンからはリコリシジン（27），グリシロール（28）などを上気道細菌に対する抗菌成分として単離，構造決定した[18,19]．セスキテルペンの（*E,E*）-ファルネソール（29），（*E*）-ネロリドール（30），ヴィリジフロロール（31）にも，MIC（最小阻止濃度）が $12.5 \sim 25.0\,\mu g/ml$ の活性を認めた．

10.3 抗酸化機能

食品中の脂質の酸化も食品の品質劣化の原因のひとつである．特に脂質を構成する不飽和脂肪酸は大気中の酸素によって容易に酸化されて過酸化脂質となり，さらに分解されて酸敗臭や油焼け臭を発生する低分子化合物を生成する．これらの反応を抑制するために，酸素の遮断，不活性ガスの封入，脱酸素剤の利用，金属の除去，光の遮断などの手段がとられてきた．また，天然および合成抗酸化剤も広く利用されてきた．しかし食品添加物の安全性に対する関心が高まり，世界の趨勢は天然志向になった．一方，ソーセージやハムなどの製造においては，セージやコショウ，ナツメグを加えて風味付けをするとともに香辛料の持つ抗菌性，酸化防止効果（抗酸化性）によって保存性を高めてきた．種々の活性評価法で香辛料の抗酸化性を系統的に調べた結果，シソ科のローズマリー，セージに抜群の活性がみられ，オレガノ，タイム，ナツメグ，メース，ショウガ，ウコン，ガーリックなどにも強い活性が認められた[20]．以下に著者らが解明した香辛料の抗酸化化合物についてまとめる．

10.3.1 香草系香辛料（ハーブ）の抗酸化成分

ローズマリー（*Rosmarinus officinalis*）は香辛料の中で最も強い抗酸化活性を示した．乾燥葉のヘキサン抽出物を水蒸気蒸留で精油区分を分離した後，非揮発性区分を各種クロマトグラフィで繰り返し精製し，抗酸化化合物を単離した．おもにNMR, MSによる機器分析の結果，ロスマリン酸（32）のほか，カルノジッ

10.3 抗酸化機能

クアシッド (33), カルノソール (34), 新規抗酸化化合物のロスマノール (35), エピロスマノール (36), イソロスマノール (37) など一連のジテルペノイドの構造を決定した (図 10.5)[21〜23]. これらの化合物 (33〜37) はアビエタン骨格を有するフェノール化合物で, いずれも抗酸化剤の α-トコフェロールやブチルヒドロキシトルエン (BHT) をはるかにしのぐ強い活性を示した. 特に C 環のオルトジフェノール構造とイソプロピル基が抗酸化活性発現に重要である. またロス

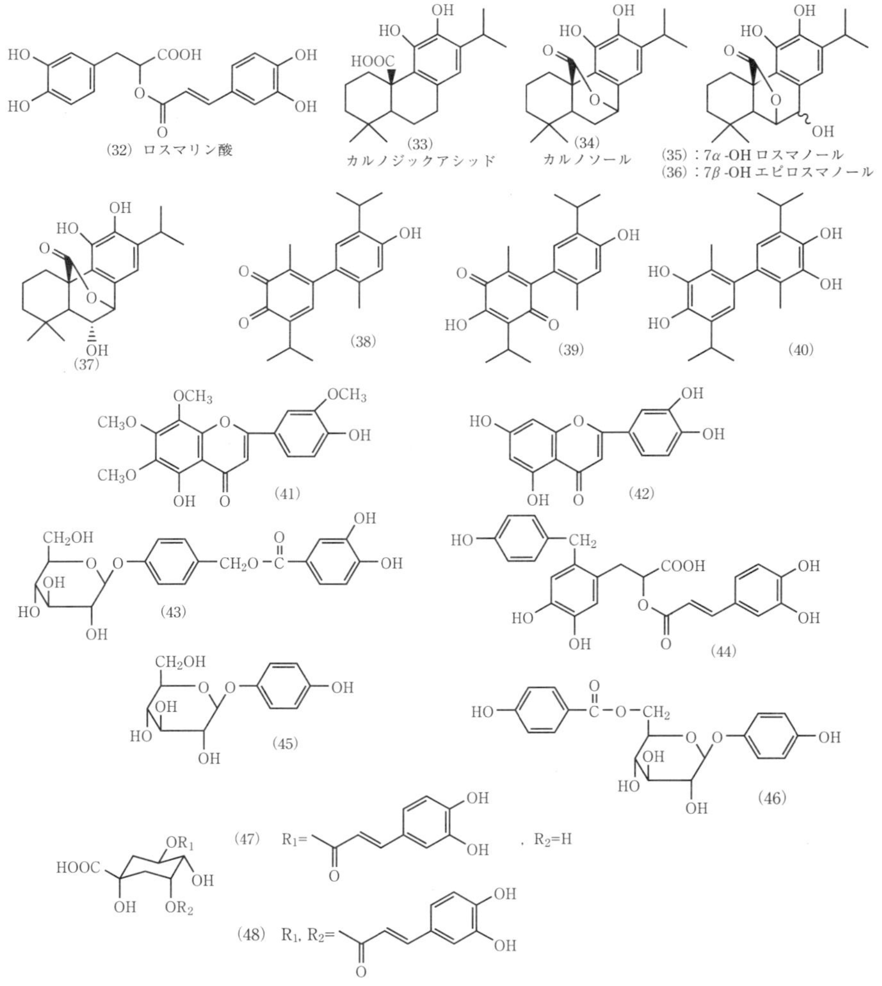

図 10.5 香草系香辛料 (ハーブ) に含まれるおもな抗酸化成分

マノール（35）は広い範囲の抗菌活性も示し，消臭効果もすぐれている．カルノソール（34）は発がんプロモーションを強力に抑制することが報告された[24]．

セージ（*Salvia officinalis*）からもローズマリーと同じ化合物（33～37）のほか，フェノール系ジテルペンを20数種単離した．その中でオルトジフェノール構造を持つ化合物に強力な抗酸化性を認めた．抗酸化性フラボノイドも同様に単離された[25]．

タイム（*Thymus vulgaris*）もシソ科のハーブで，抗酸化化合物としてチモール（10）およびその2量体の類縁化合物（38～40）とフラボノイド（41, 42）を見いだした[6,7,26]．前述のように化合物38～40には強い消臭効果が認められ，口臭抑制効果のあるチューインガムに配合されている．

オレガノ（*Origanum vulgare*），マジョラム（*O. majorana*）からは配糖体を含む極性の高い水溶性の抗酸化化合物（43～46）を見いだした[27,28]．

キク科のヨモギ（*Artemisia princeps*），リュウキュウヨモギ（*A. campestris*）からはクロロゲン酸（47）およびジカフェオイルキナ酸（48）類が得られた．

10.3.2　香辛系香辛料（スパイス）の抗酸化成分

ショウガ科に属する香辛料は非常に多い．とくに東南アジア，熱帯雨林地帯では香辛料，野菜，民間薬として多種類のショウガ科植物が栽培されている．ショウガ（*Zingiber officinale*）からも30種の新らしい抗酸化化合物を含む50種以上の成分を解明した[29～31]．これらはショウガの辛味成分であるジンゲロール（11）の類縁化合物群（18, 49, 50）とジアリールヘプタノイド群（51～54）に大別される（図10.6）[32]．両群の側鎖上には図に見られるように対応する置換基を持つ一連の化合物が得られた．化学構造と抗酸化活性との相関を調べると，両群とも側鎖上の置換様式が，［3,5-diacetate］＞［3,5-diol］＞［4-en-3-one（ショウガオール型）］＞［5-hydroxy-3-one（ジンゲロール型）］＞［BHT（抗酸化剤）］＞［α-トコフェロール（抗酸化剤）］の順に抗酸化活性を示した．このようにショウガは抗酸化成分に富む香辛料の1つである．

ウコン（ターメリック）は熱帯産ショウガ科に属し，カレーや多くの料理に使われる主要な香辛料であり，また黄色着色料としても広く用いられている．抗酸化性の高い主色素のクルクミン（13）は発がんプロモーションを抑制する活性を有する[33]．発がんプロモーターである12-*O*-tetradecanoyl phorbol-13-acetate（TPA）に誘導される炎症に対し強い抑制活性を示した．ウコンは古来，肝臓炎，

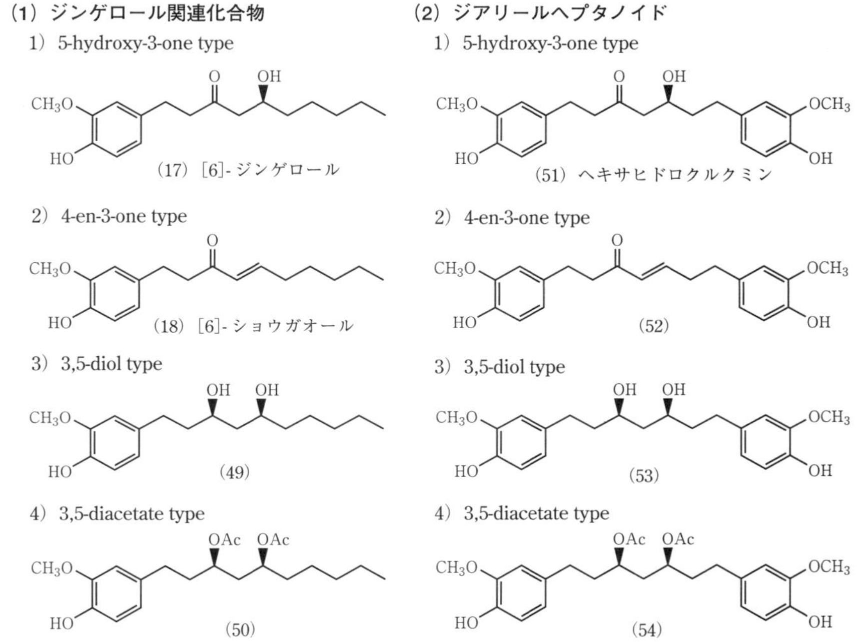

10.3 抗酸化機能

(1) ジンゲロール関連化合物

1) 5-hydroxy-3-one type

(17) [6]-ジンゲロール

2) 4-en-3-one type

(18) [6]-ショウガオール

3) 3,5-diol type

(49)

4) 3,5-diacetate type

(50)

(2) ジアリールヘプタノイド

1) 5-hydroxy-3-one type

(51) ヘキサヒドロクルクミン

2) 4-en-3-one type

(52)

3) 3,5-diol type

(53)

4) 3,5-diacetate type

(54)

図 10.6 ショウガに含まれるおもな抗酸化成分

胆石症,止血薬として伝統的に用いられてきている.またウコンから抗酸化成分,抗炎症成分として新しくジアリールペンタノイドも見いだした[34].

黄色根茎のポンツクショウガ (*Zingiber cassumunar*) も熱帯産ショウガの1種で,インドネシア,マレーシアで食用や医薬として用いられてきた.筆者らは化合物55, 56にみられるようなクルクミンとフェニルブタンが縮合してできた新しい骨格を持つ複合体を6種明らかにした[35].これらはいずれも抗酸化性を示すとともに,TPAによる炎症に対してすぐれた抑制効果を示した.

そのほかに,同じショウガ科に属するブラックカルダモン (*Amomum subulatum*)[36],草香 (*A. tsao-ko*)[37] の果実から抗酸化性を有するジアリールヘプタノイドやカテキンなど,各種フェノール系化合物を得ている.

トウガラシ (*Capsicum annuum*) の主辛味成分であるカプサイシン (10),ジヒドロカプサイシン (57) も強力な抗酸化活性を示した.また,キダチトウガラシ (*C. frutescence*) からのカプサイシノール (15)[10],コショウ (*Piper nigrum*) からの58, 59のような5種のフェノール系アミド[37]を,主要抗酸化成分として見

いだした[38]（図10.7）．

オールスパイス（*Pimenta dioica*）の果実からは骨格の異なる多くの抗酸化成分を単離した．すなわち塩素を含むフェニルプロパノイド，ガロイル配糖体のピメントール（60），モノテルペンのガロイル配糖体（61），さらにガロイルタンニンなどを解明した[39,40]．東南アジア諸国においてカレーをはじめ広く調理に用いられている通称カレーリーフはナンヨウザンショウ（*Murraya koenigii*）の葉で，すぐれた抗酸化性を有する．その活性成分を精査したところ，カルバゾール骨格を持つマーニン（62）など10数種の活性化合物を見いだした[41]．分子内にゲラニオール置換基を有するものが多い．水酸基の有無，ゲラニル基の置換位置と構造の違いが活性に関与する．

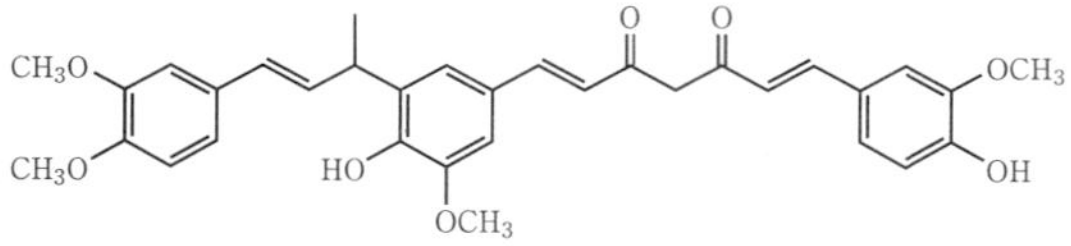
(55)

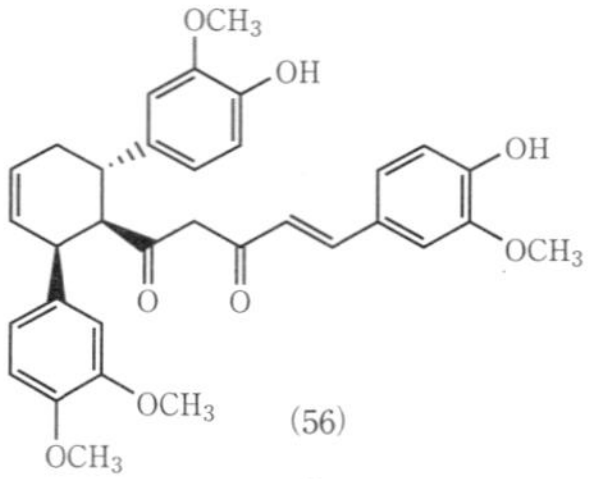
(56)

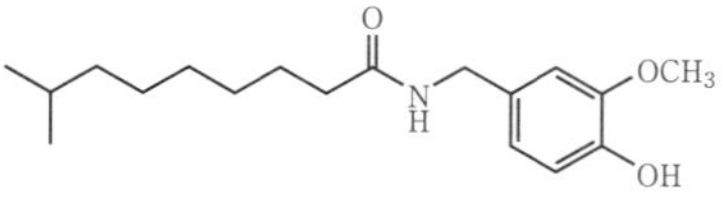
(57)

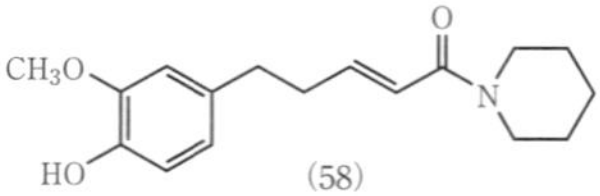
(58)

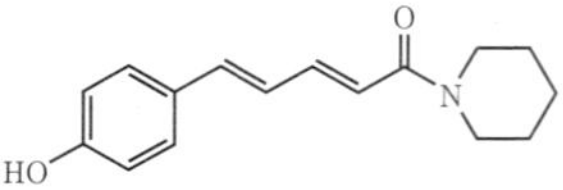
(59)

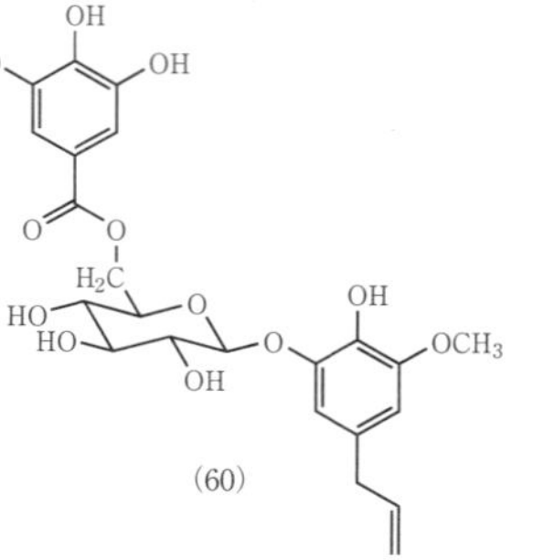
(60)

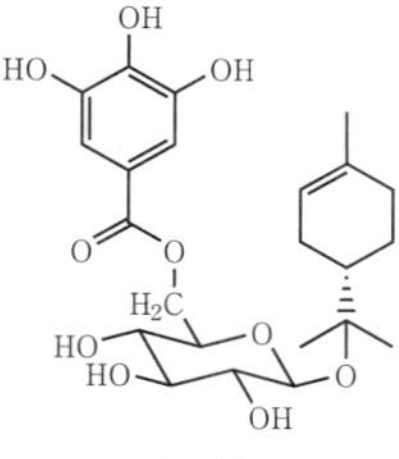
(61)

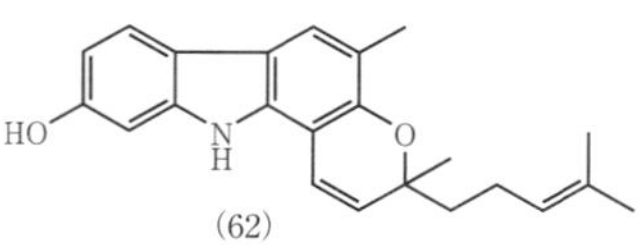
(62)

図10.7 香辛系香辛料に含まれる抗酸化成分

10.4 生理・薬理機能（生体調節機能）

　香辛料には古代から生理，薬理作用があることが知られているものが多い．何千年にもわたる人々の経験から，疾病の治療や健康の維持・増進に役立つ効果が見いだされてきた．古代エジプト，中国やインドでは多くの植物が用いられた．その知識は，今もなお脈々と伝承され，生薬として用いられているものも多く，現代の西洋医学，東洋医学の根底をなすものである（表10.3）.

表10.3 香辛料のおもな生理・薬理作用 [13]

	香辛料名	生理・薬理作用
スパイス系香辛料	オールスパイス	抗腫瘍，消化促進
	クローブ	鎮痛，駆風，健胃，解熱
	コショウ	食欲増進，駆風，鎮吐，利尿，発赤
	シナモン	健胃，鎮痛，発汗，子宮刺激
	ショウガ	健胃，消化促進，鎮吐，鎮咳，発汗，血圧降下
	ウコン	抗腫瘍，抗炎症，利胆，止血
	トウガラシ	健胃，消化促進，体熱産生，引赤
	ナツメグ・メース	健胃，消化促進，駆風，麻酔
	ニンニク	去痰，発汗，血圧降下，血小板凝集阻害，血中コレステロール低下
	ワサビ	健胃，血小板凝集阻害
ハーブ系香辛料	カモミール	抗炎症，鎮静，鎮痛，鎮痙
	シソ	健胃，解熱，鎮静
	セージ	抗炎症，鎮痛，消化促進，発汗防止
	タイム	去痰，鎮咳，鎮痙
	ミント	健胃，鎮痙，鎮吐，発汗，鎮痛，利胆
	ヨモギ	健胃，鎮痛，止血
	ローズマリー	強壮，健胃，抗うつ，局所血行促進

10.4.1 抗炎症・抗がん活性

　生体内において酸素から生成されるスーパーオキシドアニオンラジカルや過酸化水素，ヒドロキシラジカルなどの活性酸素種（ROS）は，生体の免疫にとって重要な防御機構の1つである．しかしこの活性酸素種が過剰に生成すると生体成分や組織が酸化され，DNAの損傷，突然変異が起こり，がん化，動脈硬化，糖尿病，炎症など多くの生活習慣病や老化が誘導される．生体内の活性酸素やフリーラジカルを消去して疾病の発症を予防することを目指して，筆者らは食品由来

の抗酸化成分の探索,単離を行ってきた.ウコンの黄色色素であるクルクミン(20)はTPAによって誘導された炎症を抑え,また発がんのイニシエーション,プロモーションを抑制した[33].現在,クルクミンは最も注目されている抗酸化物質の1つで,抗腫瘍活性,抗炎症性,抗変異原性などの機能が知られている.また皮膚がん,十二指腸がん,大腸がんの発症を抑制する.また前述のポンツクショウガから得られたクルクミン複合体にもTPA誘導の炎症を抑える活性が認められた.さらにローズマリー抽出物および抗酸化成分のカルノソール(34)も同様に発がんおよび炎症を抑制した[24].ショウガのジンゲロール(17)には抗発がんプロモーション活性,皮膚がん発症抑制活性が知られている.

10.4.2　血小板凝集阻害作用

脳梗塞や心筋梗塞などの生活習慣病のおもな原因である血栓の形成は血小板凝集によって誘起される.この血小板凝集を抑制する成分の探索の結果,いくつかの香辛料に強い活性があることが明らかになってきた.なかでもネギ属の植物に活性が強くみられ,ガーリック,オニオン,ニラ,ギョウジャニンニクなどに含まれるメチルアリルトリスルフィド,ジメチルアリルトリスルフィド,E-アホエン,Z-アホエン,3,4-ジヒドロ-3-ビニル-1,2-ジチイン,2-ビニル-4H-1,3-ジチインなどの含硫化合物にすぐれた活性が認められた[42].これらの化合物には血栓溶解作用や免疫増強機能もある.

10.4.3　プロスタグランジン合成酵素阻害活性

前項との関連も深いが,アラキドン酸から生合成されたプロスタグランジンエンドペルオキシド(PGH_2)からプロスタグランジン合成酵素によりPGE_2,PGF_2などのプロスタグランジン類が生成される.ショウガの成分の[6]-ジンゲロール(17),ショウガオール(18),デヒドロジンジャージオン,ジンジャージオンにプロスタグランジン合成酵素阻害活性が認められた.またこれらのショウガ成分はアラキドン酸から炎症やアレルギーに関わるロイコトリエン類の合成をつかさどる5-リポキシゲナーゼも阻害する.この阻害活性は一連のジンゲロール類縁体の中では長い側鎖の化合物が強く,[10]-ジンゲロール以上の側鎖を持つ化合物で活性がプラトーに達した.ショウガにはトロンボキサンの生成は抑えないで,5-リポキシゲナーゼのみを阻害して血小板凝集を阻害するラブダン型ジテルペンが見いだされている[43].

10.4.4 抗潰瘍活性

漢方でショウガ，カルダモン，フェンネルは健胃剤として用いられているが，ショウガから［6］-ジンゲロール，［6］-ショウガオール，α-ジンギベレンなどに抗潰瘍性が認められた．なかでも水溶性で辛味の弱い化合物の［6］-ジンゲスルフォン酸が最も有効であった[44]．

10.4.5 体熱産生作用

トウガラシを摂食すると短時間に体温の上昇や発汗を覚える[9]．これは辛味成分のカプサイシンの刺激が脊髄神経に伝達され，副腎からカテコールアミンの分泌が亢進される．このカテコールアミンが肝臓，脂肪組織のβ-アドレナリン受容体に作用し，肝臓においてはグリコーゲンをグルコースに分解を，脂肪組織ではトリグリセリドから遊離脂肪酸に分解するのを促す．生成したグルコースや脂肪酸は末端組織に運ばれ，燃焼されて体熱を産生する．コショウの辛味成分のピペリン，ショウガのジンゲロンも同様にカテコールアミンを亢進した．

香辛料には食品に香，味，色を付与して嗜好性発現に寄与する機能とともに，食品の貯蔵性，保存性に有効な機能がある．さらに健康にかかわる生理，薬理的機能を発現する成分も含まれている．特に生体調節にかかわる機能として最近注目されているのは，食品由来の抗酸化成分が生活習慣病の発症を予防できるか，という期待である．具体的には，生体内酸化ストレスによって発症するといわれている動脈硬化，糖尿病合併症，心疾患，がんなどの疾病の発症や老化に日常的に摂取する天然起源の抗酸化成分，特に多くの抗酸化成分を含む香辛料が生体内においていかなる機能を発現するか，興味がある．　　　　〔中谷延二〕

文　献

1) 中谷延二：香辛料の抗酸化性，抗菌性．"香辛料成分の食品機能"（岩井和夫，中谷延二編），p.69-96, 光生館, 1989.
2) Nakatani, N.: Antioxidative and Antimicrobial Constituents of Herbs and Spices. "Spices, Herbs and Edible Fungi"（Charalambous, G. ed.）, pp.251-271, Elsevier, 1994.
3) 村木　繁：香辛料香気成分の生理作用．"香辛料成分の食品機能"（岩井和夫，中谷延二編），p.1-26, 光生館, 1989.
4) 田村　至，林　和夫：香辛料の香気成分，色素成分とその利用．"香辛料成分の食品機能"（岩井和夫，中谷延二編），p.27-68, 光生館, 1989.
5) Torii, S., et al.: Contingent negative variation and the psychological effects of odor. "Perfumery: The Psychological and Biology of Fragrance"（Dodd, G.H., Van Tolleer, S. eds.）, pp.107-120, Chapman and Hall, 1990.

6) Nakatani, N., Miura, K., Inagaki, T.: Structure of new deodorant biphenyl compounds from thyme (*Thymus vulgaris* L.) and their activity against methyl mercaptan. *Agric. Biol. Chem.*, 53: 1375-1381, 1989.
7) Miura, K., Inagaki, T., Nakatani, N.: Structure and activity of new deodorant biphenyl compounds from thyme (*Thymus vulgaris* L.). *Chem. Pharm. Bull.*, **37**: 1816-1819, 1989.
8) 中谷延二：辛味成分の化学と機能．香料, **185**: 59-64, 1995.
9) 河田照雄：カプサイシンの体熱産生作用. "トウガラシ　辛味の科学" (岩井和夫・渡辺達夫編), p.157-167, 幸書房, 2000.
10) Nakatani, N., Tachibana, Y., Kikuzaki, H.: Antioxidative compounds from edible plants. Phenolic amides from *Capsicum frutescens* L. "Medical, Biochemical and Chemical Aspects of Freeradicals" (Hayaishi, O., et al. eds.), pp.453-456, Elsevier, 1989.
11) Kobata, K., et al.: Novel Capsaicinoid-like Substances, Capsiate and Dihydrocapsiate, from the Fruits of a Nonpungent Cultivar, CH-19 Sweet, of Pepper (*Capsicum annuum* L.). *J. Agric. Food Chem.*, 1695, 1998.
12) Ismaiel, A.A., Pierson, M.D.: Inhibition of germination, outgrowth, and vegetative growth of *Clostridium botulinum* 67B by spice oils. *J. Food Protection*, **53**: 755-758, 1990.
13) 菊﨑泰枝：香辛料の化学. "食と健康－情報のウラを読むー" (村上　明，森光康次郎編), p.171-198, 丸善, 2002.
14) Masuda, T., et al.: Antimicrobial phenylpropanoids from *Piper sarmentosum*. *Phytochemistry*, **30**: 3227-3228,1991.
15) Nakatani, N., et al.: Diaryldimethylbutane lignans from *Myristica argentea* and their antimicrobial action against *Streptococcus mutans*. *Phytochemistry*, **27**: 3127-3129, 1988.
16) Hattori, M., et al.: Studies on dental caries prevention by traditional medicines. X. Antibacterial action of phenolic components from mace against *Streptococcus mutans*. *Chem. Pharm. Bull.*, **34**: 3885-3893, 1986.
17) Tanaka, Y., Kikuzaki, H., Nakatani, N.: Antibacterial Activity of Essential Oils and Oleoresins of Spices and Herbs against Pathogens Bacteria in Upper Airway Respiratory Tract. *Japn. J. Food Chem.*, **9**: 67-76, 2002.
18) Tanaka, Y., et al.: Antibacterial Compounds from Nutmeg against Upper Airway Respiratory Tract Bacteria. *ITE Lett. on Batteries, New Technologies & Medicine*, **1**: 412-417, 2000.
19) Tanaka, Y., et al.: Antibacterial Compounds of Licorice against Upper Airway Respiratory Tract Pathogens. *J. Nutritional Science Vitaminology*, **47**: 270-273, 2001.
20) Nakatani, N.: Natural antioxidants from spices. "Phenolic Compounds in Food and Their Effects on Health II. Antioxidants and Cancer Prevention" (Huang, M-T., Ho, C-T., Lee, C.Y. eds.), pp.72-86, ACS symposium series 507, 1992.
21) Inatani, R. et al.: Structure of a new antioxidative phenolic diterpene isolated from rosemary (*Rosmarinus officinalis* L.). *Agric. Biol. Chem.*, **46**: 1661-1666, 1982.
22) Nakatani, N., Inatani, R.: Two antioxidative diterpenes from rosemary (*Rosmarinus officinalis* L.) and a revised structure for rosmanol. *Agric. Biol. Chem.*, **48**: 2081-2085, 1984.
23) Inatani, R., Nakatani, N., Fuwa, H.: Antioxidative effect of the constituents of rosemary (*Rosmarinus officinalis* L.) and their derivatives. *Agric. Biol. Chem.*, **47**: 521-528, 1983.
24) Huang, M-T., et al.: Inhibition of Skin Tumorigenesis by Rosemary and Its Constituents Carnosol and Ursolic Acid. *Cancer Research*, **54**: 701-708, 1994.
25) Miura, K., Kikuzaki, H., Nakatani, N.: Antioxidant Activity of Chemical Components from Sage (*Salvia officinalis* L.) and Thyme (*Thymus vulgaris* L.) Measured by the Oil Stability Index Method. *J. Agric. Food Chem.*, **50**: 1845-1851, 2002.
26) Miura, K., Kikuzaki, H., Nakatani, N.: Antioxidant Activity of Flavonoids from Thyme (*Thymus vulgaris* L.). *Agric. Biol. Chem.*, **53**: 3043-3045, 1989.
27) Nakatani, N., Kikuzaki, H.: A new antioxidative glucoside isolated from oregano (*Origanum vulgare* L.). *Agric. Biol. Chem.*, **51**: 2727-2732, 1987.

28) Kikuzaki, H., Nakatani, N.: Structure of a new antioxidative phenolic acid from oregano (*Origanum vulgare* L.). *Agric. Biol. Chem.*, **53**: 519-524, 1989.
29) 菊崎泰枝：ショウガ成分の構造と抗酸化性．"活性酸素と医食同源"（井上正康編著），p.216-219, 共立出版，1996.
30) Kikuzaki, H.: Ginger for Drug and Spice Purposes. "Herbs, Botanicals & Teas" (Mazza, G., Oomah, B.D. eds.), pp.75-105, TECHNOMIC PUBLISHING CO., INC, 2000.
31) Kikuzaki, H., Nakatani, N.: Antioxidant effects of some ginger constituents. *J. Food Sci.*, **58**: 1407-1410, 1993.
32) 中谷延二：香辛料の機能性成分．生活科学研究誌，**1**：1-10，2002.
33) Huang, M.T. *et al.*: Inhibitory Effects of Curcumin on Carcinogenesis in Mouse Epidermis, "Phenolic Compounds in Food and Their Effects and Health. Antioxidants & Cancer Prevention", (Huang M.T., *et al.* eds.), pp.338-349, ACS Symposium Series 507, 1992.
34) Masuda T., *et al.*: Anti-oxidative and Anti-inflammatory Curcumin-related Phenolics from Rhizomes of *Curcuma domestica*. *Phytochemistry*, **32**: 1557-1560, 1993.
35) Masuda T. Jitoe A., Nakatani N.: Structures of Cassumunin A, B, and C, New Potent Antioxidants from *Zingiber cassumunar*. *Chemistry Letters*, 189-192, 1993.
36) Kikuzaki H. Kawai Y., Nakatani N.: 1,1-Diphenyl-2-picrylhydrazyl Radical-scavenging Active Compounds from Greater Cardamom(*Amomum subulatum* Roxb.). *J. Nutr. Sci. Vitaminol.*, **47**: 167-171, 2001.
37) Teresita S. Martin, *et al.*: Constituents of Amomum *tsao-ko* and Their Radical Scavenging and Antioxidant Activities. *JAOCS*, **77**: 667-673, 2000.
38) Nakatani N., *et al.*: Chemical Constituents of Peppers(*Piper* spp.) and Application to Food Preservation: Naturally Occurring Antioxidative Compounds. *Environmental Health Perspectives*, **67**: 135-142, 1986.
39) Kikuzaki H., *et al.*: Antioxidative phenylpropanoids from berries of *Pimenta dioica*. *Phytochemistry*, **52**: 1307-1312, 1999.
40) Kikuzaki H., *et al.*: Galloylglucosides from Berries of *Pimenta dioica*. *J. Nat. Prod.*, **63**: 749-752, 2000.
41) Tachibana Y. *et al.*: Antioxidative Activity of Carbazoles from *Murraya koenigii* Leaves. *J. Agric. Food Chem.*, **49**: 5589-5594, 2001.
42) 西村弘行：ギョウジャニンニク．"大地からの健康学：地域特産と生活習慣病予防"（篠原和毅，近藤和雄監修），p.203-208, 農林統計協会，2001.
43) Kawakishi S., Morimitsu Y., Osawa T.: Chemistry of Ginger Compounds and Inhibitory Factor of the Arachidonic Acid Cascade. "Food Phytochemicals for Cancer Prevention II, Teas, Spices, and Herbs" (C. T. Ho, *et al.* eds.), pp.244-250, ACS Symposium Series 547, 1994.
44) Yoshikawa M., *et al.*: Stomachache Principles in Ginger. III. An Anti-Ulcer Principle, 6-Gingesulfonic Acid, and Three Monoacyldigalactosylglycerols, Gingerglycolipids A, B, and C, from Zingiberis Rhizmoma Originating in Taiwan. *Chem. Pharm. Bull.*, **42**: 1226-1230, 1994.

巻末付録：略語索引・解説

略語	説明（本書の内容に関係する事項）　斜体は登場ページ
AA	Arachidonic acid（アラキドン酸）： リノール酸から合成されるn-6系列の多価不飽和脂肪酸．プロスタグランジン（PG），ロイコトリエン（IL）などのエイコサノイド生合成の基質となる．　*38,97,154*
ABC transporter	ATP-binding cassette transporter： コレステロールやリン脂質などの細胞外への輸送に関与するトランスポーター．　*6,49*
ACE	Angiotensin I converting enzyme（アンジオテンシンI変換酵素）： ACEは，アンジオテンシンIから血圧上昇活性を有するアンジオテンシンIIを与える．ACE活性を抑制するペプチドが種々のタンパク質の分解産物に含まれており，その血圧低下効果が期待されている．　*61〜（6章全般）*
APC	Adenomatous polyposis coli（大腸茸状腺腫）の発生に関与する遺伝子で，その変異が大腸がんの発生に際し重要な役割を演じる．　＊なお，本書では登場しないものの，"APC"はこのほかantigen presenting cells（抗原提示細胞）はじめ何通りかの専門用語の略語でもあるので，注意されたい．　*32*
APN	Adenosin-N6-diethylether-N1-pyridoxine-5'-phosphate： がん細胞や担がん動物に見いだされたビタミンB_6誘導体．　*76*
ARE	Antioxydant responsive element（アンチオキシダント応答配列）： 解毒酵素遺伝子プロモーター上のエンハンサー配列に存在し，第2相酵素の遺伝子発現を誘導する．　*49*
Asef	Rac-specific guanine nucleotide exchange factor： 変異APCタンパク質により活性化する転写因子で，E-カドヘリンの機能を低下させ，がん細胞の転移や運動能を増加させると考えられている．　*33*
AT1	アンジオテンシンIIの受容体で，血管壁の平滑筋収縮に関与する．　*62*
BHA	Butyrated hydroxyanisole： フェノール性抗酸化剤の1種．脂溶性であるため，BHTとともに油脂の抗酸化剤として用いられる．　*52*
BHT	Butyrated hydroxytoluene：フェノール性抗酸化剤の1種．　*52*
C/EBP-β,δ	CCAAT/enhancer binding protein-β,δ： 転写因子．発現させる遺伝子には，COX-2, TNF, IL-1, IL-6など，炎症反応に重要な関与をなすものが多い．NFκBによって *de novo* 合成される．　*40*
CaBP	Calcium-binding protein（カルシウム結合タンパク質）　*4,10*
CAT	Chloramphenicol acetyltransferase　*79,85*
CaT1	Calcium transporter 1： 腸管管腔から上皮細胞へカルシウムを運ぶトランスポーター．腸管下部（中性〜弱塩基性条件）で働く．　*4*
CLA	Conjugated linoleic acid（共役リノール酸）： リノール酸の二重結合の位置が移動して共役したもの．2つの二重結合にシス-トランス異性があり，天然には9t,11c異性体が多い．リノール酸のアルカリ処理により合成すると9t,11c異性体と同量の10t,12c異性体が生成する．7t,9c, 9t,11cなどの異性体も存在する．　*91〜（7章全般）*
cMOAT	Canalicular multispecific organic anion transporter： 抱合体などの排出にかかわるタンパク質で，解毒に関与するほか，酸化ストレス，薬物耐性，炎症などとも関連して重要な役割を担っている．　*49*

巻末付録：略語索引・解説

略語	説明（本書の内容に関係する事項）　斜体は登場ページ
COX	Cyclooxygenase（シクロオキシゲナーゼ）： COX-1とCOX-2の2つのアイソザイムが存在する．COX-2はプロスタグランジン（PG）合成系であるアラキドン酸（AA）カスケードの律速酵素である．　*38,97*
CYP	Cytochrome P450（チトクロームP450）： 解毒反応で主要な役割を演じる多機能性酸化酵素．塩基配列の相同性により大きく4群のファミリーと，数種類のサブファミリーに分類されており，"CYP 1A1"，"CYP 2B1"などと表記される．　*34,47*
de novo	「新規の」を意味するギリシャ語．　*40,42*
DMBA	Dimethylbenz[a]anthracene： 前駆型の発がん物質の1種で，生体内で代謝を受け活性化し，遺伝子に突然変異を誘導する．　*31*
DOPA	3,4-dihydroxyphenylalanine： アドレナリン合成の中間体で，神経伝達物質として働く．DOPAの脱カルボキシル化によりdopamine（ドーパミン）が生成し，アドレナリンおよびノルアドレナリンが合成される．　*77*
DPI	Diphenylene iodinium： フラビン含有酵素阻害剤．　*118*
EC	Epicatechin（エピカテキン）： 茶葉などに含まれるカテキン類の1種．　*118,131*
ECaC	腸管管腔から上皮細胞へカルシウムを運ぶトランスポーターで，十二指腸など腸管上部（酸性条件）で機能する．　*4*
ECG	Epicatechin gallate（エピカテキンガレート）： 茶葉などに含まれるカテキン類の1種．　*9,131*
ECM	Extracellular matrix（細胞外マトリックス）： 細胞の接着，伸展，運動に関与する接着因子，フィブロネクチンなどがある．　*36*
EGC	Epigallocatechin（エピガロカテキン）： 茶葉などに含まれるカテキン類の1種．　*131*
EGCG	Epigallocatechin gallate（エピガロカテキンガレート）： カテキン類の1種．茶葉中に最も多く存在し，生理活性も強い．　*9,35,43,117,121〜（9章全般）*
EGCG3″ Me	Epigallocatechin 3-*O*-(3-*O*-methyl) gallate： EGCGのメチル化体の1つ．抗アレルギー作用が報告されている．　*133*
EGCG4″ Me	Epigallocatechin 3-*O*-(4-*O*-methyl) gallate： EGCGのメチル化体の1つ．抗アレルギー作用が報告されている．　*133*
EGF	Epidermal growth factor（上皮成長因子）： 上皮増殖因子とも呼ばれる細胞増殖因子の1種．非上皮系の細胞の増殖も促進し，細胞特異性は低い．進行性胃がんに陽性細胞が多い．　*96*
ERK	MAPK（MAPキナーゼ）の別名．　*38,136*
FABP	Fatty acid binding protein（脂肪酸結合タンパク質）　*6*
FcεRI	高親和性IgE受容体．α鎖，β鎖，および2つのγ鎖からなる4量体構造をとる．好塩基球や肥満細胞の表面に発現し，FcεRIに結合したIgEがアレルゲンにより架橋されるとケミカルメディエーターが放出され，Ⅰ型アレルギーの症状が発現する．　*133*
GABA	γ-aminobutyric acid（γ-アミノ酪酸）： 神経伝達物質．　*77*
GALT	Gut associated lymphoide tissue（腸管関連リンパ組織）： 腸管の上皮下の固有層に存在するリンパ組織で，扁桃，パイエル板，円小嚢，虫垂がこれに属する．IgA前駆細胞はここで分化する．　*21*
GLUT	Glucose transporter（グルコーストランスポーター）： 多くの組織に存在し，グルコースの細胞内取り込みに関与する．いくつかのタイプがあり，発現する場所が異なる．　*2*

略語	説明（**本書の内容に関係する事項**）　*斜体は登場ページ*
GOT	Glutamic-oxaloacetic transaminase（グルタミン酸-オキサロ酢酸トランスアミナーゼ）：　肝炎などの場合に血中に急増する．近年，臨床検査ではASTと表記されることが多い．GPTとともに肝機能の指標として用いられる．　*77*
GPIIb/IIIa	血小板に存在するカルシウム依存性のヘテロダイマー．血小板凝集に関与．　*84*
GPT	Glutamic-pyruvic transaminase（グルタミン酸-ピルビン酸トランスアミナーゼ）：　GOTとともに肝機能の指標として用いられる．　*77*
GR	Glucocorticoid receptor（グルココルチコイド受容体）：　グルココルチコイドが存在しない場合，HSP90タンパク質と結合して細胞質に存在するが，グルココルチコイドが細胞内に入ると解離してグルココルチコイドと結合し，細胞核に移行してGRE（グルココルチコイド応答配列）に結合し，転写の調節を行う．　*79*
GRE	Glucocorticoid responsive element（グルココルチコイド応答配列）　*80*
GSH	Glutathione（グルタチオン）：　過酸化物の還元に関与．　*37*
GSSG	グルタチオン（GSH）の酸化型．　*37*
GST	Glutathione S-transferase：　グルタチオン（GSH）などのγ-グルタミル化合物のペプチド結合を切断して，他のペプチドのN末端にグルタミン酸もしくはグルタミン酸を末端に持つペプチドを転移する．肝臓，腎臓，膵臓などに見いだされ，肝炎などで血中濃度が上昇する．　*34,48*
GS-Xポンプ	グルタチオン抱合体の排出に関与するタンパク質で，異物の排出に働く．　*49*
εGT	ε-germline transcript（胚型転写物）：　Cεと，その上流に存在するI領域とからなる転写物．タンパク質に翻訳されることはないが，IgE型抗体の産生において重要な役割を持つ．　*127*
ICAM-1	Intercellular adhesion molecule-1：　細胞間接着因子の1つ．繊維芽細胞，内皮細胞，角質細胞などの幅広い細胞の表面に発現し，T細胞の表面に発現しているLFA-1分子と結合する．　*36*
IFN	Interferon（インターフェロン）：　ウイルス感染を阻害する因子として発見され，後に免疫調節機能および制がん作用を有することが明らかにされた．α，β，γの3つのタイプがあり，それぞれ機能が異なる．　*36,99*
Ig	Immunoglobulin（免疫グロブリン）：　ヒトは，IgA, IgD, IgE, IgG, IgMの5つのクラスの抗体を生産し，それぞれ役割が異なる．抗体は重鎖（H鎖）と軽鎖（L鎖）よりなる．H鎖の遺伝子はC（constant），D（diversity），J（joining），V（variable）の4つのグループより構成され，L鎖はCJVグループから構成される．クラスはCグループにより決定され，IgEはCε鎖，IgMはCμ鎖を持つ．　*21〜（2章全般），98,122〜（9章全般）*
IL	Interleukin（インターロイキン）：　白血球が生産する免疫調節因子として見いだされ，ウイルスや細菌の感染を防ぐとともに，炎症反応や免疫応答を誘導する．IL-1, IL-2, IL-4, IL-6などがあり，その作用が異なる．　*36,98,128*
in vitro	「試験管内の」を意味するギリシャ語．生化学実験，微生物試験，培養細胞試験などを指す．　*18,52,82*
in vivo	「生体内の」を意味するギリシャ語．動物実験，臨床試験等を指す．　*118,129*
LCS	Light chain shifting：　成熟したB細胞において起きる軽鎖遺伝子の組み換え．　*123*
LDL	Low density lipoprotein（低密度リポタンパク質）：　超低密度リポタンパク質（VLDL）がトリアシルグリセロールを脂肪組織に提供した後生じる．肝臓や末梢組織に取り込まれて分解される．　*107*

略語	説明（本書の内容に関係する事項）　斜体は登場ページ
LPS	Lipopolysaccharide（リポポリサッカライド）：　グラム陰性細菌菌体の構成成分でリンパ球の活性化に用いられる．　*35,96*
LT	Leucotriene（ロイコトリエン）：　炭素数20個の不飽和脂肪酸がリポキシゲナーゼにより酸化されて生じる．ジホモ-γ-リノレン酸から3-シリーズの，アラキドン酸（AA）から4-シリーズの，エイコサペンタエン酸（EPA）から5-シリーズのLTが生じる．4-シリーズLTはI型アレルギーを誘導し，3および5-シリーズLTは抑制する．　*97,125,154*
MAPK	Mitogen-activated protein kinase：　MAP kinase（MAPキナーゼ）と記載されることが多く，またERKとも表記される．セリン-スレオニンキナーゼの1種で，細胞内の信号伝達の重要な要素．MAPK kinase（MAPKK）によりリン酸化を受け，活性化する．ERK1/2, BMK1/ERK5, JNK/SAPK, SAPK/JNK, p38などがある．BMK1はbig MAP kinaseの略号である．　*33,37,115,136*
MAPKK	MAPK kinase：　MAPKをリン酸化して活性化する酵素．　*38*
MAPKKK	MAPKK kinase：　MAPKおよびMAPKKをリン酸化して活性化する酵素．　*38*
MCP	Monocyte chemoattractant protein：　monocyte chemotactic factor（単球走化性因子），macrophage chemotactic factor（マクロファージ走化性因子）のこと．代表的なケモカイン（免疫系細胞のリクルーティングを誘起する走化性因子）．　*36*
MCT	Monocarboxylic acid tranporter（モノカルボン酸トランスポーター）：　酢酸，乳酸などの有機酸類のトランスポーターで，H^+依存性．　*4,8*
MDR／MRP	Multidrug resistance-associated transporter／protein（多剤耐性トランスポーター／タンパク質）：　抱合体などの排出にかかわるトランスポーターで，解毒機構に働く．酸化ストレス，薬物耐性，炎症などとも関連して重要な役割を担っている．　*9,49*
MIP	Macrophage inflammatory protein：　代表的なケモカイン（免疫系細胞のリクルーティングを誘起する走化性因子）．　*36*
MLN	Mesenteric lymph node（腸間膜リンパ節）：　上下腸間膜動脈の根元に分布するリンパ節群で，小腸および大腸のリンパ管が接続する．　*98*
MβCD	Methyl β-cyclodextrin：　シクロデキストリンの1種で，細胞膜上の特異構造であるラフトからコレステロールを除去することによりその構造を破壊する．　*137*
NAC	N-acetyl cysteine：　還元型グルタチオン供与体．　*118*
NFκB	Nuclear factor-kappaB：　がんや炎症にかかわる種々の遺伝子の転写因子．　*40,43*
NOS	Nitric oxide synthase（一酸化窒素合成酵素）：　nitric oxide（NO）は，動物ではアルギニンから合成され，平滑筋弛緩，血小板凝集，好中球活性化，血管拡張，線溶などの生理活性を有する．　*36,113*
Nrf2	NF-E2型の転写因子．ARE結合タンパク質として第2相解毒酵素の遺伝子発現誘導に不可欠．　*50*
p53	代表的ながん抑制遺伝子．DNAに損傷が起きたときに細胞増殖を止めるように働くが，悪性腫瘍においては失活していることが多い．　*33*
PARP	Poly (ADP-ribose) polymerase：　NADのADPリボース部分をタンパク質のカルボキシル基に転移し，次々にADPリボースを付加する酵素で，核に局在してDNAの修復に関与する．　*124*
PDGF	Platelet-derived growth factor（血小板由来増殖因子）　*114*
PepT1	Peptide transporter 1：　ジペプチド，トリペプチドをH^+依存的に輸送するトランスポーター．腸管上皮細胞に存在．　*4,68*

略語	説明（本書の内容に関係する事項） *斜体は登場ページ*
PIC	Pyridoxic acid（ピリドキシン酸）： 尿中に見いだされる排泄型ビタミンB_6代謝物. *76*
PL	Pyridoxal（ピリドキサール）： ビタミンB_6の1種. *75,85*
PLP	Pyridoxal phosphate（ピリドキサールリン酸）： ビタミンB_6の1種. PLの5'リン酸誘導体. 生体内で補酵素として働く. *75〜(6章全般)*
PM	Pyridoxamine（ピリドキサミン）： ビタミンB_6の1種. *75*
PMP	Pyridoxamine phosphate（ピリドキサミンリン酸）： ビタミンB_6の1種. PMの5'リン酸誘導体. *75*
PN	Pyridoxine（ピリドキシン）： ビタミンB_6の1種で，ネズミの抗炎症因子として発見された. *75,85*
PNG	Pyridoxine glucoside（ピリドキシングリコシド）： 穀類や果実中に見いだされる貯蔵型ビタミンB_6. *76*
PNP	Pyridoxine phosphate（ピリドキシンリン酸）： ビタミンB_6の1種. PNの5'リン酸誘導体. *75*
PNPO	PNP/PMP oxidase： PNPおよびPMPを酸化してPLPを生成する酵素. *78*
PPAR	Peroxisome proliferator-activated receptors（ペルオキシソーム増殖剤活性化受容体）： 核内に存在する転写因子で，種々のペルオキシソーム増殖剤に応答して遺伝子の発現を調節する. *38*
Q3G	Quercetin 3-O-β-glucoside（ケルセチン3-O-β-グルコシド）： 野菜中に存在するおもなケルセチン配糖体で，イソケルセチトリンともいう. *105〜(8章全般)*
Q3GA	Quercetin 3-O-β-glucuronide（ケルセチン3-O-β-グルクロニド）： Q3Gが生体内でグルクロン酸抱合を受けた代謝物. *107,117*
Q4'G	Quercrtin 4'-O-β-glucoside（ケルセチン4'-O-β-グルコシド）： タマネギに特徴的に存在するケルセチン配糖体. *105*
Q4'GA	Quercetin 4'-O-β-glucuronide（ケルセチン4'-O-β-グルクロニド）： Q4'Gが生体内でグルクロン酸抱合を受けた代謝物. *107,117*
QR	Quinone reductase（キノンレダクターゼ） *48,52*
RAG	Recombination-activating gene： RAG-1とRAG-2があり，抗体遺伝子のV(D)J組み換えに関与する酵素の候補と考えられている. *122*
RAS	Renin-angiotensin system（レニン-アンジオテンシン系）： 血圧制御機構の1つ. 腎臓から分泌されるタンパク質分解酵素レニンがアンジオテンシノーゲンに作用してアンジオテンシンIを生じる. これにアンジオテンシンI変換酵素（ACE）が作用してアンジオテンシンIIが生成すると血圧が上昇する. *60*
ras, Ras	がん遺伝子（*ras*）とその遺伝子産物（Ras）. レトロウイルス由来のHa-ras, Ki-rasとヒト細胞株由来のN-rasがある. いずれのがん遺伝子産物も配列がほとんど同じのアミノ酸189個からなるp21である. p21に変異が起こると形質転換活性が発現する. *33,35*
RBP	ビタミンA（レチノール）結合タンパク質 *6,10*
ROS	Reactive oxygen species（活性酸素種）： 反応性の高い酸素を含む分子の総称. スーパーオキシド（$O_2^{\cdot-}$），過酸化水素（H_2O_2），ヒドロキシラジカル（$\cdot OH$），peroxynitrite（$ONOO^-$）など. 広義には内皮由来の血管拡張因子，一酸化窒素ラジカル（$NO\cdot$）や過酸化脂質なども含まれる. *35,112*
RT-PCR	Reverse-transcribed PCR： mRNAの増幅に用いられる手法で，逆転写酵素を用いてcDNAを作成した後，PCRを用いて増幅する. *128*

巻末付録：略語索引・解説

略語	説明（本書の内容に関係する事項）　*斜体は登場ページ*
SCID	Severe combined immunodeficiency disease（重症複合免疫不全症）：　T細胞とB細胞の両方に先天的な欠陥がある疾患，胸腺低形成，T細胞減少，細胞性免疫不全，血清抗体の低下が起こる．　*98*
SGLT1	Sodium-dependent glucose transporter 1：　Na^+依存的にグルコースやガラクトースの能動輸送を行うトランスポーター．　*2*
SHR	Spontaneously hypertensive rat（高血圧自然発症ラット）　*69*
SOD	Superoxide dismutase：　スーパーオキシドアニオンと水素イオンを反応させ，三重項酸素と過酸化水素を生成する．過酸化水素はカタラーゼにより水と三重項酸素に変化される．　*113*
TNF	Tumor necrosis factor（腫瘍壊死因子）：　腫瘍細胞に対して障害活性を有する因子として発見され，後に免疫反応，とくに炎症反応に関与することが明らかにされた．主としてマクロファージにより生産されるα型（TNF-α）と主としてT細胞により生産されるβ型（TNF-β）がある．　*36,41,96*
TPA	12-*O*-tetradecanoylphorbol-13-acetate：　発がんを促進するプロモーター活性を有する薬剤．　*31,154*
VCAM	Vascular cell adhesion molecule（血管細胞接着分子）　*36*
VEGF	Vascular endothelial growth factor（血管内皮細胞増殖因子）　*36*
XRE	生体異物応答配列：　CYP遺伝子プロモーター上に存在し，チトクロームP450の遺伝子発現を誘導する．　*47*
ZER	ゼルンボン：　ニガショウガから得られた発がん抑制物質．　*41〜44*

索引

和文索引

ア行

赤ワイン　116
アスコルビン酸（ビタミンC）　75, 118
アスコルビン酸リン酸エステル（Asp2-P）　75
アゾ化合物　53
アブラナ科野菜　54
アポトーシス　38, 94, 100
アミノ酸　83
アミノ酸トランスポーター　3
アミノ酸輸送系　3
アラキドン酸（AA）カスケード　38
アリルイソチオシアネート　144, 146
アルブミン遺伝子発現　81, 83
アレルギー　125
アンジオテンシノーゲン　61
アンジオテンシンI　61
アンジオテンシンI変換酵素（ACE）　62
アンジオテンシンI変換酵素（ACE）阻害ペプチド　63
アンジオテンシンII　61, 114
アンチオキシダント応答配列（ARE）　49

イソケルセチリン　105
イソチオシアネート　53, 55
イソラムネチン抱合体　109
一酸化窒素　35, 113
イニシエーション過程　31
異物代謝機構　46
異物排出ポンプ　49
インスリン　101
インスリン非依存糖尿病（NIDDM）　101
インターフェロン（IFN）　36, 98
インターロイキン（IL）　36, 96, 127

ウコン（ターメリック）　145, 150
ウシ血清アルブミン　16

エイコサノイド　97, 154
液性免疫　125
エッセンシャルオイル　142
エナラプリル　62
エピカテキン（EC）　118, 131
エピカテキンガレート（ECG）　9, 131
エピガロカテキン（EGC）　131
エピガロカテキンガレート（EGCG）　9, 35, 67, 117, 121, 131
炎症　35, 131
炎症性サイトカイン　35, 96
炎症性白血球　36
エンドセリン　114

オイゲノール　143, 146
オカダ酸　124
オリゴ糖　7
オリゴペプチド　7
オールスパイス　152
オレガノ　150

カ行

過酸化水素　113
カゼイン　22
活性酸素種（ROS）　112, 153
活性持続型ビタミンC　75
カテキン　121, 131
カフェイン　121, 123
カプサイシン　144, 155
カブサンチン　145
カプトプリル　62, 69
花粉症　125
芥子　56
辛味成分　144
辛味大根　56
カルシウム結合タンパク質（CaBP）　4
カルノソール　149
カレーリーフ　152
ガロイル基　128, 131, 136
カロテノイド　8
がん　30
感作　22, 129
甘草（リコリス）　148
肝類洞　25

キニン-カリクレイン系　61
キノンレダクターゼ（QR）　48
キャベツ　56
牛脂　93
牛乳タンパク質　22
共役ジエン　91
共役リノール酸（CLA）　91
矯臭作用　142
キレート作用　106

クッパー細胞　19, 25
クラススイッチ　127
グリコシド結合　105
グリシニン　23
クルクミン　35, 145
グルココルチコイドホルモン応答領域（GRE）　80
グルココルチコイド・レセプター（GR）　79
グルコーストランスポーター　2
グルタチオン（GSH）　37
グルタチオン S-トランスフェラー

ゼ（GST） 34, 48
グルタミン酸-オキサロ酢酸トランスアミナーゼ（GOT） 77
グルタミン酸-ピルビン酸トランスアミナーゼ（GPT） 77
グルテリン 23
クレソン 55
クロナールエクスパンジョン 30
クロロゲン酸 150

経口負荷試験 24
経口免疫寛容 21, 26
軽鎖 122
軽症高血圧 59
血圧 59
血液凝固 84
血管内皮細胞 113
血管内皮細胞増殖因子（VEGF） 36
血管平滑筋細胞 113
血小板凝集 84, 154
血清IgE抗体応答 21
解毒酵素 34, 46
ケモカイン 36
ケルセチン 105, 116
ケルセチングルクロン酸抱合型 117
ケルセチン代謝物 107

抗アレルギー作用 121, 125
抗アレルギー茶 133
好塩基球 125
抗がん活性 93
高血圧 59
高血圧自然発症ラット（SHR） 69
高血圧予備軍 60
抗原 121
抗酸化活性 106
抗酸化機能 148
抗酸化剤 118
抗腫瘍効果 86
香辛料 141
──の抗炎症・抗がん活性 153
──の香気成分 141
──の抗菌成分 146

──の抗酸化成分（スパイス系） 150
──の抗酸化成分（ハーブ系） 148
──の色素成分 145
──の植物学的分類 142
──の生体調節機能 153
──の生理・薬理機能 153
──の呈味成分 144
抗体遺伝子 122
抗体の多様性獲得機構 121
好中球 35
ココア 118, 125
コショウ 144
コバラミン（ビタミンB_{12}） 75
コーヒー 125
米タンパク質 22
コレステロール吸収抑制 10
コングリシニン 23

サ 行

細胞外マトリックス（ECM） 36
細胞間輸送 5
細胞性免疫 125
細胞毒性 110
細胞内輸送 6
細胞内輸送経路 2
細胞表面結合性 137
サイレントキラー 59
サフラン 145
酸化ストレス 108, 112

シクロオキシゲナーゼ（COX） 38, 97
脂肪細胞 100
脂肪酸結合タンパク質（FABP） 6
重鎖 122
受動拡散輸送 5
腫瘍壊死因子（TNF） 36, 96, 117
ショウガ 144, 150
ショウガオール 144
消化管付随リンパ組織（GALT） 21
消化抑制 10
上気道細菌 148

脂溶性ビタミン 73
上皮成長因子（EGF） 96
食品の一次機能 91
食品の二次機能 91, 141
食品の三次機能 91, 141
食物アレルギー 21, 125
食物依存性運動誘発アナフィラキシー 25
食物抗原 21
神経細胞 85
心血管病 112
ジンゲロール 144
親電子化合物応答配列（EqRE） 49
シンナムアルデヒド 146

随伴陰性変動（CNV） 143
水溶性ビタミン 74
ステロイドホルモン 80
ストリクチニン 128
スパイス 141, 150
スーパーオキシド 35, 113
スルフォラファン 55

生体異物応答配列（XRE） 47
生体防御機構 121
精油 142
セージ 150
ゼルンボン（ZER） 41
前駆型発がん物質 94
即時型食物アレルギー 21
組織レニン-アンジオテンシン系 69

タ 行

第1相解毒酵素 47
第2相解毒酵素 48
第2相解毒酵素誘導物質 52, 54
第3相系解毒機構 49
体脂肪減少効果 99
大豆タンパク質 22
大腸がん 32, 88
タイトジャンクション 5
体熱産生作用 155
タイム 150

索　引

多剤耐性タンパク質（MPP）　49
脱顆粒　132
脱抱合　109
多糖類　8
卵アルブミン　16, 23, 129
卵リゾチーム　17
ターメリック（ウコン）　145, 150
タンパク質　13

チアミン（ビタミンB_1）　74
チトクローム P450（CYP）　34, 47
チモール　143, 146
茶　121
腸管吸収機構　1
腸肝循環　107
腸管上皮細胞　1
腸間膜リンパ節（MLN）　98
腸上皮細胞　18
直接型発がん物質　94
チョコレート　118
チロシンリン酸化　127

定量的免疫拡散法　14

トウガラシ　144, 151, 155
動脈硬化抑制作用　112
特定保健用食品　11, 70
ドーパミン　77
トランスサイトーシス　5
トランスポーター　2
トリプシン活性　15

ナ　行

ナツメグ　148
ナンヨウザンショウ　152
粘膜固有層　21

ハ　行

パイエル板　5, 21
バイファンクショナル型誘導　53
バター　93
発がん　30, 46
発がんプロモーション　150
ハーブ　141, 148

パプリカ　145

ヒスタミン　125, 131
非ステロイド性抗炎症剤
　　（NSAIDs）　38
ヒストン　125
脾臓リンパ球　98
ビタミン　73
ビタミン A　73
ビタミン B_1（チアミン）　74
ビタミン B_6　75
ビタミン B_{12}（コバラミン）　75
ビタミン C（アスコルビン酸）
　　75, 118
ビタミン D　73
ビタミン P　110
ヒドロキシラジカル　113
ピーナッツアレルギー　24
非ペプチド性アンジオテンシン I
　　変換酵素（ACE）　67
ピペリン　144
肥満細胞　125, 131
ピリドキサミン（PM）　75
ピリドキサミン 5'-リン酸（PMP）
　　75
ピリドキサール（PL）　75
ピリドキサール 5'-リン酸（PLP）
　　75
ピリドキシン（PN）　75
ピリドキシングルコシド（PNG）
　　76
ピリドキシン酸（PIC）　76
ピリドキシン 5'-リン酸（PNP）
　　75

フェノールカルボン酸　8
フェノール性抗酸化剤　52
フェルラ酸　67
複合系　138
賦香作用　141
ブラジキニン　61
ブラックカルダモン　151
フラボノイド　8, 53, 67, 105, 116
フリーラジカル　32, 35, 112
フリーラジカル捕捉　106
フレンチ・パラドックス　116
プロシアニジン　118

プロスタグランジン（PG）　38,
　　97, 154
プロスタノイド　35
ブロッコリー　55
ブロッコリースプラウト　55
プロテインフォスファターゼ
　　124
プロモーション過程　31
プロラミン　23
分泌型 IgA 応答　21

べにほまれ　133
ペプチド　13, 59, 68
ペプチドトランスポーター　4, 68
ヘルパー T 細胞　98
ポリフェノール　8, 116
本態性高血圧症　60
ポンツクショウガ　151

マ　行

マクロファージ　35
慢性炎症　31
ミオシン軽鎖　132
脈管作動物質　114
ミロシナーゼ　56
メチル化カテキン　133
メトラゾール　85
免疫グロブリン（Ig）　98, 122
免疫調節作用　121
免疫複合体　25
メントール　143
モノファンクショナル型誘導　53

ヤ　行

やぶきた　133
誘導型 NO 合成酵素（iNOS）
　　36
誘発　22

索　　　引

ラ 行

ラフト　137
卵白タンパク質　22

リコリス（甘草）　148
リノール酸　91
緑茶　125

ルーメン　92

レスベラトロール　117
レチノール結合タンパク質
　　（RBP）　6
レドックス制御　37, 109
レニン　61
レニン-アンジオテンシン系　59,
　　61, 69
レプチン　101

ロイコトリエン（LT）　97, 125,
　　131
ロスマノール　149
ローズマリー　148

ワ 行

ワサビ　55

欧 文 索 引
（**太字**は付録「略語索引・解説」中の解説ページ）

I型アレルギー　125, 131
2型糖尿病　101
IV型アレルギー　125

6-メチルスルフィニルヘキシル
　　イソチオシアネート　55

α, β-不飽和カルボニル基　41

β-カテニン　32

γ-アミノ酪酸（GABA）　77, **159**

ε GT　127, **160**

ω-メチルスルフィニルイソチオ
　　シアネート　53, 54

AAカスケード　38, **158**
ABCトランスポーター　6, 49,
　　158
ACE　62, **158**
ACE阻害ペプチド　63
ACF　42
APC　32, **158**
APN　76, **158**
ARE　49, **158**
Asef　33, **158**
Asp2-P　75
AT1　62, **158**

BHA　52, **158**

BHT　52, **158**
B細胞　123
C/EBP　81
C/EBP-β, δ　40, **158**
c-fos 遺伝子発現　85
CaBP　4, **158**
CAT　79, **158**
CaT1　4, **158**
CLA　91, **158**
cMOAT　49, **158**
CNV　143
COX　38, 39, 97, **159**
COX-1　39
COX-2　38
CYP　34, 47, **159**

DMBA　31, 93, **159**
DOPA　77, **159**
DPI　118, **159**

EC　131, **159**
ECaC　4, **159**
ECG　9, 131, **159**
ECM　36, **159**
EGC　131, **159**
EGCG　9, 35, 67, 117, 121, 131,
　　159
EGCG3″Me　133, **159**
EGCG4″Me　133, **159**
EGF　96, **159**
EpRE　49
EPR法　115

ERK　136, **159**
ERK1/2　116
E-カドヘリン　33

FABP　6, **159**
FcεRI　134, **159**

GABA　77, **159**
GALT　21, **159**
germline転写物　127
GLUT2　3, **159**
GLUT5　2, **159**
GOT　77, **160**
GPIIb/IIIa複合体　84, **160**
GPT　77, **160**
GR　79, **160**
GRE　80, **160**
GSH（グルタチオン）　37, **160**
GST　34, 48, **160**
GS-Xポンプ　49, **160**

HNF1　81

ICAM　36, **160**
IFN（インターフェロン）　36, 98,
　　160
Ig（免疫グロブリン）　98, 122,
　　160
IgE　98, 125, 126
IKKi　40
IL（インターロイキン）　36, 96,
　　127, **160**

iNOS 36, **160**

JAK 127
JNK 116

Keap1 51

LCS 123, **160**
LPS 36, 96, **161**
LT（ロイコトリエン） 97, 125, 131, **161**

MAPKKキナーゼ（MAPKKK） 38, **161**
MAPKカスケード 37
MAPKキナーゼ（MAPKK） 38, **161**
MAPキナーゼ（MAPK） 33, 37, 115, 136, **161**
MCPs 36, **161**
MDR 9, 49, **161**
MIPs 36, **161**
MLN 98, **161**
MMP 36
MRP 49, **161**
MβCD 137, **161**
M細胞 5, 21

NAC（N-アセチルシステイン） 118, **161**

NAD(P)Hオキシダーゼ 113
NFκB 40, **161**
NIDDM 101
NOS 36, 113, **161**
Nrf2 50, **161**
NSAIDs 38

p38 116
p53 33, **161**
PARP 124, **161**
PepT1 4, 68, **161**
peroxynitrite 35, 113
PG（プロスタグランジン） 38, 97, 154
PIC 76, **162**
PL 75, **162**
PLP 75, 78, **162**
PM 75, **162**
PMP 75, **162**
PN 75, **162**
PNG 76, **162**
PNP 75, **162**
PNP/PMPオキシダーゼ（PNPO） 78
PPARs 38, **162**

Q3G 105, **162**
Q3GA 107, **162**
Q4'G 105, **162**
Q4'GA 107, **162**

QR（キノンレダクターゼ） 48, **162**

RAG 122, **162**
RAS（レニン-アンジオテンシン系） 59, 61, 69, **162**
Ras 33, 35, **162**
RBP 6, **162**
ROS 112, 153, **162**

SCID 98, **163**
SGLT1 2, **163**
SHR 69, **163**
SOD 113, **163**
STAT6 127
SVCT 4

Th（ヘルパーT細胞） 98
TNF-α 36, 96, 117, **163**
TPA 31, **163**
Trolox C 118

V(D)J組み換え 122
VCAM 36, **163**
VEGF 36, **163**

XRE 47, **163**

ZER（ゼルンボン） 41, **163**

編著者略歴

山田　耕路

1951年　熊本県に生まれる
1979年　九州大学大学院農学研究科 食糧化学工学専攻 博士課程修了
現　在　九州大学大学院農学研究院 生物機能科学部門 教授
　　　　農学博士
〔専攻科目〕　食品化学
〔おもな著書〕
『生物機能研究会シリーズⅠ 生物機能研究の進歩Ⅰ』アイピーシー，
　2002年刊（監修）
『食品成分の機能と化学』アイピーシー，2001年刊
『動物細胞工学ハンドブック』朝倉書店，2000年刊（共著）
『低アレルギー食品の開発と展望』シーエムシー出版，1995年刊
　（共著）
『食物アレルギー』光生館，1995年刊（共著）
『化学と生物実験ライン25 動物細胞培養技術』廣川書店，1992年
　刊（共著）
『食品と生体防御』講談社，1992年刊（共著）

食の科学ライブラリー3
食品成分のはたらき　　　　　　　　　　定価はカバーに表示

2004年 3月20日　初版第1刷
2005年 3月20日　　　第2刷

　　　　　　　　　　　編著者　山　田　耕　路
　　　　　　　　　　　発行者　朝　倉　邦　造
　　　　　　　　　　　発行所　株式会社 朝　倉　書　店
　　　　　　　　　　　　　　　東京都新宿区新小川町6-29
　　　　　　　　　　　　　　　郵便番号　162-8707
　　　　　　　　　　　　　　　電　話　03(3260)0141
　　　　　　　　　　　　　　　ＦＡＸ　03(3260)0180
　　　　　　　　　　　　　　　http://www.asakura.co.jp
〈検印省略〉

　　ⓒ 2004〈無断複写・転載を禁ず〉　　エス・エム・アイ・渡辺製本

ISBN4-254-43523-1　C3361　　　　　　　Printed in Japan

東大 相良泰行編
食の科学ライブラリー1
食 の 先 端 科 学
43521-5 C3361　　　　　A5判 180頁 本体4000円

〔内容〕形や色の識別／近赤外分光による製造管理／味と香りの感性計測／インスタント化技術／膜利用のソフト技術／超臨界流体の応用／凍結促進物質と新技術／殺菌と解凍の高圧技術／核磁気共鳴画像法によるモニタリング／固化状態の利用

東大 相良泰行編
食の科学ライブラリー2
食 品 感 性 工 学
43522-3 C3361　　　　　A5判 176頁 本体4000円

味覚や嗜好などの感性の定量的な計測技術および食品市場管理への応用を解説した成書。〔内容〕食品感性工学の提唱／生体情報計測システム―味・匂いと脳波／食嗜好と食行動の生理／食嗜好の解析システム／プロダクトマネージメント

日大 上野川修一編
食 品 と か ら だ
―免疫・アレルギーのしくみ―
43082-5 C3061　　　　　A5判 216頁 本体3900円

アレルギーが急増し関心も高い食品と免疫・アレルギーのメカニズム、さらには免疫機能を高める食品などについて第一線研究者55名が基礎から最先端までを解説。〔内容〕免疫／腸管免疫／食品アレルギー／食品による免疫・アレルギーの制御

中部大 野口 忠他著
最 新 栄 養 化 学
43067-1 C3061　　　　　A5判 248頁 本体4200円

食品の栄養機能の研究の進展した今日、時代の要請に応えうる標準的なテキスト。〔内容〕序論／消化と吸収／代謝調節と分子栄養学／糖質／タンパク質・アミノ酸／ビタミン／ミネラル／食物繊維／エネルギー代謝／栄養所要量と科学的生活

中部大 野口 忠編著
栄 養・生 化 学 辞 典
43075-2 C3561　　　　　A5判 788頁 本体24000円

栄養学の基礎的な領域は、分子生物学、細胞生物学、生物学、化学、生化学、医学、食品科学、食品工学といった広い範囲にわたっており、その学習・研究には多くの領域の辞書を必要としている。本書は、これらの基礎栄養学領域の用語、約14000語について基本的事項である定義（化学物質についてはその構造、分子量など、食品については学名など）を中心に、必要な情報を一冊に簡潔にまとめた五十音順の辞典で、栄養学の学習・研究に必携の書である。対応する英和索引も充実

食品総合研究所編
食 品 大 百 科 事 典
43078-7 C3561　　　　　B5判 1080頁 本体42000円

食品素材から食文化まで、食品にかかわる知識を総合的に集大成し解説。〔内容〕食品素材（農産物、畜産物、林産物、水産物他）／一般成分（糖質、タンパク質、核酸、脂質、ビタミン、ミネラル他）／加工食品（麺類、パン類、酒類他）／分析、評価（非破壊評価、官能評価他）／生理機能（整腸機能、抗アレルギー機能他）／食品衛生（経口伝染病他）／食品保全技術（食品添加物他）／流通技術／バイオテクノロジー／加工・調理（濃縮、抽出他）／食生活（歴史、地域差他）／規格（国内制度、国際規格）

茨城キリスト教大 五十嵐脩監訳

オックスフォード辞典シリーズ
オックスフォード 食品・栄養学辞典
61039-4 C3577　　　　　A5判 424頁 本体8400円

定評あるオックスフォードの辞典シリーズの一冊"Food&Nutrition"の翻訳。項目は五十音配列とし読者の便宜を図った。食品、栄養、ダイエット、健康などに関するあらゆる方面からの約6000項目を選定し解説されている。食品と料理に関しては、ヨーロッパはもとより、ロシア、アフリカ、南北アメリカ、アジアなど世界中から項目を選定。また特に、健康に関心のある一般読者のために、主要な栄養素の摂取源としての食品について、詳細かつ明解に解説されている

上記価格（税別）は2005年2月現在